JN284774

短期精神療法の理論と実際

編著
Mantosh J. Dewan
Brett N. Steenbarger
Roger P. Greenberg

監訳
鹿島晴雄，白波瀬丈一郎
訳
藤澤大介，嶋田博之

星　和　書　店

Seiwa Shoten Publishers

2-5 Kamitakaido 1-Chome
Suginamiku Tokyo 168-0074, Japan

The Art and Science of Brief Psychotherapies
A Practitioner's Guide

by
Mantosh J. Dewan, M.D.
Brett N. Steenbarger, Ph.D.
Roger P. Greenberg, Ph.D.

Translated from English
by
Haruo Kashima, M.D.
Joichiro Shirahase, M.D.
Daisuke Fujisawa, M.D.
Hiroyuki Shimada, M.D.

English Edition Copyright © 2004 by American Psychiatric Publishing, Inc.
All Rights reserved. First published in the United States by American Psychiatric Publishing, Inc., Washington D.C. and London, UK.
Japanese Edition Copyright © 2011 by Seiwa Shoten Publishers, Tokyo

「精神療法必須能力」シリーズへの序文

　近年の神経科学や精神薬理学の驚くべき進展に伴い，いくつかの精神科研修のプログラムは，精神療法教育を重視しなくなってきた。精神医学において，精神障害の生物学的基礎がますます重視され，生物学的治療が中心的治療戦略となるなかで，多くの研修医や教育者らは「心（mind）」の喪失を非難してきた。この重点のシフトは，この管理医療の時代の「分裂治療」と並行して生じている。分裂治療とは，精神科医の患者との面接が短い投薬管理のセッションにならざるを得ず，精神療法が別の分野のメンタルヘルスの専門家によって行われるという意味である。この重点のシフトは，精神科の教育者らと精神科教育の受給者（すなわち研修医）に大きな懸念を生じさせている。

　しかしながら，すべての医学的専門分野における必須能力の確立に向けて，精神科医の訓練における精神療法の重要性は再確認されてきてはいる。1999年に，卒後医学教育認可評議会（Accreditation Council for Graduate Medical Education：ACGME）とアメリカ専門医委員会（American Board of Medical Specialties：ABMS）は，医学教育における能力測定のためには，一連の基本原則が必要であると認識した。その6つの原則（患者のケア，医学的知識，対人的スキルとコミュニケーションスキル，訓練をもとにした学習と向上，職業意識，系統立った訓練）は，一括して医学教育における**必須能力**（core competency）と呼ばれている。

　医学教育におけるこの傾向は，およそ20年前の米国教育省（U.S. Department of Education）の方針の一環として行われた。認定に関するものを含め，すべての教育プロジェクトは，アウトカム指標を開発せねばならなくなった。医師の訓練を受託している研修プログラムもその対象となった。

あらゆる医学的専門分野と同様，精神医学も必須能力という概念を有意義な精神科用語にしようと試みている。「能力」のような言葉に特有の曖昧さは，精神科の教育者の間に多くの議論を巻き起こした。その言葉は，自分の家族に薦めることに何の躊躇もないほど，その医師が十分なスキルを持っていることを意味するのだろうか？　あるいは，その言葉は，適度な安全性を約束してくれる基礎的な知識と訓練を意味するのだろうか？　これらの疑問は未だに完全になくなったわけではない。必須能力が意味するものへの基礎的理解は，今後数年間かけて，医学と精神医学における様々なグループが教育者のための妥当な基準の明確化を追求するにつれ進歩してゆくであろう。

2002年7月の時点で，精神科研修委員会（Psychiatry Residency Review Committee：RRC）は，すべての精神科研修医の研修プログラムが，6つの必須能力の条件を満たす臨床，および講義カリキュラムを始めることを義務づけた。それを満たさないプログラムは，認定調査の際に違反通達を受け取ることもある。訓練の監督者がプログラムにおける研修医の進歩と学習を評価するより精緻化された方法を開発することも義務づけられている。

精神医学に必須能力を導入するプロセスの一環として，精神科研修委員会は，5つの異なる形式の精神療法（長期精神力動的精神療法，支持的療法，認知行動療法，短期療法，薬物療法との併用療法）における適切な能力を，すべての精神科の研修医にとって望ましい精神科教育の結果，身につけられるようにすべきだと考えた。

多くの研修プログラムは，これらの治療法や学習のプロセスを促進するための教育に熟練した教員を見つけようと慌てることになった。アメリカ精神医学出版会（American Psychiatric Publishing, Inc.）は，5つの指定された領域それぞれにおける基礎的テキストを発行することが訓練プログラムに大きな価値をもたらすと感じた。2002年に，アメリカ精神医学出版会の編集長であるRobert Halesは，5冊の新刊書シリー

ズの編集者に私を任命した。このシリーズは，"Core Competencies in Psychotherapy"と題され，各精神療法の第一人者らによる5つの簡潔なテキストとなった。各巻は治療における実践の基本原理に対応しており，各療法のための訓練で研修医が一定の能力レベルに達したかどうかを評価する方法も提案している（このシリーズのより詳細な情報や入手方法についてはwww.appi.org.をご覧頂きたい）。

　精神療法における真の専門技術は，高度のスーパービジョンとコンサルテーションによる何年もの経験を要する。しかしながら，その基礎は，研修訓練の期間にも習得することが可能であり，新しい精神科医らが出会う様々な患者が必要とする治療を提供するための準備を整えてくれる。

　これらの本は，精神療法教育の従来の方法（スーパービジョン，教室での講義，および広い範囲の患者との臨床的体験）の貴重な補助役となるであろう。我々は，これら5巻の題材に熟達することが精神療法の能力を取得するうえで大きな前進となり，最終的には我々に援助を求めてやってくる患者への心のこもったケアにつながると確信している。

　　　　　　　　　　　シリーズ編集者　Glen O. Gabbard, M.D.
　　　　　　　　　　　　　Brown Foundation Chair of Psychoanalysis
　　　　　　　　　　　　　Professor of Psychiatry
　　　　　　　　　　　　　Director of Psychotherapy Education
　　　　　　　　　　　　　Director, Baylor Psychiatry Clinic
　　　　　　　　　　　　　Baylor College of Medicine
　　　　　　　　　　　　　Houston, Texas

訳語について

本書の原著タイトルは，The Art and Science of Brief Psychotherapies である。

本書では，brief psychotherapy を短期精神療法と訳した。

Brief psychotherapy の brief は，単に時間の長さのみで決まるわけではないということにご注意いただきたい。かつて，精神分析に代表される精神療法が，治療の明確な目標や期間を決めずに，結果として通常数年にわたる"長期の"精神療法を提供していたことと対照的に，目標を明確化し，治療期間も短期化（結果的には治療成績を向上）してきたという経緯の上に成り立つ，相対的に"短期の"精神療法であるということである。

Brief psychotherapy は，他に，"簡易精神療法"と訳されることもある。しかし，本書で述べられている brief psychotherapy は，いずれも定式化された精神療法であり，決して"簡易"化されたものではない。また，"ブリーフセラピー"や"ブリーフサイコセラピー"という語が用いられることもあるが，本邦では，これらの語が solution-focused therapy を指して用いられている例があり，混同を避ける必要があると考えた。

以上から，本書では brief（psycho）therapy の訳に，"短期（精神）療法"という語を用いることとした。

目　次

「精神療法必須能力」シリーズへの序文　iii

第1章　はじめに　1

　　なぜ短期療法なのか？　3
　　短期療法とは？　4
　　どういった場合に短期療法が適切か？　6
　　短期療法の何が短期なのか？　9
　　短期療法はどのように学ぶことができるか？　12

第Ⅰ部　6種類の主要な短期療法

第2章　認知療法──理論と実践──　17

　　認知療法の起源　18
　　精神病理の認知理論　19
　　認知療法の原理　26
　　面接の構成　30
　　診断別の応用法　33
　　　抑うつ　33／不安　34／その他の状態　40
　　認知療法の技法　40
　　　問題解決　41／作業課題の段階づけ　41／活動モニタリング　42／活動計画　42／心理教育　43／自分をほめること・認めること　43／自己についての機能比較　43／誘導による発見　44／非機能的思考の記録　44／行動実験　47／患者が妥当な考えをしている場合の対応　50／利点と不利点の比較　50／コーピングカード　51／イメージ技法　51／リラクセーショントレーニング　52／段階的暴露　52／反応妨害法　52／中核的信念の修正　53／その他の技法　53
　　まとめの症例：Aさん　54
　　まとめ　60

第3章　短期行動療法　61

行動療法の概要　62
行動アセスメント　66
介入　69
　不安管理訓練（ストレス免疫訓練）　69／暴露療法　74
暴露を基盤とした2つの行動療法プログラム　88
　強迫性障害のための暴露・反応妨害法の治療プログラム　88／外傷後ストレス障害（PTSD）のための長時間暴露療法プログラム　97
まとめ　103

第4章　解決志向短期療法——有効なことを行う——　105

解決志向短期療法の本質　108
解決志向短期療法の前提　109
症例：Gさん夫妻　113
解決志向短期療法の短縮期間　116
解決志向短期療法の有効性　119
解決志向短期療法の実践　123
　セッション前の変化探し　125／目標設定　126／ミラクル・クエッションの活用　128／スケーリング・クエッションの活用　129／例外探し　130／コンサルテーションの時間　131／称賛を含むメッセージと課題設定　132／解決志向短期療法の実践の見取り図　134
まとめの症例：Iさん　146
まとめ　152

第5章　短期対人関係療法　155

有効性の実証的裏づけ　155
基本的特徴　156
　対人関係　157／期間の限定　160／転移関係　162
理論的枠組み　166
　愛着理論　166／対人コミュニケーション理論　168／理論的枠組みのまとめ　169

治療　170
　アセスメント　170／初期セッション　174／中期セッション　176／急性期治療の終結　181／維持療法　182

技法と治療過程　184
　非特異的技法　185／コミュニケーション分析と対人関係上の出来事　185／情緒の活用　189／転移の活用　190

問題領域　193
　悲嘆と喪失　193／対人間の不和　194／役割転換　195／対人関係過敏　196／対人問題領域のまとめ　197

対人関係療法と薬物療法　197
まとめの症例：Rさん（女性）　198
まとめ　203

第6章　期間限定力動的精神療法
　　　　──フォーミュレーションと介入──　205

概要　206
基本的前提　208
目標　211
　新たな体験　212／新たな理解　214
選択基準と除外基準　215
フォーミュレーション　217
　循環的不適応パターン　217／その他のフォーミュレーションの方法　221
治療戦略　222
治療の終結　224
訓練　225
研究　227
まとめの症例：Uさん（男性）　229
　フォーミュレーション　230／治療経過　232／治療終結　245
まとめ　246

第7章　短期カップルセラピー　247

理論的背景　248
　行動，認知，情緒　248／個人，カップル，環境　251
治療の焦点　255
カップルの機能の評価　257
治療者の役割　260
行動を修正するための介入　262
　誘導による行動変化　263／技能に基づいた介入　269
認知に対する介入　276
　ソクラテス的質問　280／誘導による発見　283
情緒に焦点を当てた介入　287
　情緒の狭さ，少なさへの対応　287／情緒体験と情緒表現を収め込む　292
行動的，認知的，情緒的な介入を統合する　295
まとめの症例：C夫妻　296
まとめ　301

第Ⅱ部　特定のトピックス

第8章　奏功する精神療法のための必須要素
　　　　——共通要因の作用——　305

共通因子　307
　患者側の要因　307／治療関係の要因　310／プラセボ・希望・期待の効果　313
精神療法の統合　314
まとめ　316

第9章　多文化的背景における短期精神療法　319

精神療法の文化的背景　320
クライエントの世界観を認識すること　323
治療者の世界観：治療関係における相違を認めること　326
大学院レベルと専門家レベルの多文化的臨床能力　331
まとめ　333

第10章　短期精神療法と薬物療法の併用　335

薬物療法の必要性に対する評価　336
薬物療法の心理学的意義　337
患者，医師以外の精神療法家，処方医の三者関係における連携の促進　339
段階を設定する　339／紹介における注意点　340
まとめ　343

第11章　短期療法における能力評価　345

何を測定すべきか：精神療法の能力に必要なスキル　346
いかに能力を測定すべきか：能力評価ツール　349
筆記試験　350／カルテに基づいた口答試験　351／チェックリスト評価　352／実際のパフォーマンスや録画されたパフォーマンスの全般的評価　352／ポートフォリオ　353／360度評価法　354／シミュレーションとモデル　354
現在の短期療法における能力評価　355

第Ⅲ部　概観と統合

第12章　治療を短期に行うこと──概観と統合──　363

スキルセット1：治療関係スキル　364
スキルセット2：手段的スキル　368
スキルセット3：変化の仲介スキル　374
まとめ　381

文献　383
訳者あとがき　397

第1章

はじめに

Brett N. Steenbarger, Ph.D.
Roger P. Greenberg, Ph.D.
Mantosh J. Dewan, M.D.

　10年以上ものあいだ，我々は精神科の研修医や医師資格取得前のインターンを教育，監督してきた。その間，研修中の医師に対して短期間の治療の中核的概念やスキルを教育する本が一冊もないことを嘆いていた。必要に駆り立てられ，我々は努力を結集してこれを補うことにした。本書によって，読者は，特に教えやすく，また学びやすい6つのブリーフセラピー（短期療法）のモデルとそれらの適用に関係する問題について学ぶことができる。我々の目的は，単にいくつかのアプローチを寄せ集めるという以上のものである。短期療法を全体的に実感でき，その科学（サイエンス）と技術（アート）を読者に提供できることを期待する。
　メンタルヘルスの研修生が，理論はわかっていても治療で**どうすべきか**について指導を求めているのを何度耳にしたことだろうか？　本書の著者らから寄稿を募るにあたり，我々は彼らにそのような実践的な指導を要求した。我々は短期療法**についての**本というだけでなく，短期療法**を実践する**ための手引きを提供したいと考えた。したがって，我々の目

的は他の多くの教科書のそれとは異なるものである。我々は短期療法に関連するあらゆる文献のレビューを試みたり，現在利用されている短期療法の多くの学派すべてを扱おうとしたりしてはいない。そのかわりに，我々が選抜したのは，短期療法の教育と訓練に深く携わっており，それぞれのアプローチの実践について実地の情報を読者に提供することのできるまたとない資質を持つ著者らである。選抜にあたり，我々は，研究文献で実験的に立証されているものや，すぐに学べるものを重視し，様々な短期療法のモデルを扱うよう努めた。我々は，10年以上もの間，ニューヨークのシラキュースにあるアップステート医学大学の精神医学・行動科学教室にて短期療法を教育してきた。その順序（認知療法，行動療法，解決志向療法，対人関係療法，期間限定力動的精神療法，カップルセラピー）に従って，それらのモデルを提示する。我々の教育者としての経験では，極めて構造化された療法から開始することが初心者の治療者にとって有用で，心強いものである。それらの構造が身につくと，彼らはマニュアルから離れて，より流動的な精神力動的精神療法やカップルセラピーで必要な臨機応変な対応を行う準備ができてくる。同時に，それらのモデルは，個人開業，外来，および入院の場面においてしばしば起こる問題に対応するためのかけがえのない手段を提供するであろう。

　我々は，短期療法を実践することが，ガイドラインを直観的に適用する以上のものであることを本書の著者らが見事に証明していると信じている。編集者としての我々の仕事は，各章の裏にある共通のテーマを強調することで彼らの専門的方法の補足をし，読者が自分自身の診療で利用するための包括的な原理と技術を提供することであった。短期療法についてさらに学ぶことを希望する駆け出しの治療者にとっても，自分のレパートリーを広げることを目指す経験を積んだ臨床家にとっても，本書が優れた出発点となると我々は考えている。

なぜ短期療法なのか？

　かつて精神療法の歴史において，これほど多くをこれほど迅速に行うことが治療者に求められたことはなかった。クリニック，カウンセリングセンター，病院，また，特に保険会社の厳しい経済状況は，確実に大部分の精神療法を迅速で的を絞ったものにしてしまっている。実際に，全治療者の4分の3以上が計画された短期療法を行っており，そのような短期療法が彼らの臨床時間の40％を占めていることを調査が示している[9]。患者側の時間と経済的資源が限られていることも，ほとんどの治療を短期にさせている。セッション数がクリニックの方針や保険会社の制約で限定されない場合でも，クライエント[*1]1人あたりの平均セッション数は短期療法に該当する傾向にある[15]。読者の皆さんが一般臨床のなかで精神療法を行っているのであれば，短期療法が含まれることはほぼ間違いないであろう。

　しかしながら，短期療法の知識とスキルを修得すべき理由は他にもある。最も重要な理由の1つは，短期療法が様々な気分障害の治療に有効であることが証明されていることである[1,6,8,12]。そのうえ，短期療法は症状や機能不全に対して，薬物療法と同等に効果的であるだけでなく，同様に脳機能の変化も起こすのである。このことは，強迫性障害に対する行動療法の研究や，うつ病に対する対人関係療法の研究において明らかにされている[2,3]。長期的な変化の軌道は，アウトカム指標，対象患者，評価時点などの様々な要因で変わってくるが，ストレスへの適応，不安，気分，人間関係の問題が短期療法で有効に治療できることは明らかである[13]。本書の数人の著者らが述べているように，精神療法にお

[*1] 精神療法を求める人々は，医学的および非医学的な設定の両方で治療を求めるという事実を配慮して，本章では**患者**と**クライエント**という言葉をほとんど同じ意味で用いている。

ける効果研究の大部分が短期的介入によるものであり，文献のほとんどを占めている。

　短期療法を学ぶ第三の，より個人的な理由は，個人やカップルを援助するための創造的で，有効な方法への入り口となることである。短期療法において治療者の行動が果たす役割が重要であることは文献で繰り返し言われている。介入のための時間が限定されるため，治療者は変化を促すために，より実践的で，積極的な姿勢をとる。そのため，しばしば，目の前の問題を再構成したり，治療セッション内で患者が治療的と感じられる体験を創出したり，ホームワーク（宿題）を出したり，コーピングスキルを教えることが必要になる。多くの精神療法の研修生は，そのような取り組みが特にためになったと感じている。なぜなら，そうするためには，彼らがそれぞれのセッションを最大限に有効活用し，問題のあるパターンを取り除き，有望な新しいパターンを植え付けるための新しい戦略を引き出すことが必要となるからである。短期療法の治療者が，認知的，行動的，対人関係的，および戦略的な多くのアプローチを統合して介入を行うことは珍しいことではない。この多様性は，人々の人生を変えるのを助ける際のスパイスとなる。

短期療法とは？

　短期療法を定義することは，それを実践することと同じくらい難しい。行動療法の「短期」さ（10セッション未満で完結することが多い）は，10回から20回のセッションになることが多い認知行動療法を単に短くしたものとは異なる。さらに混乱させられることに，短期精神力動療法は20セッション以上かかり，解決志向療法は3セッション以下で終わるのが一般的である。管理医療（米国 managed care）のプランでは，メンタルヘルスの保険は年間最大20回の外来セッションに限定されているのが普通であり，それによって，ある意味当然ながらすべての治療

が短期になってしまうのである！

　セッションが断続的になり，スキルの練習と変化の定着のためにセッションとセッションの間が長くなるときにはさらなるジレンマが生じる。短期療法の治療者が，1人の患者に対して10回未満のセッションを，間隔をあけて12カ月間かけて行うのも珍しくない。そのような療法は短期療法なのだろうか？　それとも長期療法なのだろうか？

　こういったすべての理由により，短期療法の「短期」は，セッションの絶対的な回数よりも，治療者の意図によって定義するほうがより納得がいくことがある。この意図に含まれるいくつかの要素を下記に示す。

- **計画性**――治療は自然に短期になるのではなく，変化を加速させるために，計画的に戦略をデザインすることによって短期にできるのである[5]。
- **効率化**――短期療法の治療者の目標は，時間効率（ある特定の目的を達成するうえでの効率）である[4]。パーソナリティー障害のクライエントの治療のための20セッションのコースが，適応の問題のための10セッションのコースよりも効率的であることもある。
- **焦点化**――治療者とクライエントは，広範なパーソナリティー上の変化よりも，短期療法での焦点を絞った変化を求める。治療者は，この焦点を積極的に維持し，必ずそれが相互理解のもとで定められたものであるようにする。
- **患者の選択**――後に本章で説明するように，短期療法は，すべての患者や障害に適切なわけではなく，治療者が短期療法の開始前に，対象をスクリーニングする責任がでてくる。

　つまり，治療計画において時間を明確に考慮に入れ，治療者が積極的に変化を促進し奨励する場合には，その介入は広い意味で短期療法であると考えられる[14]。「短期」を特徴づけるのは，セッションに関する制

約を厳守することよりも，治療者の意図と方向性である。

どういった場合に短期療法が適切か？

短期療法の実践に関するレビューと研究は，いくつかの適応と禁忌の可能性を示唆している[13,14,15]。

1. **現在の問題の持続期間**（duration of the presenting problem）——問題のパターンが慢性的であるとき，それは過剰学習されており，最近の状況的なパターンに比べて広範囲の介入を必要とする。
2. **対人関係の経歴**（interpersonal history）——治療を効率的に進行させるためには，治療者と患者の同盟を迅速に結ぶ必要がある。患者の対人関係の経歴に虐待，ネグレクト，あるいは暴力が含まれる場合，治療者に対する十分な信頼と情報開示にたどりつくまでに多くのセッションを必要とする可能性がある。
3. **現在の問題の重症度**（severity of the presenting problem）——重篤な障害はクライエントの生活の多くの側面に支障をきたす。そのような重篤性は，治療的変化を加速させるうえで重要な要素となる，セッションとセッションの間に行う治療的戦略を積極的に用いるための個人の能力にも支障を与えていることが多い。
4. **複雑さ**（complexity）——多くの症状を伴う，高度に複雑な問題は，問題パターンが限局している場合に比べて，より広範囲の介入を必要とすることが多い。例えば，摂食障害を呈するクライエントは，ドラッグやアルコールを乱用していたり，うつ病の症状を経験したりしている可能性がある。そのような複雑なケースには，問題の構成要素のそれぞれに対応するための援助的アプローチ（精神療法ならびに薬物療法）が必要であり，治療期間が延長

されることが多い。

5. **理解**（<u>u</u>nderstanding）——短期療法は，自分の問題を明確に理解しており，それらに対応しようという強い動機を持つ患者に対して最も有益であることが多い。変化への心づもりがあまりできていない状況では[11]，彼らは変化の必要性を否定していたり，自分に必要な変化をよくわかっていなかったり，あるいは変化の必要性に対してアンビバレントな気持ちを持ちながら治療を始める。結果として，彼らが，より活動的な短期のアプローチに積極的にかかわる準備ができるまでには，探索的な治療や自己発見に何週間もかかることがある。

6. **社会的支援**（<u>s</u>ocial support）——多くのクライエントは，個人的に，および対人的生活に変化を起こすためだけではなく，継続的な社会的支援を得るために治療を受ける。このことは，社会的スキルが欠如していたり，拒絶や見捨てられることを恐れて社会的に孤立している人に特にあてはまる。社会的支援は，精神療法に必須で正当なものではあるが，広範な支援を必要とする状況には，極めて短縮された治療は適切でない。対人関係における喪失に特に敏感なクライエントは，作業同盟がすぐに解消されることになる治療を受け入れるのは不可能であると感じるかもしれない。

これら6つの基準（頭文字 DISCUS）は，短期療法を初めて学ぶ訓練生にとって有用な手がかりとなるだろう。この基準のどれか1つに該当していたからといって，それだけでは短期療法の適応にならないというわけではないが，この基準に該当する要因が存在すると，短期療法といわれる治療で通常必要とされる時間よりも長期の介入が必要となることが多い。クライエントのインテイク時に DISCUS の基準が多数存在する場合，治療を簡略化しすぎると，ほぼ確実に将来の再発率を高めてしまう[13]。

そうは言っても，短期療法の戦略は，慢性的な問題をかかえている人々に対しても長期的介入の一環として広く適用されている。境界性パーソナリティー障害患者のための認知行動療法に関する先駆的な試み[10]のおかげで，慢性・複雑・重篤な障害に対して，継続的な単独の治療よりも，焦点を絞った短期療法を複数用いた治療の方に，より関心が高まっている。例えば，Linehanの治療法では，自殺行動や，治療や生活の質を損なう行動を減らすためのスキル訓練の後に，心的外傷後のストレス軽減のための暴露をもとにした戦略や，生活問題の解決と自尊心向上のための認知的取り組みが行われることがある。いくつかの短期療法を明確なターゲットに結び付けて，それぞれの療法をある症候群の一側面に対処するために用いると，短期療法は，最も難しい患者集団に対しても有益なものになる。

短期療法では，高度の活動性が患者と治療者の両方に求められるため，変化のために実地的に取り組むうえでの患者の能力と意欲を評価することが治療の役に立つ。多くの短期治療では，患者は治療内で問題を再体験する必要がある。コーピングの方法を繰り返し練習するときもそうである。なかには，それに耐えられない，あるいはそれを望まない人もいるかもしれない。治療の初期に，一連の体験的演習，およびホームワークを課すことは，活動的な短期療法に対するクライエントの適性を判断するためにしばしば有効な方法である。治療の初期において，セッション中の課題やホームワークをうまく，そして熱心にやりとげられるかどうかが，短期療法に必要な作業へのコンプライアンスを予測する優れたサインとなる。

短期療法のなかでも最も短期である，解決志向的，および行動的アプローチは，適応，不安，悲嘆，および人間関係における対立などの限局した問題に用いられることが多い。長期にわたるより広汎な問題（うつ病や摂食障害など）はしばしば，認知療法や短期力動的精神療法など，短期療法のなかでも比較的長期の療法で対処する。パーソナリティー障

害などの極めて慢性的で重篤な問題に用いる場合は，短期治療は，長期的治療の部分的な構成要素であるか，あるいは治療とリハビリテーションを包括する計画のモジュールの一部である。すべての問題が短期で解決できるわけではないが，短期治療が有用でない障害というのは少ない。

短期療法の何が短期なのか？

　第12章でも詳述するが，本書の主題は，短期療法が「短期」たるゆえんは，あらゆる精神療法における変化の促進要素を凝集させたものであるということである[12,15]。別の言い方をすれば，早指しチェスが伝統的なチェスとほとんど同類であるように，短期療法も期間限定でない治療とさほど異なるわけではないのである。しかしながら，レースカーを運転する体験が普通の高速道路を運転する体験とは異なるように，治療者にとっては，短期療法の実践は長期療法の実践とはかなり違う**感じがする**ことがある。

　変化のプロセスを短縮するうえで役立つ最大の考え方は，短期療法の間に物事を生じさせることに治療者が責任を引き受けることであろう。クライエントの抵抗や現在の問題を引き起こしている過去の経歴に対して時間をかけるゆとりはないので，短期療法の治療者は，治療同盟を最大限高めることで患者の治療抵抗を能動的に避け，患者が治療にすぐにとけこめるように治療アプローチや目標を設定する。さらに，短期療法の治療者は，治療の手段と目的に関する同意を得たら，積極的にクライエントのパターンを喚起し，それらを中断し修正する方法を導入しようと試みる。例えば「非指示的短期療法（non-directive brief therapy）」という言葉は，本質的に矛盾した表現となる。上手な短期療法は，患者と治療者とが操縦士・副操縦士のように，互いに積極的な役割を担いながら，変化という航路を共同で運航するようなものである。

　短期療法が本当に，エビデンスに裏づけられたすべての治療でみられ

る変化のプロセスを凝集したものであるとするなら*2，最初に浮かぶ疑問は「どの治療によって，人々はどのように変化するのだろうか？」ということになる。

　我々は，精神療法のプロセスやアウトカムの文献の基礎となっている，変化のプロセスの構成が，短期療法を学ぶ訓練生にとって特に有用であることを発見した[12,15]。この構成は治療的変化の3つの段階を強調している。

1. **治療契約の段階**（engagement）――治療の開始段階は，治療者と患者が望ましい作業同盟を育て，クライエントが悩みを表出し，治療者が情報を収集し，目の前の問題におけるパターンを探索し，それらのパターンに対応するための治療計画を立てる，ということが特徴である。

2. **相違の段階**（discrepancy）――チェスと同様，治療においても開始時の動きは極めて限局的な傾向にあり，中盤でより自由な流れへと移行する。治療の中盤の段階では，日常生活や治療セッション中に出現する不適応なクライエントのパターンが，変化させる焦点となる。治療者は，それらの不適応パターンとは異なる，新しい，建設的な考え方やふるまい方をクライエントが見つけることを援助し，新しい考え方や行動の仕方を探索し，採用するよう促す。

3. **強化の段階**（consolidation）――クライエントが自分の不適応パターンに気づき，思考，感情，対人関係の有望な新しい，異なるパターンを見つけたら，それらの新しいパターンの強化が治療の目標となる。それには，新たな洞察，スキル，および体験を，治療で直面する状況も含めた日常生活の状況に繰り返し適用するこ

---

*2 我々はさらに治療そのものが日常生活で直面する変化のプロセスの強化であることを提起したいと思う。

とが必要となることがある。過去のパターンを「克服し」，建設的な代用パターンを見つけるなかで，患者は，行動的，対人的，および感情的な新たなレパートリーを取り入れ，保持することができるようになる。

　第12章で述べるように，各治療アプローチの違いは，この3段階の実施の仕方の違いである。「現在」により焦点を当てるものもあれば，「過去と現在」に焦点を当てるものもある。治療者との相互作用を変化の取り組みの主な中心点として重視するものもあれば，セッション外の体験を重視するものもある。また，より広範に治療目標を設定するものも，より的を絞った限定的な目標を設定するものもある。
　すべての治療の基礎となるこの共通のプロセスを同定することは，短期療法の治療者が治療を短期化するために行う事柄を理解するのに役立つ。短期療法は，感情的な状況下での学習が通常の体験で取り組む学習に比べてより永く続くという事実を利用している[7]。短期療法の治療者は，クライエントの問題パターンを積極的に喚起することによって，クライエントの安穏を壊し，彼らの感情体験を強める。この強められた状態に入ると，クライエントは，新しいタイプの思考，感情，行動，および他者とのかかわり方のプロセスに対してよりオープンになる。実際，様々な学派の短期療法は単に同じ目的（非日常的な認識の状態で学習を加速させること）のために異なる手段を用いているにすぎない[14]。
　このような見方で短期療法を眺めてみると，短期療法が適切でないクライエントが存在する理由を説明するのに役立つ。ストレスに直面すると退行や機能不全に陥るリスクがある人は，短期の鍵となる症状の誘出に耐えられないかもしれない。彼らは，現在存在する症状に対する挑戦ではなく，その症状からの防御を固めるための支持的介入を必要とするかもしれない。治療開始時に慎重に経歴を聴取することは，安穏を壊すことが有益になりうるクライエントと，苦悩から逃れて安穏を必要とす

るクライエントとを識別するうえで必要不可欠である。誘導によるイメージ演習（guided imagery exercises）など，現在問題となっている出来事を喚起しなくてはならない介入を，慎重に管理されたセッション中で試験的に行うことは，その患者にとって短期療法がどの程度有益か，あるいは有害かを解明するのに有用である。

　最後に，対象となる患者を選択しているからこそ，短期療法は短期にできるということを指摘しておこう。いかなる種類の治療においても，クライエントの変化する意欲が高く，治療者と積極的に関わり，変化への取り組みを維持する力の妨げになる慢性的で重篤な症状がなければ，治療は迅速で好ましい結果になる可能性が非常に高い。短期療法の適応と禁忌を慎重に順守することが，すべての患者の最善のアウトカムを確かなものにするであろう。

短期療法はどのように学ぶことができるか？

　医学教育の伝統的な処方箋は，「見て，行い，教える」である。短期療法を習得する場合には，「読んで，見て，行う」ということになるかもしれない。本書では，メンタルヘルスの専門家に対する短期療法のトレーニング経験を相当に有する専門家が，望ましいと考えられるアプローチを順を追って説明している。読者は，その治療についてと，なぜある特定の介入が用いられるかの理由について理解することができる。また，事例題材によって，それらのアプローチの実際についても知ることができるであろう。実施の方法だけでなく，その理由までも解説し，読者が自身の診療の場で短期療法の治療者と同じように考えられるようにすることが狙いである。

　各章が必ずしもすぐに実践に十分な「読んで，見る」経験を提供するとは限らないが，今後のトレーニング（ワークショップ，スーパービジョン〔直接指導〕，および専門的な読み物やDVD）のための確固たる

基盤となることが期待される。治療者にとっての変化のプロセスは患者のものと本質的に異なるわけではない。我々もパターンを作ることによって専門家になったわけであり，それが逆に限界をつくっていることもある。優れたスーパービジョンと同様，治療に関する良書は，相違と強化の要素を提供し，過去のパターンに対抗し，有望な代わりのパターンを並置できるものである。様々な事例を読み進めながら，読者なら普段そのようなケースにいかに対応するかを考えてみていただきたい。その後で，著者がどのように治療を進め，それらが読者の考えた取り組みとはいかに異なるかを検討してみるのである。その違いは，最初は心地悪いかもしれないが，それは皆さんのクライエントについての新たな考え方や，彼らに対する新たな対応を可能にしてくれるかもしれない。

　新しい治療（読み物，観察，スーパービジョン）に十分に触れることによって，自分自身の臨床について違う考え方ができるようになってくるであろう。「この変化を生じさせるにはどうすればよいか？」など，以前には馴染みのなかった思考が頭の中に忍び込んでくるであろう。確かに治療は常に共同作業であり，患者と治療者の両者による一貫した努力を要する。しかしながら，今日まで専門家らは，会話を唯一の治療資源として頼りすぎてきたのかもしれない。人々は，物事をそれまでと異なるやり方で行い，その経験を取り込むことで変化する。変化を促進する方法に気づくことは，治療を活性化し，レパートリーを広げる可能性がある。短期療法は，通常の療法を短くしたものではなく，有効な介入を蒸留し，凝縮したものである。短期治療には，技術（アート）と科学（サイエンス）が存在する。我々は，それら両方を学ぶ際に，本書の各章が有益な出発点となることを期待している。

第Ⅰ部

6種類の主要な短期療法

第2章

認知療法
――理論と実践――

Judith S. Beck, Ph.D.
Peter J. Bieling, Ph.D.

　認知療法は，エビデンスに裏づけられた短期療法であり，うつ病，全般性不安障害，パニック，社会恐怖，強迫性障害，外傷後ストレス障害，過食症，そして薬物乱用を含む無数の精神障害の350以上ものアウトカム研究によって有効性が明らかにされている。現在では，この治療法のパーソナリティー障害の臨床試験も行われている。いくつかの研究は，双極性障害や統合失調症などの重篤な精神障害に対する薬物療法の補助治療としての認知療法の有効性を証明してきた。また，青年や子ども，カップル，家族にまで範囲を広げて研究されてきた[11]。慢性疲労症候群，高血圧症，線維筋痛症，心筋梗塞後のうつ病，非心臓性の胸痛，癌，糖尿病，片頭痛，その他の慢性疼痛などの身体疾患の治療にも適用され，有効であることがわかっている[29]。

　Aaron T. Beckは，1960年代中ごろに認知療法を発明した。単極性うつ病に対する認知療法の最初のアウトカム研究は1977年に発表されている。それ以後，認知療法は大いなる利益と発展をもたらしてきた。2001年以来，アメリカの精神科の研修医には，認知療法における能力

が必須となった。いくつもの認知療法の訓練センターが世界各地に設立され，米国認知療法アカデミー（the Academy of Cognitive Therapy）が認知療法家の認定をするために結成された。

　認知療法は統合的システムの精神療法であり，綿密で実験的に裏づけられた精神病理学理論を基礎として体系化された治療である。本章では，認知療法の起源について考察し，精神障害のための認知療法理論を解説している。心理的機能と精神病理学の認知モデルについて解説し，治療原理，症例のみたて，個々の患者の概念化，治療計画，全般的戦略，そして一般的なスキルを理解するための理論的基盤を読者に提供することを目的としている。うつ病や不安障害に重点が置かれている。

認知療法の起源

　認知療法は，構造化された短期精神療法で，精神病理を理解し改善する手段として情報処理モデルを用いている。A.T. Beck と Weishaar [11]によれば，その理論はある程度，エピクテートス（Epictetus）やその他のギリシャのストア派の哲学者ら，そしてアドラー（Adler），アレクサンダー（Alexander），ホーナイ（Horney），そしてサリヴァン（Sullivan）などのより現代の理論家に支持された心理学への現象学的アプローチを基にしている。このアプローチは，自分自身と世界に対する個人の見解を，個人の行動反応の中心であるとして重要視している。ケリー（Kelly）の個人的構成概念と信念の理論と，アーノルド（Arnold）やラザルス（Lazarus）の感情の認知理論も，認知療法の形成に役立った。

　認知を精神病理における決定的要素と位置づけることは，1960年代においては革新的な見解であったが，それは精神分析学的な理論と療法が当時の精神病理の治療を圧制していたためである。実際に，Beck は精神分析の訓練を受け実践していた。1950年代末期と1960年代初期に，

彼は精神分析学的な構成概念の裏づけとなることを予測した一連の実験研究を実施したが，結果的にそれを反証することとなってしまった。例えば，彼は，怒りが内に指向した，あるいは反転した結果が抑うつであるという精神分析理論の実証的証拠を見出せなかった。彼はさらなる実験と多くの臨床観察を通して，抑うつの重要要素は，患者が自分自身に対してもっている否定的に偏った判断，特に，自分自身，世界，将来についての否定的思考であると結論した。

　Beckは，「心理的機能不全の原因は不合理な信念である」とする論理情動療法のエリス（Ellis）を含む他の多くの有力な理論家らの研究を参考に理論をうちたてた。また，当時もう1つの有力な流れであった行動主義にも影響を受けた。社会的学習，ストレス免疫訓練，問題解決訓練，セルフコントロール療法などの急発展した行動的，および認知行動的アプローチとともに，バンデューラ（Bandura），レウィンソン（Lewinsohn），マホニー（Mahoney），そしてマイケンバウム（Meichenbaum）などの理論家に影響を受けた。

精神病理の認知理論

　認知理論（**認知モデル**）では，人々の状況に対する知覚，あるいは自然発生的思考（訳者注：自動思考と呼ばれる）が，感情と行動の反応（しばしば生理学的反応にも）に影響を及ぼすとしている。個人が苦悩している時，その個人の知覚の多くは誤りで，ある程度非機能的になっていると考える。自動思考を同定し，評価することを学習することにより，考えを修正し，それをより現実に近づけることが可能となる。そうすることによって，通常患者の気分はよくなり，より機能的に行動できるようになる。特に不安を伴う患者の場合は，生理的過覚醒も軽減される。

　うつ病の女性Aさんを，本章を通して事例として取り上げる。彼女は，歪曲思考を抱いていて，それが悲嘆的で絶望的な感情と非機能的な

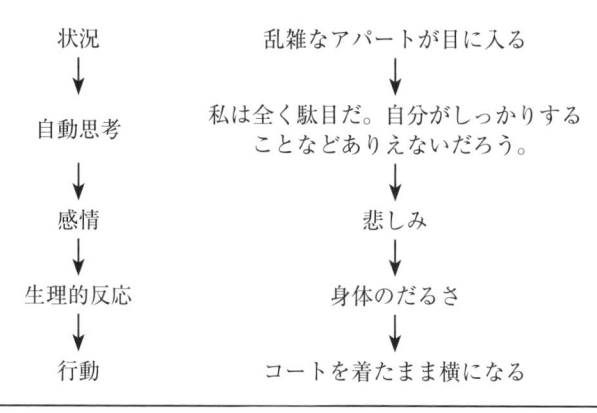

```
状況          乱雑なアパートが目に入る
 ↓                    ↓
自動思考      私は全く駄目だ。自分がしっかりする
 ↓            ことなどありえないだろう。
                      ↓
感情          悲しみ
 ↓                    ↓
生理的反応    身体のだるさ
 ↓                    ↓
行動          コートを着たまま横になる
```

図 2-1　認知モデル

行動につながっていた。以下のスケッチはその認知モデルを示している。

　　Aさんはほぼ毎日，仕事を終えアパートに戻り，ドアを開けるたびに，その乱雑さ［状況］に気づき，「私は本当に駄目だわ。私がしっかりすることなんてありえない」［自動思考］と思った。彼女はとても悲しく［感情］，身体がだるく感じた［生理的反応］。それから彼女はコートを脱ぎもせずソファに横になった［行動］。（図2-1）

　A.T. Beck[3]によると，人はそれぞれ思考において特徴的パターンやテーマをもっている。Aさんは，自分は無力でだめな人間であるという考えが顕著であった。ある日仕事に遅刻したとき（稀な出来事である），彼女は「私は何ひとつまともにできない」と思った。支払うのを忘れた請求書を見つけたとき，彼女は「私は愚か者だ。こんなことをするなんて信じられない」と思った。キッチンの流しの水漏れには，彼女は「どうしていいかわからない」と思った。Aさんは「私は無力でだめな人間である」という基礎的，中核的な信念をもっているようであった。この信念が彼女の経験に対する知覚を形成した。彼女は情報をこの

表 2-1 中核信念の分類

無力さ (helpless)	愛されなさ (unlovable)
私は無能だ。	私は好かれない。
私は失敗者だ。	私は醜い。
私は無力だ。	私は悪い人間だ。
私は弱い。	私は邪悪だ。
私はもろい。	私は拒絶されるであろう。
私は囚われている。	私は見捨てられるであろう。
私は手に負えない。	私は異質である。
私は劣っている。	私は無価値だ（だから愛されないだろう）。
私は無価値だ（なぜなら生産的でないから）。	私には何かおかしいところがある（だから愛されないだろう）。
私には欠陥がある（標準以下である）。	私には欠陥がある（だから愛されないだろう）。
私は十分でない（標準以下である）。	私は十分でない（だから愛されないだろう）。

資料：文献 15 を引用。

信念に照らして処理することで現実を歪め，中立的な状況でさえも否定的に解釈し，（肯定的）証拠を無視したり，考慮に入れないようにした。

　病的な状態において，人は通常，自分自身についての否定的な中核信念を抱いており，それは大きく2つの種類（無力感に関連するもの，または，愛されなさに関連するもの）に分けられる[15]（表2-1を参照）。無力感の信念は，いくらかニュアンスが異なった多様な表れ方をする。患者は何かを達成しようとする際に，自分が無力である，もろい，手に負えない，力がない，弱い，あるいは劣っていると信じているかもしれない。自分が愛されないという信念を抱いている患者は，自分について，欠陥がある，悪い，無価値である，あるいは拒絶されたり見捨てられる傾向にあると述べるかもしれない。患者のなかにはその両方の種類の信念を抱いている者もいる。

　単純なうつ病や不安障害の患者は，障害の発症以前には心理的に健常

であり，生涯を通して自分自身について比較的肯定的，または無害な信念をもっている（例：「私にはある程度の能力がある」「私はまあまあ魅力的だ」）。彼らの否定的信念は，障害の間だけ活性化される。それとは対照的に，パーソナリティー障害の患者は，否定的な信念が生涯を通して多かれ少なかれ継続的に活性化されている。第Ⅱ軸障害の患者の自己についての否定的信念は，子どもの時に，自分自身に関連した出来事を否定的に解釈した発育上の経験に端を発するのが普通である[16]。

　Aさんが成長して，思春期や成人となったとき，重大な依存が彼女の特徴となった。彼女はしばしば彼女の成長に伴う能力以上の課題を成し遂げることを期待され，自分自身を無能であると考え始めた（過度に困難な任務を成し遂げなければならないと言われていただけで，自分が一般的には有能な子どもであったことには当然ながら気づくことがなかった）。家庭でのこのような一連の経験は，学校の成績の妨げとなった軽度の学習障害とも重なり彼女の否定的信念の発達につながった。間もなく彼女は，自分自身が無能と考えられる状況に対し過剰警戒するようになり，明らかに不適格ではないときでさえ自分自身を不適格と見なすようになった。Aさんは自分が不適格であると固く信じていたがために不適格なふるまいをし始めたのであった。

　状況に対する患者の非機能的反応は，彼らがいかに自分自身，他者，世界を知覚するかを考えれば意味がわかる。Aさんは，自分が無能であるという信念が活性化するたびに，そのテーマについて一連の自動思考を抱いた。それらの思考は，感情的，生理的にだけでなく行動的にも彼女に影響を及ぼした。Aさんは自分が無能であると信じていたため，困難な課題を回避した。また，自分が必然的に重大な結果を招くような過ちをするであろうと恐れて決断を下すのを避け，課題が困難であるとわかると簡単に諦めてしまった。

　患者の非機能的な行動の多くは，一貫したパターンを成している。抑うつの患者は回避と孤立を示し，不安障害の患者は脅威に対する過剰警

戒を示す[5]。病前の経歴が好ましいものである場合には，非機能的な行動のパターンは，主に急性のエピソードの間に現れる。それに比べて第Ⅱ軸障害の患者は，生涯にわたって非機能的なパターンを呈する。それらの患者は極めて硬直した，全般にわたる否定的な自己像をもち，その埋め合わせをするため，あるいはそれに対処するために，実世界でうまくやっていくための少数の慣習的な行動（**代償的方略**）を過剰発達させることが多い。また，彼らは多くの状況に適応可能な十分な行動のレパートリーを発達させることができない[17]。

第Ⅱ軸障害の特徴が顕著な多くの患者と同様に，Aさんはいつしか，中核信念の活性化から自分を保護し，自分の行動を導きだすための前提となる考えを発達させた。例えば，「困難を回避すれば，失敗することはないだろう」「他人に頼れば大丈夫だろう」といったものであった。彼女はまた，「もし困難に立ち向かえば，自分の力不足が露わになってしまう」「自分自身をあてにすれば，ひどい間違いをし，ひどい人生を送ることになる」など，正反対の信念も築き上げた。

つまり，認知モデルでは，個人の感情的，生理的，行動的反応は自動思考を介していると説明される。経験の認知は中核信念に影響され，個人の世界との相互作用の特徴において中心的役割を担っている。

認知理論によると，中核信念は**スキーマ**（schema）と呼ばれる精神構造の中に保存されている。認知理論は，いかなる生物の生存にとっても情報処理が極めて重要であるとしている。環境における多くの外的刺激が実質的に無限であると仮定すれば，生物が生存し繁栄するためには，自分にとって最も関連のある情報をより分けることができなければならないことになる。スキーマは，人々の，自分自身や他者の知覚，目標や期待，記憶，幻想，過去の学習などの情報の処理，保存，および検索をつかさどっている[4]。

スキーマの強さ，大きさ，浸透性，顕著さは様々であり[13]，特定の信念，思い込み，心のルールという形をとる。スキーマはある程度柔軟

なため，経験，特に治療における慎重にデザインされた学習経験によって修正される可能性がある[20]。

　人の情報処理システムにおいては，2種類のスキーマが作動している。**建設的スキーマ**（constructive schemas）は，意識的にコントロールされており，個人の目標と社会的指針から成っている。それらは比較的柔軟で，身近にあり，また精巧であり，問題解決，理性的思考，そして創造性を促進する。それとは対照的に，**原始スキーマ**（primal schemas）は，硬直で，絶対的で，単純であり，生存と発達に結びついている。情報処理は自動的に，つまり前意識レベルで生じる傾向にある。原始スキーマは，生物の基本的欲求（生命維持，支配，親睦，生殖）を満たすことに関連しているため，活性化されると情報処理システムを支配する傾向にある[20]。

　ある原始スキーマが活性化されると，人は歪曲的に情報を処理する傾向にある。Aさんは，抑うつ状態のとき，自分が根本的に無能であると信じ，その証拠をいたるところに見ていた。彼女は職場で自分にとってより困難な課題に注目し続けた。また，アパートを整理整頓しておかない自分を非難した。彼女は食料品の買い物や折り返しの電話をすることを先延ばししていることに対して自己批判的であった。彼女は自分の行動を精神疾患の症状と理解せずに，自分の無能さの現れであると解釈したのであった。

　同時に，原始スキーマが活性化されるときには，人は肯定的情報を考慮しなかったり，あるいは無視したりして，平生とは異なる情報処理をする。Aさんは，自分がやり終えられなかった，あるいは十分にやり遂げられなかったと判断した仕事のみに注目し始めた。自分がよくできた課題については認識することができなかった。それに気づけたときでさえ，彼女は自らの成功を「こんなことは簡単で，誰でもできることだ」と割り引いて評価した。Aさんは自分の弱点を誇張し，自分の功績を過小評価した（「やっと確定申告をやり終えたけれど，だからとい

ってどうってことない。長くかかりすぎた」）。Aさんははじめ，自分にそのように偏って情報を解釈する傾向があることには気づいていなかったが，治療者にそれを指摘されてからは，その概念を理解し考えを是正できるようになった。

　スキーマは本来，認知的，行動的，感情的，意思的，生理的な性質をもっている。同時に活性化されるスキーマのクラスターを**モード**（mode）と呼ぶ[6]。精神病理の認知的基礎は原始レベルにあり，そこでは情報処理が主要モードによって支配されている。例えば，不安モードにおいては，脅威のテーマは過剰警戒である。患者は，自分や他者を傷つけられやすく，弱いものと考えている。彼らは不安と恐怖を感じており，彼らのシステムは，知覚した脅威に対処するため，生理的に覚醒している。彼らは脅威を軽減するように行動するよう動機づけられており，その脅威が十分に深刻であると知覚されれば，逃げ出したり，避難したり，動けなくなったり，戦ったりする。

　一方，抑うつモードにおいては，人は自分自身，世界，そして将来を極めて悲観的に見ている。彼らは喪失，あるいは欠乏をもとにした考え方に支配され，悲嘆，空虚，絶望，罪悪感を感じている。彼らの生産的活動への動機は著しく低下してしまい，彼らは圧迫され，重苦しく，また遅鈍に感じる。自分自身を孤立させ回避するにつれ，彼らの行動は著しく損なわれる[20]。

　モードはいかにして作動するのだろうか？　精神症状は，経験の解釈に誘発される。**脆弱性ストレスモデル**（diathesis-stress model）では，脆弱な人であっても，ネガティブな出来事すべてが抑うつにつながるのではないとしている。発生した否定的ストレス要因のタイプが，その人の根底にある脆弱性と一致したときに，抑うつモードが作動するのである。愛されないという潜在的なスキーマをもつ人は，人間関係が破綻した後に抑うつになる可能性が高い。劣等感のスキーマをもつ人は，職場で降格された後に抑うつになる可能性が高い。最近の包括的レビューで

は，抑うつの脆弱性ストレスモデルはかなり実証的裏づけがなされている[20]。

例えば，Aさんは，離婚して夫が他の女性のほうにいってしまったときに，たくさんの重大な喪失を経験した。彼女は，経済的，感情的，そして実際的な支援を提供してくれていた20年来のパートナーを失った。その経験は彼女にとって自尊心への打撃となった。理性的に見ればその反対の証拠が存在しているにもかかわらず，彼女は普段にも増して自分自身を「無能である」と見なし始めた（そして，それよりは程度は低いものの「愛されない」と見なし始めた）。彼女の生産的活動への意欲は減退し，彼女はうつ病の症状を見せ始めた。睡眠は妨げられ，体重は減少し，エネルギーが減退し始めたのである。彼女は自分のやる気のなさ，変化した行動，エネルギー不足を否定的に解釈し，自分が怠惰で，無責任で，そして無能な証拠であると考えた。まもなく，彼女は日常の活動と出来事に関心と喜びをなくし，社会的に孤立し始め，ソーシャルサポートを失ってしまった。彼女の抑うつモードは完全に活性化され，彼女は本格的な大うつ病を発症した。

認知療法の原理

認知療法の全体的なねらいは，問題を解決し，症状を軽減することによって，障害が寛解に到達できるよう手助けすることである。それは協力的で経験に基づいたアプローチによって達成される。患者には，中核的な，歪んだ認知について検討することによって，現実をより明白に把握することを教示する。彼らの誤った考えを修正することが気分と機能の改善につながる。認知療法の基本原理の概要を以下に示す。

初期アセスメント時には，患者の障害に対する認知的定式化（cognitive formulation）と，患者と彼らの問題についての継続的で個別の**認知的概念化**（cognitive conceptualization）を行う。正確な概念

化は，患者の最も中心的な非機能的な認知と行動を同定するために，患者によって提示された多くのデータを治療者がまとめるのに役立つ。それによって，治療者は，修正の目標となる重要な思考，信念，行動を選出することが可能になる。一般的な認知モデルに関する先述の概念は，患者がそれぞれ提示する特有の問題に適用される。J.S. Beck [15]は，この定式化のプロセスのための複数の時間枠について解説している。第一は，患者の現在の思考，感情反応，そして問題となる行動という枠組みである。第二は，現在のエピソードの誘因となった特定のストレス要因，もしくは出来事などの誘発因子という枠組みである。第三は，人生早期の出来事や経験が，いかに中核信念，基礎的前提，代償行動につながるかを理解するための発育上の枠組みであり，これはパーソナリティー障害の治療において特に重要である。

　図2-2は，治療者が患者から引き出したデータをいかに構成し，**認知的概念図**（cognitive conceptualization diagram）を完成させるかを表すものである。Aさんのケースが例として用いられている。図表の下部半分が，基本の認知モデルを示す。この患者の自動思考は，特定の状況によって彼女の感情的，行動的，生理的反応に影響を及ぼす。図表の上部半分は，Aさんの早期の経験が彼女の自己概念にいかに影響し，条件つきの思い込みと代償的方略の形成につながったかを示している。

　臨床家は，患者との最初の接触からデータを集め始め，患者の思考，信念，反応における一貫したパターンを認識できたら，そのたびに認知的概念図に記入する。患者にまだ確認していない仮説についてはクエスチョンマークをつけておく。臨床家は，自分の立てた仮説について，ほとんどの患者がその妥当性を査定することが可能であると考える。治療者がAさんに，他者から援助を得るためには彼らを喜ばせなければならないという信念をもっていたのではないかと言うと，彼女はそれを認めた。治療者が，Aさんの彼女自身に対する期待は完璧主義的すぎるのではないかとの誤った仮説を立てたときには，Aさんはきちんとそ

れを訂正し，関連する具体的な情報と代わりの意見を提供した．

認知療法は，**強固な治療同盟**を要する．いかなる形式のカウンセリングにおいても対人関係の要因（共感，配慮，無条件の肯定的な関心）は重要だが，認知療法においても必須である．認知療法は，介入のための論理的根拠を提供し，患者からフィードバックを引き出し，それに対応することに重点を置いている．それによって同盟が強化されるだけでなく，臨床家がより効果的に治療を計画することが可能になる．臨床家は患者とチームになり，話し合われるべき問題，ホームワークの課題，外来の頻度などを互いに決定する協力的関係の構築を目指す．

このチームワークは，臨床家と患者が，**協同主義的経験主義**（collaborative empiricism）的に，患者の思考と信念の妥当性を検証するときにも明白である．臨床家は，患者が報告するある認知が完全に正しいか，完全に間違いか，あるいは部分的に正しく部分的に間違いか否かといったことを，事前にわかっていたり，勝手に推測するのではなく，患者と一緒になって証拠を検討し，時には次のセッションまでの間に患者が行うための「実験」を設定して検証する．証拠をはかりにかけることによって，Aさんは「何ひとつまともにできない」という自分の思考が明らかに誤りであることを理解することができた．彼女の「上司は自分に休暇をくれないだろう」という思考も（その状況を治療者とロールプレイした後），上司に訊いて確かめてみると正しくなかったことがわかった．

認知療法は本質的に**教育的**である．治療者の目標は，患者が自分自身の治療者になれるように教育することである．自動思考を評価する場合と同様に，臨床家は患者に，実践すべきスキルをホームワークとして教え，最終的にはそれが患者自身に統合されて，より自動的にできるようにさせる．認知療法が再発の頻度と程度を低減させることが，研究によって証明されている[26]．再発の可能性はいくつかの面で低下する．まず，患者の中核信念が修正される（そして，ストレス下でも否定的スキーマ

関連する幼少期のデータ

患者の母親は気分の波があり，信頼できない人だった
両親は患者に，年齢にふさわしい責任を求めた
患者は軽い学習障害があり，成績は「可」のレベルだった

↓

中核的信念

私は無力だ／不適切だ

↓

条件つき思い込み／信念／心のルール

プラスの思い込み：他人に頼っていれば私は大丈夫だ
マイナスの思い込み：自分自身に頼ってはだめだ，あてにならない

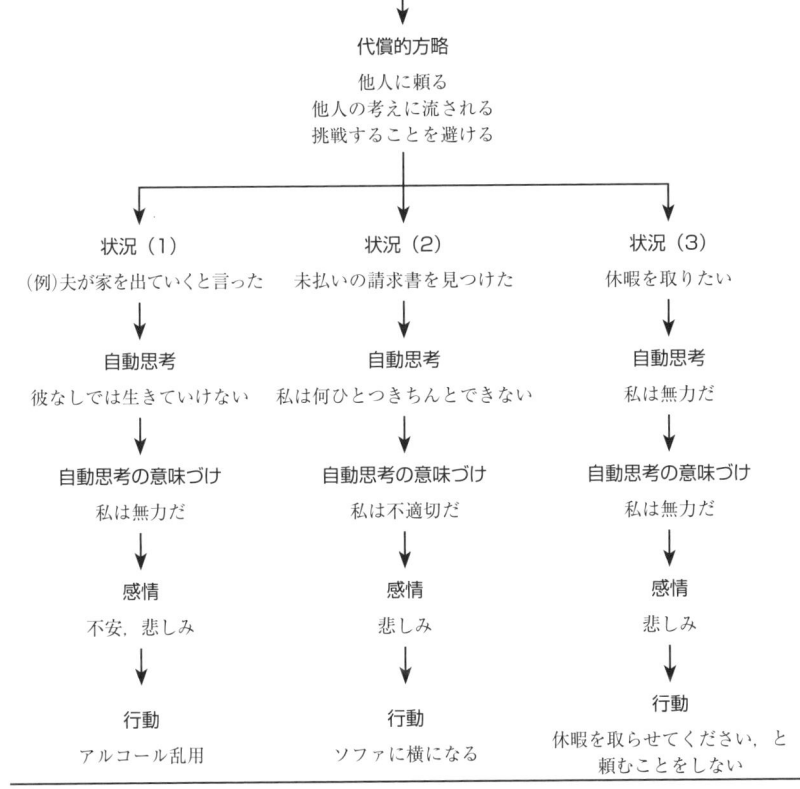

↓

代償的方略

他人に頼る
他人の考えに流される
挑戦することを避ける

↓

状況（1）	状況（2）	状況（3）
(例)夫が家を出ていくと言った	未払いの請求書を見つけた	休暇を取りたい
↓	↓	↓
自動思考	自動思考	自動思考
彼なしでは生きていけない	私は何ひとつきちんとできない	私は無力だ
↓	↓	↓
自動思考の意味づけ	自動思考の意味づけ	自動思考の意味づけ
私は無力だ	私は不適切だ	私は無力だ
↓	↓	↓
感情	感情	感情
不安，悲しみ	悲しみ	悲しみ
↓	↓	↓
行動	行動	行動
アルコール乱用	ソファに横になる	休暇を取らせてください，と頼むことをしない

図2-2　認知的概念図

出典：J.S. Beck, 1993.

の活性化に対してそれほど脆弱でなくなる）。また，ストレス要因に遭遇したり，再発の初期警告サインに気づいたときに用いるための認知と行動のスキルが発達する。

　認知療法は教育的な本質をもち，スキル習得を重視しているため，期間限定的である。不安障害や単極性うつ病などの第Ⅰ軸障害に対しては，通常6回から12回のセッションで効果が現れる。セッションは，通常（障害が重度のものでない限りは）週1回予定され，その後は患者がスキルを自主的に使い症状の寛解を達成し始めるにつれ，2週間，3週間，あるいは4週間ごとと間隔をあける。第Ⅱ軸障害の患者，併存症，慢性ないし治療抵抗性の症状には，しばしばより長期（6カ月から1年，あるいはそれ以上）の治療が必要となる。

　認知療法は目標指向でもある。初期のセッションにおいて，臨床家は患者が行動面での治療目標を設定するのを援助する（例えば，治療終了時には，どのように変わっていたいですか？　どのようなことを期待しますか？　と尋ねる）。臨床家は治療計画と全般的な戦略について患者に話し，目標達成の可能性を患者が想像できるようにする。治療は患者にとって最大の苦悩となっている現在の問題を整理することから始める。

面接の構成

　認知療法は標準的には45分間の面接から成り，効率的，学習的，治療的に最大限の効果がもたらされるよう構成されている。以下が重要な要素として含まれる。

- 気分評価とアジェンダ（話し合うべき話題）の初期設定
- セッション間の橋渡し
- アジェンダの優先順位づけ
- アジェンダについての話し合いとスキルの教育

- ホームワーク
- まとめ
- フィードバック

　以下にそれぞれの構成要素を簡潔に説明する。

　患者は通常，各セッション前に客観的な，自己申告形式の評価尺度に記入するように求められる。ベック抑うつ尺度[14]，ベック不安尺度[10]，ベック絶望感尺度[9]，Beck Youth Inventory[18] などの尺度は，診療計画の指標となる情報を治療者に提供するうえで，また治療者と患者が治療の進展を追っていくうえで有益である。**気分評価**においては，患者がその週の気分を他の週と比較することに加えて，治療者が患者の総合点と個々の症状を検討する。患者が自殺する可能性のある場合には，治療者は患者の絶望感の緩和と安全計画の構築にセッションの焦点を当てる。

　気分評価はアジェンダのための重要な主題を提示することが多い（例えば「睡眠の問題があるようですね。そのことをアジェンダにあげて話し合いましょうか？」「さしつかえなければ，先週よりも具合が悪くなった理由を，あなた自身はどう考えていらっしゃるかについて話したいと思うのですが」「あなたはご自分の活動から前回より多くの喜びを得ているようですね。後でそのことについて話しませんか？」）。

　気分評価と併行して，あるいはその後に，治療者は患者にどの問題を**アジェンダ**にしたいかについて尋ねるが，通常時間内で徹底的に話し合うには，1つか2つの問題しか取り上げることができない。その後，治療者は，前回のセッション以降，患者にとって重要な出来事（プラスの出来事であれマイナスの出来事であれ）が起こっていないかを患者に尋ねることによって，前回の診療と今回の診療を結び付け，橋渡しをする。また治療者は，前回の治療で患者が習得した重要なスキルや彼らが導き出した重要な結論を思い起こさせるようにして患者がセッションのたびに成長できるようにしたり，その週に患者がやり終えた**ホームワーク**を

見直して患者が何を習得したかについて話し合い，次週もその課題を継続するか否かを決定する。

次に，治療者と患者は協力して重要な主題を提供し，アジェンダの**優先順位を決める**。**アジェンダについての話し合い**の間，治療者は情報収集，概念化，仮説の提示を行いながら，主要な認知，情動，行動を引き出す。その後，治療者と患者は，問題解決，非機能的な思考や信念の評価とそれらへの対応，行動技能訓練を組み合わせて行う。**ホームワーク**の課題は話し合いのなかで自然のなりゆきによって決定される。その多くは，苦痛な思考の同定とそれへの対応，思考を検証するための実験の実施，新しい見解の予行演習，セッション中に習得したスキルの練習，そして問題解決に向けて一歩ずつ実践することである。

セッション全般を通して，治療者は終始**こまめにまとめ**をする。例えば，治療者は，患者の話を認知モデルの形で要約してもよい（「私が正しく理解できているかどうか確かめたいのですが，状況はつまり，あなたの車が壊れて，そしてあなたは『もうおしまいだ。これ以上人生をやっていけない』と思って，この考えがあなたを絶望的に悲しくさせ，あなたは車内に座ったまま泣いた。それで間違いないでしょうか？」）。

こまめなまとめをするもう1つの目的は，患者が話し合われたことをどれだけ理解し，どれだけ同意しているかを治療者が評価する助けとすることである。

治療者：私たちが話したことを，要約してもらえますか？
患者：私は自分の考えが，いかにあらぬ方向にいってしまうかわかりました。私は，状況を立て直すために何もできることがないと信じ込んでしまい，投げ出してしまっていました。また，絶望感を感じたら，そのときはそれを自分が何を考えているかを考えるための合図として用い，自分の考えが正しいことも，正しくないこともありうるということを思い出すべきです。なぜなら，自分は今，うつ状態で，考えがマ

イナスになりがちですから。

　セッション終了の数分前に，治療者か患者が，そのセッションの**まとめ**をする。ほとんどの患者はその回の治療セッションで話し合われたことを忘れてしまうため，最重要点とホームワーク課題を必ず何らかの形で記録するようにする。セッションの間，治療者は終始「今週（この患者に）覚えてもらいたいことは何だろうか？」と考え，患者に，治療ノートかカードに，重要事項，よくある自動思考，コーピングスキルなどを書き留めるよう促す。もし患者が望めば，治療者が書いてあげたり，テープに録音して渡したりしてもよい。

　治療者はまた，患者から**フィードバック**も引き出すようにする。「今日のセッションについてどう思いましたか？　私が誤解したと思われること，あるいはあなたの気に障ったことはありましたか？　次回は絶対にやり方を変えたいと思う点はありますか？」。治療者は，患者がセッションの半ばですでに違和感を覚えていると感じたら，セッションの終盤まで待たずにフィードバックを求めてもよい。治療者は，患者の言語的・非言語的な応答，身振り，表情，声のトーンに注意し，その時その時の患者の自動思考を引き出す。多くの第Ⅱ軸障害の患者の治療の際には，治療者に対する認知を評価し，もしそれが事実と違っていれば修正し，治療者との関係性のなかで学んだことを，治療外の特定の対人関係に応用するよう促すと大いに役に立つ。

診断別の応用法

抑うつ

　認知療法は，当初はうつ病患者の治療のために開発され，75以上もの臨床試験を含む多くの文献がその有効性を裏づけている[19]。最近の

メタ解析で，認知療法が重篤なうつ病に対しても薬物療法と同様に有効であることが証明された[26]。それに加え，認知療法による治療を受けているうつ病患者の再発率は，薬物治療を受けている患者の半分であった[23]。

うつ病の認知的定式化は，1979年にA.T. Beckら[12]によって発表された。治療初期の治療戦略としては，問題解決と行動活性化が重視されるが，これには，同時に患者のエネルギーレベルを上昇させ，患者の歪んだ考えに直接対抗し，喜びと達成感を与え，絶望感を減少させる効果がある。行動活性化は，必要不可欠なエネルギーを与え，患者が自分の思考を記録し，検討するための集中力も提供する。認知的な戦略も初期段階から用いられるが，重度のうつ病患者の場合，はじめは極度に否定的で硬直した考えを修正するのは困難なことが多いため，行動的な戦略のほうが効果的である。患者が自殺する可能性があると思われる場合，治療者は患者の絶望感の理由を探り，彼らが状況をより現実的に評価できるよう手助けする。

うつ病患者の認知は，自己，世界，将来に対する否定的評価が中心であり，**うつ病の否定的認知の3徴**と呼ばれる[12]。彼らの思考内容はあまねく悲観的で否定的である。患者は，肯定的な出来事や情報を軽視したり，あるいはそれらを取り入れることができず，他方，否定的な出来事や情報には過度に注目してしまう。治療では，患者の抑うつ的な情報処理のあり方を変化させ，より機能的な行動ができるよう支援する。それらの目標が達成されると抑うつ症状が軽減する。

不　安

人は，重大な危険を知覚し，その脅威に対処する自分の能力を低く評価するときに不安を感じる，というのが不安の認知モデルである。不安障害の特徴は，正常の生存機構が過剰に機能している状態と理解するこ

とができる。脅威への対処のための発達論に基づいた戦略が、逃避、あるいは自己防衛を促す生理学的反応である。それと同様の生理学的反応が、無害な日常刺激（人ごみ、飛行機、聴衆）から**知覚された**脅威に対する反応として生じる現象が不安である。治療では、一般的に、危険をより現実的に評価し、資源をより現実的に評価し、脅威に対処するための内的・外的資源を増やすためのスキルを患者に学ばせることが必要となる[7]。不安にはいくつかの形があるため、認知的定式化と戦略は各障害によっていくぶん異なる。以下にいくつかの不安障害を取り上げる。

【全般性不安障害】

　全般性不安障害に対する認知療法の効果は、複数の臨床研究で実証されている。待機リスト、非指示的療法、プラセボなど様々な群を対照群とした総計11の臨床試験のレビューが、DeRubeisとCrits-Christoph[22]によって行われている。認知療法は、その11のうち10の研究において、対照群よりも優れた結果を示し、残りの1つの研究においては非指示的療法と同等であった。

　全般性不安障害の患者は、いくつかの領域で否定的な予測と過剰な心配を持ち合わせている。さらに、彼らは自分たちの不安がコントロールし難いものであると感じ、恐怖の身体的徴候を呈し、機能低下を経験している。全般性不安障害の認知的特徴は、それほど重大でないこと（車の修理、歯医者の予約を忘れる、など）から、より重大な問題（転職するか否かの決断、家族の病気についての心配、など）まで、ほぼあらゆることが心配の原因になりうることである。

　重大な認知の歪みは、破局化（物事を破滅的な結果に結び付けて考えること）と関係しており、患者は、問題が必然的に惨事につながると理解してしまう。全般性不安障害の人の認知は、例えて言うと、心配という木が不幸という枝をどんどん伸ばしていくようなものである。「時間までに家に戻れず、息子が学校から帰ってくるのを出迎えられなかった

らどうしよう？　もし彼が自分で家に入れなかったらどうしよう？　近所の人が皆留守で彼が中に入れてもらえなかったらどうしよう？　もし彼が通りをさまよい歩くことになったら？　もしも彼が車にひかれたらどうしよう？……」などである。心配になりがちな思考に加えて，患者は破局的瞬間の恐ろしいイメージを抱いていることが多い。

　心配が，自動的，かつ，木の枝のように急速に広がることによって，否定的ななりゆきとなる見込みが誇張される。つまり，患者が，物事はそれほど深刻になることはない，とか，肯定的になることもある，といった様々な角度から評価する可能性は低い。全般性不安障害の患者は，生じる問題に対処する自分の能力を過小評価し，どうすべきかわかっているときでも，自分はその解決策をうまく実行できないと考える。患者に積極的に問題解決させ，必要であれば新しいスキルを習得させ，その練習をさせることによって，「自分は無能だ」という感覚に対して直接的に対抗する必要がある。患者に，危険をより正確に評価し，資源を拡張することで自己効力感を促進するよう教育するのである。

　多くの全般性不安障害の患者は，非機能的な「前提となる考え（underlying assumption）」や信念を変化させる必要がある。その「前提となる考え」のなかには，自己能力についての否定的評価，無力感の中核信念から生じているものがある（「自分で問題を解決しようとすれば，失敗するだろう」「もし私が間違えば，ひどいことが起きるだろう」「私が下す決断は誤っている」）。自分自身や他人についての脆弱性のテーマに関連した考えもある。「状況が100％安全でなければ，私は危険な状態にあるということだ」「医学的に説明できない症状があるということは，なにか健康が重大な危機にあるということだ」などである。心配すること自体の利益と関連する考えもある。例えば，「何かについて心配をしていれば，そのことは起きないですむかもしれない」「危険を警戒していれば，自分を守ることができるだろう」などである。

　全般性不安障害の患者には，生理的覚醒を軽減させるようにデザイン

された戦略が有益なことがある。そのため，リラクセーショントレーニングは治療の初期段階において極めて有益になりうる。患者が心配を鎮めるための認知的手段を習得した後は，不安喚起場面への暴露演習などの行動戦略が，患者の対処スキルと心配の抑制スキルを実践するのに有用なことがある。

【パニック障害】

パニック障害と，広場恐怖的回避を伴うパニック障害に対する認知療法について検討した11の効果研究のレビューによって，認知療法がこれらの障害に対して有効であると結論が出ている[22]。

パニック障害の患者は，特定の説明不可能な症状や感覚（あるいはいくつかの関連した感覚）を，さしせまった精神的ないし身体的な大惨事の兆候と誤って解釈する。治療は，破局的な誤解に代わる（良性の）解釈を，患者に理解させることに焦点を当てている。一般的な誤解には，「速い鼓動と胸の痛みは私が心臓発作を起こしかけていることを意味している」「非現実的な感覚は私の頭がおかしくなることを意味している」「このめまい感は，私が意識を失うことを意味している」などがある。

治療では，「身体的ないし精神的変化に気づき，それに否定的な理由づけをし，不安に感じ，症状が強まり，そして最終的には症状に対して破局的な誤った解釈をする」という，パニック障害特有の悪循環を患者に教示する。治療の目的は，症状は，たとえひどく不快であったとしても，危険なものではないことを患者自身に証明させることである。そのためには，治療者は，症状を生じさせたのは自分自身であり，したがって，自分自身の行動と考え方を改善することを通じて，それを軽減させることが可能であることを証明するために（しばしば患者に過呼吸をさせることによって）パニック症状の誘発実験を行う。患者は，自分の恐れている感覚は様々な方法で作りだすことができるものであり，恐れている結果にはつながらないことを学習する。治療者は，患者に，自分の

安全確保行動，すなわち，症状を回避または軽減するための行動（気を紛らわす，活動を中止する，その場を離れる，他者に安心させてもらう，ベンゾジアゼピンを服用する，など）をモニタリングするよう指示する。患者がこれらの安全確保行動をしている限り，パニック発作が危険であり，回避せねばならないという考えが強化されていることになる。

　広場恐怖を伴う患者にとっては，様々な状況での予期恐怖に対処することが重要である。場合によっては，1つの場所（例えば，書店）での単発のパニック発作がすべての同類の刺激（すべての店やショッピングモールなど）の回避につながることがある。治療者と患者は，恐怖が最も起きにくい状況から，恐怖が最も起きやすい状況までをリストアップし，不安階層表を作成する。患者はこれらの状況に日々，足を踏み入れ，そのときの思考，感情，感覚を記録し，それをセッションで話し合い，治療で学んだ不安管理技法の練習をするよう奨励される。患者はそういった場面自体は危険ではないことを学び，不安に対する自分の管理能力に自信が持てるようになる。

【特定の恐怖症】

　特定の恐怖症においては，特定の刺激（動物，昆虫，高所，閉所，血液，怪我など）が，予期不安と生理的な恐怖反応の両方を喚起する。パニック障害や広場恐怖症と同様，患者は無害の刺激（クモなど）を危険なものであると考えている。多数の研究（文献21など）が，認知行動的戦略が特定の恐怖症の治療に有効であることを証明している。この文献の著者らは，効果的な治療には，恐怖刺激への暴露と，患者が危険についての認知を反証できるようになることが含まれていると指摘している[1]。その場合も，パニック障害の治療と同様に，恐怖の階層表を作る。例えば，動物恐怖症の患者の治療は，動物の絵を眺めることに始まり，その動物との接触をイメージしたり，檻の中，あるいは別の部屋にその動物がいることを想像したりするなど，徐々に，現実的な接触に近づい

ていく。これらの暴露の過程を通して，暴露前の予測と暴露後の実際について，恐怖に関連する自分の感情や思考を患者に記録してもらい，患者が実際の危険に対するより現実的な感覚を得られるようにする。

【社会恐怖】

　認知療法の社会恐怖に対する有効性を検証する研究すべてにおいて，認知療法は対照群よりも良好な結果を示した。効果研究のメタ解析でも，認知療法（暴露との組み合わせで）が，最も一貫して改善をもたらしたアプローチであった[28]。社会恐怖における重要な認知要因には，他の人々が考えていることについての偏見が含まれる。患者は，「他の人々が自分を嫌っている」あるいは「他人にネガティブな評価をされている」という考えに過度に没頭している。彼らは確かめもせずに人の「心を読んで」しまっており，現実の社会的交流によって，あるいは社会的交流を想像しただけで，生理的覚醒度の高まりが起こる。また，患者の多くは，自分の不安が他人の目にも明らかに見えていて，目に見える**かなる**不安の兆候も他人に見抜かれれば弱さとして解釈されると信じている。それに加え，社会恐怖の患者の多くは，外的情報をうまく取り入れることができず，他人に否定的な反応をされていると思い込んでいる。患者は自分自身を，好かれない，劣っている，社会的に何らかの欠陥がある，と信念のレベルで考えており，他人のことを，無情で，批判的で，要求がましいと信じていることがある。結果として，彼らは常に自分が他人の期待には及ばないと信じていることもある。

　社会恐怖の認知療法では，不安のレベルを引き下げ，否定的な評価と対抗するために，認知的・行動的戦略を組み合わせて実施する。社会恐怖の患者の多くは，多くの社会的状況を避けたり，あるいは，その状況で恐怖に耐えたりしているが，それが短時間のアセスメントでは露呈されないことも少なくない。治療の初期目標は，特定の恐怖症や広場恐怖と同様，恐れたり，回避したりしている状況のリストを作ることであり，

患者は自分自身をそれぞれの困難状況に順番に暴露してゆく。

　不安を喚起する社会的状況に暴露すると，患者が不安を軽減するために用いる**安全確保行動**が露呈されることもある。例えば，パーティー，または社交的な集まりにおいて，彼らは他者と目を合わせることを絶えず避けたり，アルコールや薬物を摂取したり，部屋の中の一定の場所に留まり続けたり（部屋の隅であることが多い），あるいは会話ではある一定の安全な話題についてしか話さなかったりすることがある。そのような行動は，当然一時的な解決策でしかなく，彼らがそれ以外の行動をすれば否定的な結果がもたらされるという観念を強化する。治療者は，社会恐怖の患者の自己破滅的なサイクル（社交や物事への従事を回避することによって彼らの自己と他人に対する否定的な信念が強化されることになり，社交的になったり，物事に従事したりすることがさらに困難になる）を指摘し，患者が治療のなかで学んだ新しい戦略を実践することを奨励する。最終的には，患者の自分自身に対する否定的な信念が修正される。

その他の状態

　上記のうつ病と不安における認知療法の適用例に加え，強迫性障害[24]，外傷後ストレス障害[27]，物質乱用[30]，摂食障害[25]，そして夫婦関係の問題[2]などの他の様々な障害における認知療法の有効性も証明されている。最近では，認知療法が統合失調症の患者の薬物療法の補助治療として効果的であることもわかった[8]。

認知療法の技法

　治療者は，現在話し合っている問題の本質，全般的な治療計画，治療の段階，患者が過去に教わったことのあるスキル，患者と治療者の目標，

患者の現在の苦悩の程度，治療関係の堅固さなど多くの要素を考慮して，セッションの各時点でどの技法を用いるかを決定する。治療者は自分自身に対して「いかにセッション終了時までにその患者の気分向上を支援することができるだろうか，また，いかに患者がより良い1週間を送れるよう手助けできるだろうか？」と常に問いかける。それらの質問は，戦略を計画するうえで治療者の指標にもなる。本節ではよく用いられる技法について考察する。

問題解決

　問題解決（problem solving）は，認知療法の中心部分である。どの患者も現実生活の問題を治療に持ち込むが，そのなかには彼らの誤った解釈によって悪化している問題もある。治療者は患者と一緒に直接的な問題解決に取り組むこともある。しかし，患者が選択肢を考え出したり，自分の選択を検討したり，また行動手順を選択したりする準備が整うまでは，彼らが自分の歪んだ考えを同定し，それらに対応するのを援助する必要がある。例えば，Aさんは，友人や同僚に適切で必要な援助を求めるなどの解決策を考慮できるようになる前に，「他人に迷惑をかけるべきではない」という自分の認知を検討する必要があった。治療者は患者にどの程度直接的に問題解決のスキルを教える必要があるかを査定する。

作業課題の段階づけ

　作業課題の段階づけ（graded task assignments）は，うつ病の患者には特に重要である。治療者は，患者が，一見克服不可能に感じられる問題に段階を追って取り組めるように，それぞれの構成部分に分けるのを手助けする。Aさんのアパートは散乱状態であったが，彼女と治療

者は一度に10分間から20分間ずつ，順番に最も簡単そうな部屋から取り組むことについて話し合った．Aさんはその作業にそれほど圧倒されなくなり，実際にはもっと長い時間継続して取り組むことが可能であることがわかった．

活動モニタリング

活動モニタリング（activity monitoring）は，しばしばうつ病の患者に用いられる．彼らは毎時間の活動の記録をつけ，それぞれの活動をしている間の気分，喜び，または達成感を評価する．この記録は患者がやりすぎる，あるいはやり足らない活動を同定するうえで貴重な資料となることがある．Aさんと治療者が彼女の記録を検討してみると，彼女は夜と週末にはソファで横になり，テレビを見ながら悲しみにひたっている時間が多すぎることがわかった．友人に電話したり，家事をしたり，運動をしたり，雑誌を読んだり，ガーデニング（彼女の趣味）をしたりすることにはほとんど時間を費やしていないことに気づいた．

活動計画

行動の活性化と活動計画（activity scheduling）は，Aさんのように比較的不活発，あるいは混乱した生活をしている患者にとっては特に重要である．うつ病の患者はしばしば，気分がよくなるまでは，喜びや達成感を感じられる活動をしようとしても仕方がないと信じているが，ちょっとがんばって，自分がかつて楽しんでいた活動を行ったり，達成感を得られる作業を行ったりしてみると，気分が改善することがわかる．患者が妨害的な否定的思考を同時に経験しているときには，そのような努力をすることは特に重要である．

心理教育

心理教育は，認知療法における重要な要素である。治療者は，精神疾患の症状，認知療法の進行，患者と治療者の相互責任，セッションの構成，アジェンダ設定の重要性，正直なフィードバックの必要性，認知モデルなどの治療の多くの側面について患者を教育する。治療者は，治療で学んだことを強化するために患者に認知療法に関連するパンフレットや自助本（セルフヘルプ本）を読むよう勧めることも多い。

自分をほめること／認めること

自分自身を称賛することを学ぶのは多くの患者にとって有益である。特に，抑うつの場合，患者はネガティブな面に極度に注目し，自分のポジティブな面に気づくことができない。彼らは，自分の困難は自分の病気によってではなく生来の性格の欠陥によって引き起こされていると考える傾向にある。彼らがより広い視野を持てるようにする方法の１つは，少々難しくてもできている事柄に注目する（できれば，記録する）ことである。ベッドから起き上がる，通常の身だしなみを保つ，職場に遅れずに到着する，友人に電話する，請求書の支払いをする，などといった活動も，患者にとってきついものである場合には，できていることは，すべて称賛に値するものである。

自己についての機能比較

自己についての機能比較（functional comparisons of the self）は，多くのうつ病患者にとって重要なスキルである。自分の最悪のときの状態と比較することを学ぶことにより，彼らは（自動的に）抑うつでない人々，抑うつになる前の自分，あるいはなりたい自分と比較するときの

絶望感や自己非難を減少させることになる。

誘導による発見（guided discovery）

　認知療法の大部分は患者の非機能的認知を修正することである。患者の自動思考や信念を評価するにあたって患者を援助し，思考の歪みを同定し，より客観的で適応性のある見解を発達させるために，治療者は，批判的にならないように，患者を質問により誘導して，あたかも患者が自分で答えを見つけたかのように導く，「ソクラテス式質問法」を利用する。治療者は，患者が自分の非機能的な考えに対処するのを支援するだけでなく，それをどのように行うかも教える。患者に質問のリスト（表2-2）を提供することで，患者はセッション以外のところで自分の思考を評価し，それに対応する練習をすることが可能になる。それらの質問は，患者が自分の思考の妥当性を評価し，別の解釈，あるいは考え方をし，破局視せず，自分の考えの効用を検証し，他者にアドバイスするようなつもりで自分の思考と距離をとり，行動過程を計画するうえでの指針となる。

　患者の考えには特徴的な誤りがみられるため（表2-3），これらの認知の歪みに名前をつけることは自分の思考に対する見解を発達させるのにも役立つ。例えば，Aさんは，全か無かの考え（「なにもかもうまくできる良い社員であるか，すべてうまくできるのでなければだめな社員だ。そのどちらかしかない」），個人化（「会計士が無愛想だったのは，私に対して怒っているからに違いない」），破局視あるいは運命の先読み（「私の友人は，私に会いたがらないだろう」）にひたっていた。

非機能的思考の記録

　ほとんどの患者に有用なのが，（簡略化した形でもよいので）非機能

表 2-2　自動思考に問いかける質問リスト

1. その自動思考が正しいという証拠は何か？
   その自動思考が正しくないという証拠（反証）は何か？
2. 別の解釈はできるか？
3. 起こりうる**最悪**のこととは何か？
   それが起きたら，どのような対処が可能か？
   起こりうる**最善**のこととは何か？
   最も現実的な結果とはどのようなものか？
4. 自動思考を信じることによってどのような影響があるか？
   自分の思考を変えることによってどのような影響が考えられるか？
5. もし友人がこの状況にあり，この思考を抱いていたら，私はその人に何と言うだろうか？
6. 私は今どうすべきか？

資料：文献 15 より。

的思考を記録すること（訳者注：別名，コラム法）である（表2-4）。このワークシートは患者が自分の思考を系統立てて記録し，それに対処することを可能にするものである。多くの患者はこのワークシートを治療中だけでなく，治療終了後も何カ月，何年にもわたって，自分が状況に対して過度に反応している，あるいは精神疾患の初期警告サインを発していると思ったときに利用する。

　非機能的思考記録表の，日付に続く最初の3つのコラム（記入欄）が認知モデルである。患者は，特定の状況での自分の思考と感情を記録し，それぞれの思考における信念の度合いと感情の強度もメモするように指導される。表2-2のリストの質問が思考記録の下部に記載されており，患者は適応的反応（第4のコラムに記入する）を考案する際に参照することができる。最後に，患者は自分がその自動思考をどの程度信じているかを再評価し，結果のコラムで感情の度合いを再評価し，苦痛な思考に対してさらに介入が必要か否かを決定する。治療者は，患者がたとえ10%でも苦悩の減少が達成できれば努力してコラムを埋めた価値があった，と伝える。ワークシートを適切に完成できれば，もっと苦悩が軽減

表2-3　認知の歪み

全か無かの考え	**白黒思考，極端思考**，あるいは**二分法思考**とも呼ばれる。状況を連続線上で捉えるかわりに2つのカテゴリーのみに当てはめて考える。
破局視	ちょっとしたことも破局的に解釈すること。**運命の先読み**とも呼ばれる。他の，より起こる可能性の高そうな結果を考慮せずに将来を否定的に予測する。
肯定的側面の否定，または割り引き	不合理なまでに，ポジティブな経験，行動，性質を考慮しないよう，自分自身に対して言うこと。例：私はあのプロジェクトをうまくやれたが，だからと言って私が有能だということではない。ただラッキーだっただけだ。
感情的理由づけ	そう強く「感じる」（実際には，「そう信じている」だけである）ゆえに，それが真実に違いないと，反対の証拠を無視，または軽視して考える。例：「自分が仕事でいろいろなことをこなしているのはわかっているが，それでも自分ができそこないのように感じる」
レッテル貼り	事実を考えるとそれほど破滅的な結論にはつながらない可能性があるのに，そういった理性的な考え方はせず，自分自身や他人に対して固定的で一般化したレッテルを貼る。例：「私は敗者だ」「彼はだめだ」
拡大視／縮小視	自分自身，他の人々，状況を評価するときに，ネガティブなことを不適切に拡大視し，ポジティブなことを縮小視する。例：「月並みな評価はいかに私が不十分かを証明している。高い評価を受けたからといって私が賢いということではない」
心のフィルター	**選択的抽象化**とも呼ばれる。全体像を見るのではなく1つのネガティブな詳細に過度に注目する。例：「査定で1つ低い評価があったということは，私の仕事の質が悪いということだ。全体として高い評価であっても意味がない」
読心術	自分には他人がどう考えるかがわかると信じていて，他の，より適切な可能性を考慮できない。例：「彼は私がこのプロジェクトについての知識をまるで持っていないと思っている」
過度の一般化	少数のネガティブな事実から，他の全般にわたってネガティブな結論を導く。現状とははるかにかけ離れた徹底的にネガティブな結論を出す。例：「あの集まりで居心地が悪かったのだから，私には友達を作る素質がないのだ」

個人化	自分に関係のないことまで自分の責任と考えること。他人のネガティブなふるまいを見て，自分のせいと考えること。その人のふるまいに関する，より現実的な解釈を考えようとしない。例：「修理工が私に無愛想だったのは私が何かいけないことをしたからだ」
「すべき」思考と「ねばならない」思考	心の規範ともいわれる。自分や他人がどうふるまうべきであるかについての厳密で固定化した観念を持ち，それらの期待に応えられない場合，いかにひどいことになるかと過大評価をする。例：「私が間違えたのはひどいことだ。常にベストを尽くすべきだ」
視野狭窄（トンネル視）	ある状況についてネガティブな側面しか見ない。例：「息子の先生は何もまともにできない。彼は批判的で無神経でひどい教え方をする」

文献15より許可を得て掲載。

されることが多い。最初の3つの要素（状況，自動思考，感情）を正確に同定・識別できるようになるには練習が必要である。治療者は，患者がセッション中にこのツールを使いこなせるようになってはじめて，家に持ち帰って非機能的思考を記録するよう伝える。それまでは家で記入させることはしない。

行動実験

行動実験（behavioral experiments）は，患者が予測した自動思考を実際に検証するのに役立つ。「友達と昼食をとっても楽しくはないだろう」「もし私が，自分の診察記録を自分で整理しようとすれば，重大な間違いをするだろう」「実家に帰れない理由を説明しようとしても，母は私の話に全く耳を貸さないだろう」「私が何か他のことをしようと提案すれば友人は怒るだろう」といった予測は実験的に試すことが可能である。治療者は成功率を高めるよう実験を慎重に設定し，万が一実験がうまく進まない場合に，患者が有用な対応をできるよう援助する。

表2-4 非機能的思考記録表

使用法：気分の悪化に気づいたら、「今私の心をよぎっているのは何だろうか？」と自分自身に訊いてみましょう。そしてその思考や心にあるイメージをすぐに「自動思考」の欄に書きとめてください。

日付／時間	状況	自動思考	感情	
	1. どういった出来事、思考の流れ、空想、回想が嫌な気分につながったか？ 2. （もしあれば）どのような身体的苦痛があったか？	1. どのような思考やイメージが心をよぎったか？ 2. それぞれの思考をどの程度信じたか？	1. そのとき、どのような感情（例、悲しみ、不安、怒り）を感じたか？ 2. その感情の強度はどの程度（0％－100％）だったか？	
6/15	アパートが散らかっているのを目にする。	私は完全に役立たずだ。(100％)	悲しみ (85％)	

代わりとなる反応	結果
1. （任意）どのような認知の歪みをしてしまったか？（例：全か無かの考え，読心術，破局視） 2. 下の質問を使って自動思考への反応を書き留めましょう。 3. それぞれの反応をどの程度信じているか？	1. 今はそれぞれの自動思考をどの程度信じているか？ 2. どのような気分を感じるか？　その気分の強度はどの程度（0% - 100%）か？ 3. どうしたらよいか（あるいは何をしたか）？
レッテル貼り ①私の家は汚い。仕事が遅れている。泣いてばかりいる。でも，それでも毎日仕事に行き，成し遂げられているものもある。 ②私はうつ病と苦闘しているが，うつ病でないときほどではないにしろ，機能している。 ③最悪の結果：うつの状態が続く。 　最善の結果：今日から素晴らしい気分になり始める。 　最も現実的な結果：この治療が段々と効いてくる。 ④このように考えると余計に気分が悪くなる。もし考えを変えられれば，もっとよく機能するだろう。 ⑤もし仮にGさんが今の私の状況にいたとしたら，私はGさんに，彼女の病気はうつ病によるもので，その混乱状態をどうにかすることによって気分が良くなる，と言ってあげるだろう。 ⑥10分間キッチンの掃除をすることにしよう。	1. 70% 2. 悲しみ（70%） 3. キッチンを掃除した。

注：代わりとなる反応を引き出すうえで役立つ質問：①その自動思考が正しいという根拠は何か？　正しくないという根拠（反証）は？　②別の解釈はできるか？　③起こりうる最悪のこととは何か？　それが起きたら，どのような対処が可能か？　起こりうる最善のこととは何か？　最も現実的な結果とはどのようなものか？　④自動思考を信じることによってどのような影響があるか？　自分の思考を変えることによってどのような影響が考えられるか？　⑤もし友人がこの状況に置かれ，この思考を抱いていたら，私はその人に何と言うだろうか？　⑥私は今どうすべきか？

出典：J.S. Beck, 1993.

患者が妥当な考えをしている場合の対応

ときには患者の考えがもっともなものであることがある。患者の思考が妥当であるときには，治療者は，問題解決，思考の結果の評価，考えることの有用性の検討，のうちのどれか（場合によっては複数）を行う。例えば，Aさんの「自分は仕事に十分集中できない」という考えはかなり正確であるようであった。Aさんと治療者は，睡眠を改善したり，休憩時間中に短い散歩をしたり，仕事中に集中力が低下したときには治療の記録を読む，などといった問題解決について話し合った。Aさんは，「仕事に十分集中できないのだから，私は完全なできそこないだ」のように，妥当な思考から歪んだ結果を導き出していたため，その考えを評価し，それに対応することでAさんの苦痛は和らいだ。彼女と治療者はまた，「自分は集中できない」と考えることそのものの有用性を検討し，「集中できない，集中できない」と継続的に自分自身に言うことがかえって苦悩を長引かせていたことを理解することができた。

利点と不利点の比較

患者が決断を下さねばならないときに役立つ技法の1つに，彼らが利点と不利点を同定し，記録し，比較検討するよう援助する方法がある。Aさんの治療者はこの技法を用い，上司に自分のうつ病について話すべきかどうか，薬を服用するかどうか，社会的リスクを負ってまで友人のネットワークを拡げる価値があるかどうか，を彼女が決定する手助けをした。さらに，彼女の「何が何でも衝突は避けるべきである」という信念に関する利点と不利点について話し合った。

> **自動思考**：私はできそこないだ。
> **対応**：私はうつ病だから問題を抱えているのだ。そして，たとえうつ病でも，毎日仕事に行き，成し遂げられていることがあり，買い物に行ったり，洗濯をしたりといった生活に必要なことはしている。本当の失敗者とは，うつ病でもないのに努力を全くしない人のことだ。私はそうではない。

図2-3　コーピングカードの例

コーピングカード

　コーピングカード（図2-3）とは，治療の記録を名刺大のカードに書いて，患者が持ち歩いて，1日に何度でも読むことができるようにしたものである。通常それらは，カギとなる頻発する自動思考への対応や，行動上の指示を記入する。表2-4が示すように，Aさんは自分の「仕事がうまくこなせなければ，私はできそこないである」という苦痛な自動思考への断固とした対応が必要であった。彼女の治療者は，彼女の考えを修正するために，先述の認知的技法のいくつかを用い，出勤途中，昼休み，休憩時間にも読めるように自分の反応をカードに記録するように指示した。Aさんには，週末に自分を活動的にするために作成したカードも有益であった。この場合もカードは患者と治療者が協力して作成した。

イメージ技法

　イメージ技法（imagery work）は，多くの患者，特にイメージの形で自動思考を経験する患者にとって非常に重要である。言語的な自動思考に加えて，Aさんは上司に怒鳴られているイメージ，知り合いに拒絶されるイメージ，そして以前の仕事での苦痛な記憶を持っていた。A

さんの治療者は、イメージが現実的かどうかを確かめたり、イメージを追いかけてその結末をつきとめたり、イメージの重要な構成要素を変化させるなど、苦悩を軽減するためのいくつかのイメージ技法を彼女に教えた。

リラクセーショントレーニング

多くの患者、特に不安を伴う患者には、リラクセーショントレーニング（イメージ法、漸進的筋弛緩法、瞑想など）や呼吸コントロール（特に過呼吸になりがちな人に）が有益である。

段階的暴露

段階的暴露は、不安を伴う患者に用いられることが多い。患者は恐怖の階層を構築し、恐れている状況に自分自身を段階的にさらし、治療で学んだ認知と行動のスキルを使って不安を低減させ、達成感を得る。

反応妨害法

反応妨害法は、強迫性障害の患者が強迫行動を減らし、不安の許容値を上げ、自分の予測を検証するのに使われる方法である（訳者注：普段している反応を自ら妨害して、しないようにすることをいう）。強迫性障害以外の不安を伴う患者にも同様に、非機能的な信念を永続させる安全確保行動（状況を回避する、常に感情を確認する、など）をしないようにすることが奨励される。

中核的信念の修正

中核的信念の修正には，本節で取り上げた多くの技法が必要となる。頑なで長期にわたって培われた信念は，すべてを説明すれば本章には収まらないほどの様々な長期の介入を要する。その信念を抱いていることの利点と不利点の検討，認知的連続図の作成，より現実的で機能的な信念の構築，誤った情報処理の解釈，スキーマ操作のモニタリング，信念が活性化されたときの患者の経験に対する別の解釈の同定，非機能的信念の反証を認識するための学習，患者が新しい見地を発達させるための隠喩や類比の使用，論理感情的ロールプレイの活用，信念の発生起源の検討，などがある（これらの介入の詳細については，文献 13，15 を参照）。

その他の技法

その他多くの認知的・行動的な側面を持つ技法がある。

- **情動的技法**には，行動への取り組みを通した情動の管理の教育が含まれる。気持ちをそらす，呼吸をコントロールする，自分をいやす活動をする，支援を求める，治療記録を読む，などがある。治療者は，患者が否定的な情動に耐え，感情に対する非機能的信念（「苦悩を感じ始めれば，私は完全に圧倒されて対処することができなくなってしまうだろう」）を修正する支援もする。
- **対人関係技法**には，他者についての誤った信念の修正，対人関係の問題解決，コミュニケーションの習得，自己主張（アサーション），その他の社会的スキルの学習が含まれる。治療者と患者は話し合いのうえで，患者の重要な他者に 1，2 回セッションに同伴してもらうこともある。

- **支持的技法**には，共感，患者の体験への正確な理解の提示，肯定的な支援の提供，などがある。
- **実験的技法**には，ロールプレイ，ポジティブなイメージの誘発，想像上の苦難のイメージへの対応，過去のトラウマの想像上の再体験による信念の修正，などが含まれる。
- **生物学的介入**には，薬物療法（適応がある場合），カフェインその他の薬物の減量，運動，そして内的な感覚に集中するのではなく外的なものに集中するための学習などがある。
- **環境的介入**には，患者が生活や職場の環境を変化させるうえでの支援が含まれる。
- **認知療法における転移的技法**は，第Ⅱ軸障害の患者の治療に必要となることがある。治療者は，セッション中の患者の言語的・非言語的な苦悩の兆候に気づき，患者の治療者と治療についての自動思考を引き出し，彼らが自分の認知を評価しそれに対応する手助けをする。そのうえで，治療者との関係のなかで学んだ事柄を，他の人間関係にも一般化する援助をするのである。

まとめの症例：Ａさん

Ａさんは離婚経験のある52歳の女性で，彼女の3人の子どもたちは成人して他の町で暮らしている。彼女は，10年間，地域住民のためのクリニックで看護助手として働いていた。彼女は中等症の再発性の大うつ病の診断（初診の際のベック抑うつ質問票（BDI-Ⅱ）の点数は33）を受け，第Ⅱ軸障害として，著しい依存的特徴も呈していた。彼女の最も深刻なうつ病のエピソードは，約20年前に，最初の夫から別の女性を好きになったと告げられたときのことで，このときのうつ病エピソードは1年以上続いた。拒絶された感覚もつらいものであったが，それ以上にパートナーの喪失は，経済的な保障，感情的支援，請求書の支払いや重

大なものから些細なものにいたるまで決断するなどの日常生活のあらゆることなどにおいて，Aさんを落胆させた。その後の別居と離婚の期間中に，彼女は大量の飲酒をするようになり，それは6年前に物質乱用に関する外来プログラムを終えるまで長年にわたり続いた。

　Aさんの現在のうつ病のエピソードは，恋人との関係が終わった5カ月前に発症した。その関係は真剣なものだったわけではなく，相互の合意のうえで解消になったものの，彼女は「もう恋人は他に誰も見つからないだろう」「ひとりぼっちではどうしていいかわからない」といった考えを抱き始め，飲酒はしなかったものの，飲酒再発の可能性を恐れていた。

　治療の初期段階で，Aさんと治療者はいくつかの問題（彼女の軽度の希死念慮への対応，飲酒の衝動への対処，行動の活性化）に焦点を当てた。彼女は友人との接触を絶ち，仕事以外の時間のほとんどをテレビを見ることに費やしていた。治療のなかで，活動の計画をし，活動的でいることの利点を思い起こさせるコーピングカードを読んだり，アパートの整理をするための段階的な課題，自分が無能であるという思考を検証するための実験課題を通して，Aさんは機能的に動けるようになっていった。彼女の気分は改善し，友人にも進んで連絡をとるようになった。

　治療の初期段階では，認知的スキルも教示した。治療者は，彼女が悩んだり，状況を回避していると自分で気づいたときに自動思考を同定し，それらを評価し，それらに対応するよう教えた。下記の例では，治療者は大まかに表2-2の質問のリストに従って治療を進めている。その日，Aさんはひどい気分でいたことを報告した。彼女は職場で義務づけられたコンピューターの教室に行ってきたところであったが，講師がクラス全員にコンピューターのスイッチを入れるように言ったときに，いくつかあるスイッチのうちどれがそれなのかわからず，Aさんは悲嘆（80％）と不安（60％）の感情につながる一連の思考を抱いた。Aさんと治療者ははじめに，「私は完全にばかである（なぜならコンピューターのスイッチを入れることもできないのだから）」という，Aさんが100％信じて

疑わない思考に取り組むことにした。最初に彼らはその思考の妥当性について話し合った。

治療者：なるほど，つまり，Aさんは，「オン」のボタンを見つけられなかったのですね。あなたがばかだという根拠は他には何かありますか？
Aさん：私は機械のことになるといつも困ってしまうのです。いつも，です。

Aさんがその他いくつかの事柄を述べた後，治療者はAさんが考慮していないポジティブな情報に焦点を当てるように手助けした。

治療者：逆の根拠はありませんか？　あなたがばかではないかもしれないという，証拠です。
Aさん：わかりません。
治療者：あなたが最近職場でボーナスをもらったことはどうでしょう？　上司はあなたがよくやっていると感じているということではないですか？
Aさん：それはそうかもしれませんね。でもコンピューターに関しては違いますけど。
治療者：今，Aさんが言ったことをまとめると，AさんはコンピューターやAその他の機械に関してはばかかもしれませんが，完全なばかではないということになりますね？
Aさん：そうだと思います。

彼女がばかであるという思考と相反する情報を引き出した後，治療者はAさんが自分の問題に対する別の解釈に気づけるよう手助けをした。

治療者：［少し間をあけて］あなたが正しいスイッチがどれかわからなか

った理由について何か他の説明を思いつきますか？　スイッチは1つだけではなかったとか？　印はついていなかったとか？

Aさん：たくさんのボタンやスイッチがありました。私にはそれぞれが何なのか，先生がそばに来て教えてくれるまではわかりませんでした。

治療者：［情報収集をする］あなたは以前コンピューターを使ったことがあったのですか？

Aさん：いいえ，ずっと怖がっていて，完全に避けていました。

治療者：ちょっと考えてみてください［比喩を用いる技法］。車を運転した経験が全くなく，今まで車に乗ったこともない人を，私が自分の車に乗せて，「エンジンをかけて」と言うと想像してみましょう。その人はどうしたらいいかわかるでしょうか？

Aさん：そうですね，車を見たことがないのなら，わからないと思います。

治療者：あなたの言うとおりでしょう。その人は戸惑ってしまうでしょうね。それはその人がばかだということになりますか？

Aさん：必ずしもそうではありません。まずその人に教えて，その後で教えられたことを学んだかどうかを見る必要があります。

治療者：全くその通りです。あなたのコンピューターの教室での経験について，そのことから何か言えることがありますか？

Aさん：そうですね。どのスイッチを押したらいいか私が知らなくても当然だったと思います。

治療者：そのほうが妥当な考え方ですね。それでは，あなたがばかかどうかということについてはどうなるでしょうか？

Aさん：そうですね，今そう言われてみると極端に聞こえます。

治療者：ええ，不当どころではないでしょう［心理教育の提供］。これは我々が落ち込んだり，不安だったりするときにどうなるかという一例です。そのようなとき我々はネガティブな情報に集中しがちで，結論を出す前にすべての事実を考慮しないものなのです。

次に，治療者は，状況の破局視を解消させる。

治療者：Aさん，もしあなたがコンピューターを習得できなかったとして，起こりうる最悪のこととは何ですか？

Aさん：クビになるんじゃないかと思います。

治療者：コンピューターが必要ない他のポジションに移されるということはありえますか？

Aさん：ありうるかもしれません。

治療者：もし解雇されたらどうしますか？

Aさん：どうしましょう……最後に職探しをしたのは随分前です。

治療者：そのときはどうしたのですか？

Aさん：新聞で仕事を探しました。

治療者：もし最悪のことになった場合，またそうしますか？　別の仕事を探しますか？

Aさん：はい，そうすると思います。

治療者：Aさん，この状況で起こりうる最善のこととは何ですか？

Aさん：私がコンピューターを使えるようになり，仕事を続けられるようになることだと思います。キーボードの使い方は知っているんです。その他のことがわからないのです。

治療者：最もありえそうななりゆきとはどんなものでしょうか？　最初のパソコン教室で何か学びましたか？　まだ授業は続くのですか？

Aさん：先生は多くのことを説明していました。ほとんど覚えていません。

治療者：他の人たちは全部楽にこなしていましたか？

Aさん：いいえ，みんな後で文句を言っていました。

治療者：他の人にとっても説明の仕方が速すぎたというのであれば，あなたがばかというよりも先生があまりよくなかったのかもしれませんね。[間をおいて，ひき続き問題解決を行う]あなたと他の人たちが先生のところに言って，もう少しゆっくり説明してくれるように頼んだら，あなたにも理解できそうでしょうか？

Aさん：はい，できるのではないかと思います。

治療者：他の人たちや先生に話してみることはできますか？
Aさん：はい。
治療者：もし，あなたがそれを話してみると仮定しましょう。そうした場合，多くの時間と忍耐を要することになったとしても，最終的にあなたはコンピューターを習得できるというのが最もありえそうでしょうか？
Aさん：はい，おそらく。

　次に治療者とAさんは，Aさんがばかであると自分自身に言うことによる影響と，新たな見地に立ってこの状況を理解することの利点について話し合う。それから，治療者は，もし友人のGさんがこの状況に置かれることがあれば，AさんはGさんに何と言うだろうかと尋ねる。最後に，治療者は，Aさんがまだどれほど自分が「完全なばかだ」と信じているか，そのことについてまだどれほど悲しく，不安に感じているかについて再評価してもらう。Aさんの考え方に重大な変化があったことがわかると，治療者はAさんに自分の新しい結論とホームワーク（講師に話をすること）のまとめをするように求める。
　Aさんがよりよく機能し始め，歪んだ思考に対応するツールを習得した後，治療者は，「自分は無能である」という彼女の信念に焦点を当て始めた。この信念に対抗するために，治療者はAさんに自分が十分に，あるいはもっとよく機能できていたときの経験の記録をつけるように言った。彼女は自分自身の努力の結果として，気分と機能の向上にも気づくようになった。Aさんは，初期段階においては「もし先生（治療者）がその場にいたら，私の気分が良くなるように助けてくれることができたと思います」などと言って治療者に頼る傾向があった。治療者は治療のなかで使用した質問や技法は何も特別なものではなく，事実Aさんは自分自身に対してその技法を使えるようになってきているのだということを指摘した。Aさんは，上司に対して自分を主張し，期日までに確定申告をやり終え，友達に社交的な活動の提案をするといういくつかの行

動実験を行い，それが自分の予測に反して良い結果となったことに驚いた。

　治療が終わりに近づくと，Aさんと治療者は再発防止に集中した。Aさんは治療記録をまとめ，最も役に立った方法について考え，習得したことを復習する方法を工夫した。彼女のうつ病の初期警告サインについて話し合い，再発した際の行動計画について書き出した。翌年生じる可能性のある問題について話し合い，より高度の問題解決にも取り組んだ。治療者は治療が終了することについてのAさんの自動思考を引き出し，Aさんはそれらに対応して不安を軽減するために習得したスキルを使った。

　Aさんは合計13回のセッションに訪れ，最後の4回は，2週間，4週間と間隔をあけて行われた。終了時には彼女のうつ病は完全寛解していた。

まとめ

　認知療法は広い範囲の精神障害に対して有効で，効率的な治療形態である。認知療法は成人の単極性うつ病の治療として開発され，現在では（薬物療法の補助として）双極性障害や統合失調症を含む一連の精神障害や多くの身体疾患に対する臨床試験が行われている。治療は主に実証的に裏づけられた理論をもとにしている。治療は，精神障害の認知的定式化と個々の患者の認知的概念化に始まり，持続する認知的，感情的，行動的な変化を生じさせるために歪んだ非機能的認知を修正することに重点が置かれる。

第3章

短期行動療法

Elizabeth A. Hembree, Ph.D.
Deborah Roth, Ph.D.
Donald A. Bux Jr., Ph.D.
Edna B. Foa, Ph.D.

　本章では，近年，膨大な数の文献が発表されている行動療法のアプローチを解説する。多数の治療のアウトカム研究によって，行動的介入の有効性について多くの知見がもたらされてきた。治療の有効性に関する文献のレビューは，本書の目的を超えているので省略するが，本章で解説する行動療法は，有力な実証的裏づけが集積されている治療である。

　まず，精神療法への行動的アプローチについての説明から始めたい。次に行動療法の治療者が一般的に用いるアセスメント技法について簡潔に述べる。なぜなら，綿密なアセスメントが行動的介入における重要な第一歩であるためである。実証的裏づけのある2種類の行動療法を紹介する。それらは，特に，病的不安の治療において多くのエビデンスがある。1つは**ストレス免疫訓練**（stress inoculation training：SIT）で，不安管理訓練において一般的な治療法である。もう1つは**暴露療法**（exposure therapy）である。これらの技法について述べた後，フィラ

デルフィアのペンシルベニア大学の不安障害治療研究センター (the Center for the Treatment and Study of Anxiety : CTSA) において開発され大規模な研究が行われている2つの暴露療法に基づいた治療プログラムについて詳細に解説する。その2つとは，強迫性障害のための暴露・反応妨害法のプログラムと，慢性外傷後ストレス障害 (PTSD) のための長時間集中暴露法のプログラムである。本章ではそれぞれの治療について，詳細な事例とともに解説するが，さらにその他多くの介入についての臨床例も挙げる。

　行動療法は，あらゆる年齢層における多くの障害や問題（気分障害，夫婦間や家族間の問題，子どもの行動障害，衝動制御障害，パーソナリティ障害）に対して用いられているが，ここではその焦点を成人の不安障害に限定する。それには2つの理由がある。第一に，我々の専門と臨床経験が不安障害のスペクトラムの研究と治療を主としているためである。第二の理由として，不安障害に関する多数の文献が，行動療法の理論的，および実験的な基盤を提供しているからである。

行動療法の概要

　行動療法は，一連の精神障害の治療における介入技法の開発とその有効性の評価への実証に基づくアプローチとして知られる。この経験主義的な精神は，行動療法全般に強く影響している。**心理教育**は行動療法プログラムの重要な構成要素であり，患者は自身の特定の問題に対する理解と治療への行動的アプローチについて教育を受ける。治療技法は，障害の病因と持続要因の概念化に直接関連している。

　心理教育の目的は2つの要素から成る。第一に，ある行動を指示されたときに，その指示の意義を理解していれば，患者はより治療に応じる傾向にあるということがある。第二に，我々の治療者としてのねらいは，患者を自分自身の治療の専門家にすることである。そうすることで，患

者は治療終了後も学習した事柄を利用し続けることができ，このことが，一連の障害における行動療法の長期的有効性に寄与している（文献12を参照）。

　行動療法の継続期間は，従来の精神療法とはしばしば異なっている。伝統的な精神力動療法は長期にわたり，期間設定がないのが通常である。特定の問題に対する行動療法の開始時には，必要なセッション回数を治療者が適切に評価しているのが普通である。特定の恐怖症のなかには，数時間で効果的な治療を行うことができるものもある。重篤な不安障害のケースでも20回足らずのセッションで治療可能である。

　行動療法では，大幅な進歩が極めて敏速にもたらされることが多いが，それは治療が**問題焦点的**で**現在焦点的**な特徴を有しているためである。通常，焦点は1つの問題に絞られ，治療時間の大部分がその問題の対処にあてられる。治療者は治療の全体的な進展を把握するだけでなく，各治療セッションがもたらすべき結果を認識しながら行動療法を始める。本章でも後に概略を述べているが，不安障害治療研究センター（CTSA）で使われる強迫性障害の治療プログラムは17回のセッションから成っている。それは心理教育と情報収集のための2回のセッションで始まり，15回にわたる暴露・反応妨害法（exposure and ritual prevention）のセッションへと進んでゆく。暴露・反応妨害法の各セッションは，ホームワークのふりかえりで始まり，現実暴露，および／または想像暴露へと続き，次のホームワークの課題提示をもって終了する。

　その他に行動療法に特有なのは，患者の問題の根源を解明することにはほとんど注意を向けないということである。心理教育では，いくらか時間を使って特定の障害の発生につながった可能性のある原因について極めて大まかな話し合いをするが，それはそれぞれの患者に特定したものというよりも障害についての一般的なものである。行動療法において，患者は，現在中心に，すなわち「今，ここ」に注意を集中することを新鮮に感じることが多い。我々の不安障害の患者の多くは，洞察は有用で

はあっても，特定の問題を抱えている理由を解明することが必ずしも現状の改善にはならないことを知っている。そのため，行動療法は，現在の行動の修正と，それらの修正を将来的に維持することに焦点を当てている。

　行動療法は，現在の行動の修正に焦点を当てた極めて活動的な治療である。アセスメント，治療計画，心理教育が完了すると，行動療法のほとんどのセッションは，暴露，リラクセーション，問題解決，およびロールプレイなどの活発な行動的技法への参加を要する。焦点のない会話はほとんどせず，積極的に行動することが多くなるが，この活発なアプローチは，次のセッションまでのセッション外の時間にも及ぶ。ホームワークは行動療法に不可欠な要素であり，セッションから次のセッションまでの間のスキル訓練は，患者のスキルを熟達させ，達成感と自信を促進する。暴露を基盤とした治療（後述）において，ホームワークによる練習は，実際には「安全」であるにもかかわらず患者は恐れている状況から生じる不安に馴化（慣れていくこと）したり，不安の軽減を経験する可能性を高める。またホームワークは，恐れている状況で，より多くの修正学習体験（「私は今週毎日地下鉄に乗った。パニック症状を恐れてはいたが，なんとか大丈夫だった」）の機会を患者に提供する。また，患者が新しく習得したスキルを使い，自分だけでも（治療者がいなくても），診察室の外での現実生活においてもやっていけることを学ぶ重要な機会となる。ホームワークは，患者に治療終了時になじんでいてほしい役割，すなわち「自分自身の治療者になる」機会を与える。これらのホームワークのポジティブな側面を考えれば，ホームワークの遵守が治療結果の優れた指標となることは驚くにあたらないことである[5,11]。

　行動療法の治療者と患者の関係は極めて協力的なものである。治療者は，患者の問題に関する有用な専門知識と経験を持ち合わせてはいるが，治療の計画と決断においては患者の十分な理解ある関与を求める。ほとんどの形式の精神療法と同様に，強固な治療同盟は不可欠である。治療

者は，治療に足を踏み入れた患者の勇気を承認し，問題に対処するための新しい方法を学ぼうとする患者の願望を支援することによって，最初の面接からその同盟を構築し始める。治療の初期セッションで患者の障害についての教育や治療の提案をするとき，治療者は，患者の具体的な経験や症状に関する具体的な事例を含めながら，その患者特有の状況に対する理解を伝える。セッションの頻度，対象とする問題，ホームワーク課題についての決定においては治療者が提案するが，治療が進行するにつれ，患者の好みと判断を考慮に入れた協力的なものになってゆく。

　行動療法のもう1つの決定的に重要な要素は，**明確で，信憑性のある治療原理**の提示である。セッション中，およびセッション外の両方の場面で治療計画に従うためには，患者がその原理に「賛同」，すなわちそれを受け入れなければならない。そのため，治療者は，治療の基礎を成す概念モデルについて，わかりやすく，患者の経験に「適合」するようにできる限り明瞭に説明し，個々のスキルや治療方法が患者の問題に有益であると思われる理由を明確にする。

　メタファー（暗喩）やたとえ話は，治療モデルを説明したり，患者と治療者にとって治療の進め方の参考となったりして，説得力のある論理的根拠を提供するうえで役立つ。例えば，PTSDの治療のための長時間暴露療法について説明する際には，苦痛なトラウマの記憶に直面したり，説明してもらうプロセスを，かさぶたになってはいるものの治癒しておらず，まだ触ると痛む傷口を洗浄することになぞらえることがある。長時間暴露療法とは，その傷口を広げて洗浄し，完全に治癒させ，たとえ傷跡は残っても何かが触れても痛まないようにするプロセスである。

　要約すれば，行動療法とは，実証に基づいた治療法で，期間限定的，問題焦点的，現在中心的で，積極的で，協力的で，論理的に裏づけられた，極めて有効な療法ということになる。

行動アセスメント

　十分なアセスメントを実施し，正確な診断を確立することは，治療計画に不可欠な第一歩である。患者の問題に対して明確な認識を持たないまま治療に突入すると，患者と治療者の双方にフラストレーションを引き起こしかねない（有害でさえありうる）。アセスメントと診断のプロセスは，臨床面接によって達成されるのがベストである。なかには構造化されていない面接形式を好む治療者もいるが，構造化された臨床面接（Structured Clinical Interview for DSM-IV [6]，Anxiety Disorders Interview Schedule for DSM-IV [3] など）は，有用な手段である。Yale-Brown Obsessive Compulsive Scale [9] や PTSD Symptom Scale [8] など，特定の障害に限定して構造化された面接もよく用いられる。これらの焦点を絞った面接は，治療の計画を立て，治療の過程で，各精神障害特有の症状の変化を追跡するのに有益である。

　自己記入式評価尺度（生活の質，怒りの感情に対応することの大変さ，など）は，臨床面接同様に有益な情報を提供し，治療の進展を追跡する方法となる。最近，Antony ら [2] が編集した本が，治療者が不安障害の実証に基づいたアセスメント方法を選択する際の一助となる。

　どの手段を用いるにせよ，目的は 1 つである。それは，治療の焦点となるべき主要な問題を同定し，臨床像に関係する可能性のある他の要因のアセスメントを行うことである。患者の簡単な説明だけをもとに診断を下すことは稀である。例えば，飛行機に乗る恐怖を訴えて来院した患者について考えてみると，その情報だけで診断や治療計画を立てることはない。その患者が飛行機事故を恐れており，飛行機に対する特定の恐怖症である可能性もあれば，実際にエンジン故障のために緊急着陸をした飛行機に乗り合わせたことがあって，それ以来悪夢やフラッシュバックを経験している可能性もある。だとすれば，PTSD の診断の可能性が

高い。あるいは，その患者は飛行機のなかでパニック発作を起こすことを恐れているのかもしれず，それが起きたときにその状況を離れることができないという考えに対して不安になっているのかもしれない。そうであれば，その患者はパニック障害を抱えている可能性が最も高いであろう。そのような鑑別が重要なのは，様々な不安障害に対する行動療法が，共通の特徴を持ってはいても，それぞれの飛行機恐怖の原因に対する治療のアプローチは極めて異なるためである。

　恐れている状況の特徴について，十分かつ全体的な説明を得ることも併せて重要である。わずかな違いもそれぞれの患者の臨床像に影響することが多い。例えば，（他の状況も恐れてはいるが，そのなかでも特に）飛行機に乗ることを恐れているパニック障害の患者にとって，1時間の飛行なら耐えられるかもしれないが，より長時間の飛行となると問題となる可能性もある。また，同伴者がいれば飛行機に乗る自信が持てるかもしれないが，1人の場合に極めて恐怖を感じるということもありうる。患者が回避していることが明らかな状況（飛行機に長時間乗る，1人で乗ることを避ける，など）や，より捉えにくい回避状況（搭乗前にアルコールを飲む，など）を把握することは，治療を計画する過程において極めて重要である。患者は，治療者がそれらの微妙なニュアンスについて質問すると喜ぶことが多い。そのような質問をされると，患者は，自分の障害や症状を，治療者がよく理解しているということが伝わり，それによって，患者は，自分のことが理解されていると感じ，堅固な治療同盟の確立が促されることになる。

　アセスメントの過程において，患者は自分が経験している他の問題，ないし困難についても質問を受ける。多くの障害において併存する精神障害があることが一般的であり，治療は1つの障害に集中して行うべきではあるものの，治療者はより全体的な状況を視野に入れておくべきである。付加的に診断された障害は，主要な障害を維持する役目をしていることもあれば（例：社会恐怖の患者が，社会的状況での不安を緩和す

るための方法として飲酒する，など），治療の目的と進展に影響する可能性もある（例：PTSDであり自殺観念を伴う極めて重篤なうつ病でもある患者には，PTSDに焦点を当てる前に，うつ病の改善をねらいとした治療を行うことが有益かもしれない）。

　また，行動療法の治療者は，患者の全般的な機能と，現在の問題がいかにその機能に影響を及ぼしているかを評価する。評価すべき重要な領域として，職業的または学業的機能と，社会的機能が挙げられる。これらの機能を評価することは，障害の程度を測定するのに有用であり，また，症状のみに焦点を当てるのではなくその人全体を見ることによって信頼関係を構築するプロセスを援助する。さらに，症状の軽減に患者が何を求めているかについて把握しておくと，後々の治療で患者が困難な課題に直面したときに有益となる可能性がある。例えば，強迫性障害の患者にとって，儀式をやめることは極めて困難であるが，強迫性障害がもたらしている生活への支障が減れば，自分の生活がどれほど改善されるか（職場復帰できる，より多くの時間を家族と過ごすことができる，など）を認識することで，患者の治療動機が向上することがある。

　行動実験は必ずしも必要ではないが，アセスメントの過程で用いることもできる。臨床面接や，自己記入式評価尺度を記入する際に，恐れている対象や状況に直面したときに経験する思考，行動，感情について報告することは多くの患者にとって，困難である。なかには，過去に恐れている刺激に直面したとき自分がどう反応したかという明確な記憶がないほど恐怖の対象や状況を避けている患者もいる。そのような場合には，アセスメントをする治療者の面前で患者に行動実験を受けてもらうことで，診断と治療計画のための貴重な情報が得られることがある。

　行動実験ではしばしば，人前で話すのを恐れている患者に何人かの知らない人たちの前でスピーチをしてもらうなど，患者に恐れている行動をしてもらうことが必要である。患者と社会的なやりとりをロールプレイすると，患者の社会的スキルや，自己主張行動（アサーション）がど

のくらいでき，どのくらい苦手かを十分に把握することが可能になる。行動実験では，恐れている行動に至るまでの一連の行為のなかで，患者がどの段階まで進むことができるかも評価できる。例えば，仕事に行けなくなってしまった広場恐怖の患者は，職場への道のり（家を出る，車に乗る，道路で運転する，職場に到着する）のどこまでが可能かについて尋ねられることがある。この種類の行動実験で重要な点は，患者が恐怖の階層のどこまで進めるかということであり，それは治療効果の優れた指標としても利用することができる。

　行動の微妙な部分に目を配ることは，臨床像をより明確にするのに役立つ可能性がある。例えば，強迫性障害の患者は儀式のために家で足止めされ，セッションに遅れて来たり，セッション中も強迫的衝動が顕著であったりするかもしれない。物事を「偶数」にすることが主な儀式である患者は，初めての暴露のセッションにおいて治療者が計画した暴露を1つだけ行うことに対して苦痛を感じた。彼女はその強迫的衝動のため，暴露を2つ行うことを強く主張せざるをえなかった。別の患者は，治療者の机の上に斜めに置かれている紙を自動的にまっすぐに直した。また別の患者は，汚染恐怖から，自己記入式評価尺度を記入するときに治療者のペンを使いたがらなかった。

介　入

　本節では，行動療法の介入で頻繁に用いられる2つのタイプの治療法（不安管理訓練と暴露療法）を紹介する。

不安管理訓練（ストレス免疫訓練）

　不安管理訓練の基礎的な概念モデルは，その大部分がストレスとコーピングの理論に由来している。最も一般的に利用される不安管理訓練の

1つであるストレス免疫訓練（stress inoculation training：SIT)[13]は，その枠組みに深く根差した治療である。Meichenbaumによるストレス免疫訓練では，ストレスとは，環境的な出来事，あるいはその出来事に対する個人の感情的および行動的な反応というだけではなく，その人とその環境との相互作用であると考えている。人は，環境が自分の対処資源に負担をかけ，自分の安全，ないし精神衛生を脅かすものであると見なすときにストレスを経験する。このモデルにおいては，ストレスは動的で，生活の必然的側面であり，除去することが不可能である。また，不安はストレスへの正常反応ということになる。ストレス免疫訓練の目的は，患者がストレスの力学を理解し，個人的ストレスないし対人ストレスの管理スキルを発達，または強化させるように指導することである。

　ストレス免疫訓練は，PTSDを抱えるレイプ被害者の女性，身体疾患を抱え苦痛な治療を経験している患者，高度のストレスを伴う職業に就いている人（警察官や消防士など），強度の競争のストレスに直面するスポーツ選手など，様々な人や多くの場面に対して用いられてきた。ストレス免疫訓練プログラムは，**初期の概念化段階**で始まる。その段階では，患者の問題を交流的な観点から分析し，患者は治療協力者として積極的に治療に参加し，技能訓練の理論的根拠ないし概念的基礎が学習される。次の段階は，**コーピング・スキル訓練と実践**である。その段階では，過覚醒症状や緊張を軽減するための呼吸訓練やリラクセーション訓練，構造化された問題解決，認知的再構成，治療者の誘導のもとに行う自己対話，自己主張訓練，行動リハーサル，治療者のさりげないモデリング，ロールプレイなどを行う。

【呼吸訓練】
　治療者は，呼吸訓練の目的が呼吸数と酸素摂取を減少させることであることを説明する。呼吸を遅くするための具体的な指示を与え，同時に，心を落ち着かせ，リラックスさせるためのヒントを与える（例：ゆっく

りと息を吐きながら，静かにゆっくりと「リ・ラー・ック・ス」と言う，など）。治療者は，ゆっくりとした呼吸パターンの手本を示し，患者が実践するのを観察し，適切なフィードバックを与える。また，治療者は，患者が家で練習するために，10〜15呼吸分の，患者を誘導するカセットテープを作成する。患者には，それを不安管理に利用できるよう，1日数回練習するよう奨める。

【リラクセーショントレーニング】

リラクセーショントレーニングで最も一般的に使われる方法は，漸進的筋弛緩法である。漸進的筋弛緩法では，患者にまず特定の筋肉群を緊張させてもらい，その後でその筋肉群をリラックスしてもらう。これを体系的に全身の筋肉で行う。その際には，緊張とリラックスの対比に注意を集中してもらうようにする。この訓練の目的は，筋肉が緊張し硬直しているときの感じを認識してもらい，筋肉に過度の緊張が認められた場合にそれを除去することができるようにすることである。治療者はセッションでリラクセーションの指導をし，患者が自宅で毎日練習するための指示テープを作成する。患者が過度の筋肉の緊張に気づき，それを除去することができるようになったら，省略・短縮された形のリラクセーションを教える。例えば，この段階にある患者に対してしばしば用いる方法は，各筋肉群に「注目」して，緊張を「解放」してもらい，その前後にゆっくりと落ち着いた呼吸をすることでリラックスさせることである。

【構造化された問題解決】

患者は，一連のステップに沿って，問題を定義し解決することを身につける。ほとんどの問題解決戦略では，患者が体系的に，①具体的な言葉で問題を定義し，②現実的な目標とその目標に向けたステップを設定し，③可能な解決策，または代替策のリストを作成し，④考えられる解

決策についてそれぞれの利点と欠点を評価し，⑤解決策を選択し，それを実行するための必要な手段を決定し，⑥その計画を実行し，⑦結果を評価する。

【誘導のもとでの自己対話】

患者は，誘導のもとで，内的な会話，すなわち「自分が自分自身に対して言っている」ことに注目することを学習する。この目的は，理にかなわない，役に立たない，否定的な自己対話を，理にかなった，自己支援的な，課題促進的な対話に変えることである。患者は，一連の質問をし，それに答えることによって，ストレス状況に備えることを学ぶ。レイプ被害者のために Veronen と Kilpatrick [16] が編集した Meichenbaum のストレス免疫訓練プログラムでは，ストレス要因への対処は次の4段階から成っている。①準備，②直面と管理，③抗し難い感情への対処，④強化，である。それぞれの段階で，患者と治療者は，患者が，①ネガティブな出来事が実際に起こる可能性を評価し，②回避行動に対処し，③自己批判と自己の価値下げを抑制し，④望ましい行動に取り組み，⑤その行動を強化して行動計画に従う，ことを促進する一連の質問と答えを考え出す。

【行動リハーサル】

患者にとって新しい，習得途中の行動をリハーサルする一般的な方法には，治療者によるそれとないモデリングとロールプレイがある。**モデリング**は，望ましい行動を想像上で練習するためのもので，基本的には想像上のロールプレイといえる。治療者はまず，患者が困難な状況に直面し，それをうまく切り抜ける場面を説明する（すなわち，モデリング）。次に，患者は，自分がその状況にうまく対処しているところを思い描く。このモデリングに使用される場面は，その後の治療者とのロールプレイ演習で使われる場面と同じこともある。

ロールプレイは，特定の状況ないし環境に置かれていると仮定して，会話と行動のリハーサルをすることである。ロールプレイ訓練のあいだ，患者と治療者は，患者が困難ないしストレスの多い状況に置かれている場面を演じる。ロールプレイは，新しい行動と発言を学習するための方法であり，現実にその出来事が起きる前に新しい行動を練習する機会を提供するものである。舞台稽古のように，行動の繰り返しによって不安が減少し，必要なときに新しい行動ができるようになる可能性が高くなる。

　ロールプレイでは，治療者が最初に患者の役をして，適切な社会的スキルを示してみせるのが一般的である。その後，役割を逆にして患者が自分自身を演じるようにする。患者と治療者は，各ロールプレイの後でその体験について話し合う。患者には，改善が必要な面だけでなく，うまくできた面も指摘してもらうようにし，治療者もフィードバックを提供する。ロールプレイは，望ましい行動を形成し，練習を通してより優れたスキルを発達させることを目標に繰り返し行う。

　本章のはじめにも述べたが，ホームワークと，新たに習得したスキルの反復練習は，このアプローチに不可欠である。セッション外で新しいスキルを練習すればするほど，患者はよりそのスキルに熟達することができ，セッション内で，継続的にスキルの微調整をするための情報をより多く持ち込むことができる。また，ストレス管理に熟達して，生活がうまくできるようになると，患者の自信と自己効力感の向上につながる。不安や，重度のストレスに関連したその他の否定的感情（怒り，悲しさ）は，概して患者のストレス管理のためのスキルが向上するにつれて減少してゆく。不安を減少させる効果的な方法は他に，暴露療法の過程で学習できる。

暴露療法

　過度の持続する恐怖が，不安障害の中核的な特徴である。しかしながら，恐怖が，危険ないし脅威的な状況への正常で適切な反応であることも確かである。正常な恐怖・妥当な恐怖と，病的な恐怖との違いは何だろうか？　臨床的に重大な恐怖とはいかに概念化され，修正できるのであろうか？　FoaとKozak[7]によれば，病的な恐怖と正常な恐怖との違いは，破壊的な強烈さ，刺激・反応・意味要素の不正確な関連づけ，修正への抵抗，である。

　例えば，ある日野良犬に噛まれてから，その後すべての犬に対して恐怖を抱くようになった男性の例を考えてみよう。道を歩いている犬の姿は，彼に噛みついた犬を思い出させ（刺激-刺激の関連づけ），彼は即座にこの見知らぬ犬と危険とを結びつける（刺激と危険の意味との不正確な関連づけ）。この関連づけは，この男性に極度の恐怖（破壊的な強烈さ）を引き起こす。彼の心拍数と呼吸数は急速に上昇し，筋肉が緊張し，身体が震え，彼は汗でびっしょりになる。彼は，即座に最も近い建物に走っていき（無害な刺激と回避反応との関連づけ），犬がいなくなったことが確かにならなければそこを離れない。彼にとっては，何度大丈夫だと言われても，その犬が人なつこく安全で誰にも噛みついたことがないということは信じ難い（修正への抵抗）。このシナリオは，この男性が犬に遭遇するたび，たとえ犬が遠くにいる場合でも繰り返される。犬と，犬に出会う可能性のある場所に対する持続的で広範な回避は，彼の恐怖を強化し続け，彼を家から出られなくしてしまう。その回避は，最終的には彼の生活にただならぬ支障をもたらし，最終的に，彼は自分の恐怖症の治療を求める。治療者は，この患者がこの病的恐怖を軽減できるよういかに援助できるのだろうか？

　FoaとKozak[7]は，Rachman[14]の研究をもとに，病的恐怖の構造を治療によって適切に修正するためには，介入は，①恐怖の構造を活性化

し，②存在する病的要素が修正されるように，それらと相反する新たな情報を提供せねばならない，と提案している。暴露療法は，これらの目的を達成する極めて効果的な手段である。暴露は，恐怖の状況ないし対象に，直接ないし想像上で直面させることによって，恐怖の構造を活性化させる。この直面によって，修正された情報（すなわち，新しい学習）がその状況に対するその人の記憶と統合される機会が提供され，その状況に関連した恐怖を減少させるのである。例えば，その犬恐怖症の男性が，しっぽを振っている噛みつかない犬に近づき，撫でることを繰り返せば，なかには安全な犬もいることを学ぶであろう。

暴露療法では，患者が恐れている，または避けている状況や対象に2つの方法で直面することが奨励される。第一は，患者が恐れている状況とそのなりゆきを鮮明に想像し，その結果として生じる不安を回避したり，逃避したりしないようにする想像暴露である。第二は，恐怖と回避衝動の引き金となる対象，状況，場所，活動への，系統立った段階的な直面を引き起こす現実暴露である。

【想像暴露】

想像暴露では，患者は，恐れている状況あるいは刺激に自分自身が接触することを鮮明に想像する。想像場面には，その人が接触の結果として想像する思考，感情，身体的感覚だけでなく，その出来事について詳しく述べることも必要となる。想像暴露は，PTSDや強迫性障害の治療において最も一般的に用いられている。

● PTSD治療のための想像暴露

PTSDの治療では，患者がトラウマの記憶を感情的に処理し，整理するために想像暴露，あるいは再体験が用いられる。想像暴露を始める前に，治療者は，PTSD症状の改善にこの療法が有効である十分な論理的根拠を提示する。治療者は，トラウマ記憶への想像暴露が，そのトラウマ経験の感情的な処理を促進することを説明する。想像暴露によって，

記憶の一貫性と構成，トラウマについて考えるときの苦痛への馴化(じゅんか)，記憶そのものは危険ではなく不安は永遠には続かないという認識，さらに，その人の適切な対処能力とそれに対する自信が促進されることになる。

　想像暴露では，患者に，目を閉じ，トラウマの最中に何が起こったかを可能な限り鮮明にありありと思い描くと同時に，声に出して説明するよう指導する。患者は，トラウマ的出来事の間に起きた思考，感情，そして知覚経験を現在時制で説明する。想像暴露は，長時間（普通は30～45分間）続けられ，必要であればその記憶の想起を何度も繰り返す。ここでの目標は，患者がトラウマの記憶に接近し，向き合うように導くことである。想像暴露が終わるとすぐに，患者と治療者はその体験について話し合う。想像暴露は，その後何回もの治療セッションで行い，その記憶に関連した不安と苦痛が弱まるまで続けられる。患者は，ホームワークとしてその想像暴露を録音したカセットテープを毎日聴くように言われるが，それによってトラウマの感情的処理への取り組みが継続されることになる。

● 強迫性障害治療のための想像暴露

　強迫性障害の治療において，想像暴露は主に，強迫観念の結果，または強迫行為を行わないことによって起こる恐怖の結果に対する暴露の手段として用いられる。想像暴露を始める前に，治療者と患者は共に想像のシナリオを現在時制で詳細に書き上げる。そこには，内容の鮮明度を高めるために複雑な感覚や情動的な詳細を多く盛り込む。次に，患者はその場面をありありと思い浮かべながら，場面を声に出して説明するという想像暴露に取り組む。セッションは，テープに録音され，患者はそのシナリオを何度も繰り返し聞き，その出来事が「今まさに」起きているかのように想像するよう指導される。想像暴露は，恐怖への馴化と恐怖の消滅を達成するために，長い期間，間隔をあけて，数日間連続した形で行われる。

　以下に示すのは，他人を傷つけてしまう強迫観念を持つ強迫性障害患

者のBさんの想像暴露の脚本の例である。注目していただきたい点は，想像上の物語が目的とするのは，強迫性障害患者の恐れている結果（自分が不注意に化学薬品を取り扱うことによって何の非もない子どもを死なせてしまい，その結果一生刑務所生活を送る）に没入してもらうことを促進することである。想像暴露は，恐れている状況や，非現実的ないし極端な結末に直面するための効果的な方法である。

　私は噴霧器を除草剤でいっぱいにし，それを散布するために庭に出ます。前に撒いたときからずいぶん時間がたっているので，多めに散布することにします。除草剤が低木の葉や芝生の上に溜まり，地面に滴り落ちるほど全面を覆っているのに気づきます。葉から毒薬が滴り落ちるのを見ると，恐怖が湧き起こります。なぜかというと，私は，それが人にとってどれほど危険であり，致命的なものであるかについて考え，人々への警告を発するべきだと考えるからです。でも，そうするかわりに，そんな厄介なことをするまでもない，気にしないでおこうと心に決めます。
　散布を終わりにしようとして器具を片づけていると，背後から子どもの声が聞こえてきて，振り返ると，私がちょうど散布し終えた庭を2人の子どもが駆け回っているのが目に入ります。彼らはふざけて，茂みから出たり入ったりしています。私は除草剤が子どもたちにとって危険である可能性を心配し，不安で胸がきりきりしてきます。子どもたちにそこに近寄らないように言おうとも考えますが，大きな声で叫ぶ力もなく，またもや無視して家に入ることにします。
　その後，夜になってけたたましい騒ぎを耳にし，外で光が点滅しているのを目にします。状況の詳細を知ろうと外に出ると，あの子どもたちが住んでいる家の前の道にパトカーと救急車が止まっているのが見えます。私は子どもたちが除草剤のなかを走りまわっていたことを思い出します。もし彼らが毒に侵されているなら，救急隊にそれを伝える必要が

あるだろうと考えると，突然，恐怖が湧き起こります。その子どもたちの両親に会って，子どもたちが突然ひどい発疹と胃痛を伴う原因不明の病気になっていて死ぬかもしれないと聞かされて，高まる恐怖をおぼえます。私はここで，子どもたちが除草剤で中毒になったのは間違いないのだと考え，ひどく心配になりますが，責任を問われたくないので，医者が適切な治療をすることを期待して何も言わないことにします。

次の日の朝，私はドアをたたく大きな音で目を覚まします。ドアを開けると，その子どもたちの両親が泣きぬれた顔で，数人のいかめしい様子の警察官と一緒にいるのです。彼らは私に手錠をかけ，夜中に子どもたちが亡くなったため，私を無謀な行動による過失致死で逮捕すると言うのです。私は彼らに連れて行かれながら，完全な無力感と恐れを感じて振り返ります。すると妻がショックで「ほんとなの？　ほんとうにあなたがあの可哀そうな子どもたちを殺したの？　なぜ？」と言って私を見ているのです。

私の事件はすぐに裁判になり，法廷では証人が次から次へとあらわれ，私が有害な除草剤をいかに無謀に庭中に撒き，それを知りながら子どもたちをそこで遊ばせたかとの証言をします。私は自分の座っている位置から辺りを見回し，陪審団，傍聴人，そして私の家族までもが怒った表情をしているのを目にします。私はその法廷で完全にひとりぼっちであり，誰ひとりとして私の味方でないことに気づくのです。私はすぐに有罪となり，終身刑を言い渡されます。自分の家族からも嫌悪感をもって見られているのがわかり，私は彼らに二度と会うことはないだろうと悟ります。私は，自分の将来に待ち受けていることについて考えてみます。暗くて，湿った，くさい牢屋は，尿やゴミで汚れていて，私は無情な犯罪者たちに囲まれ，生涯にわたる暴力と残忍さに耐えることを強いられるのです。私の晩年はそのようにして過ぎてゆくのです。

【現実暴露】

現実暴露とは，想像上での直面とは対照的に，恐れている刺激に，現

表 3-1　犬恐怖症の不安階層表

項目	主観的な苦痛の強さ (SUD)
犬が載っている雑誌を眺める	30
野生の犬が出てくる映画を見る	35
ショッピングモールに行って，ペットショップの犬をガラス越しに見る	50
診察室でつながれている犬と同席する	55
セラピストと一緒に，つながれている犬をなでる	60
診察室で，犬をつながない状態にして床に座る	65
道を歩いているときに，つながれた犬が歩いてきても道路の反対側によけない	65
ペットショップに入り，つながれた犬の間を歩き回る	75
ペットショップで犬をなでたり抱っこさせてもらったりする	80
人にとびつくのが好きな大型犬を飼っている友人の家に遊びに行く	85
犬をつないでいないといけない公園に行く	90
犬を放していい公園に行く	100

実的に直面することを意味する。現実暴露の実践の第一歩は，暴露の階層表を作成することである。患者と治療者は共同で，患者が多大な辛苦に耐えていたり，完全に避けていたりする状況や活動のリストを作る。リストができたら，患者に，それぞれの項目に対して主観的単位で苦痛を評価（0から100の範囲で）してもらい（主観的な苦痛の強さsubjective units of distress rating：SUD），リストの項目を階層的に並べてもらう。中程度の不安を引き起こすものから，最高の不安を引き起こすものまで幅広い項目を含んでいる階層表となることが理想である（表3-1参照）。一般的には，主観的単位で中程度の苦痛として評価された項目から暴露を始め，より恐れている項目へとリストの段階を上がっていくという形で体系的に直面するのが最善である。このアプローチは，患者が初期段階における成功の経験を通して自信と自己効力感を得るこ

とを可能にするうえ，階層表のうち不安を生じさせる可能性が高い項目から始めるよりも取り組みやすい。

　最初の暴露は，治療者が暴露の過程を説明し，その困難な課題に対する支援と奨励を与えることができるように，通常はセッション内で実施する。セッション内暴露は，治療者のオフィスの中に限らず，不安が「生息する」場所で行う。高層ビルのエレベーターに乗ることを恐れている患者の場合，適切な最初の暴露は，治療者のオフィスのあるビルのエレベーターに乗ることである。しかし，その後のセッションは，患者の特定の恐れに真っ向から直面するために高層ビルで行われるのが最も効果的であろう。また，セッションでの最初の暴露が終了したら，患者がすぐに自分自身でセッション外でも暴露を試し始めることが不可欠である。患者のなかには，セッション中の暴露での成功体験を軽視する人もいる。社会恐怖の患者の場合，患者は成功体験を，治療者などの暴露に関わった人たちのおかげと考えることがある。その他の不安障害（強迫性障害，パニック障害など）においては，治療者は「安全を保障してくれる」人と見なされるので，患者が自分の恐れている状況に自分自身で立ち向かい，不安を有効に管理できることを理解させることが重要である。

　恐れている状況への暴露の持続時間は，重要な要因である。暴露は，不安が馴化するのに十分なだけ続けるべきである。そのため，治療のセッションが1時間以下であることは稀で，数時間の継続を要することさえある。そもそも短時間の暴露の場合（例：見知らぬ人に質問する，など）は，何度も繰り返すべきである。例えば，ある社会恐怖の患者が，人にあいさつすること（ほんの数秒しか要さない行動）を恐れているのであれば，その患者はショッピングモールに行き，すべての店の店員に「こんにちは」と言ってまわることもできる。効果的な暴露を実施するための，より詳しいガイドラインについては，文献1のp. 199を参照されたい。

● 恐怖症治療のための現実暴露

　恐怖症の治療には，想像暴露よりも現実暴露が望ましい。しかしながら，暴露治療の初期段階で患者が極度に恐れている場合には，1回のセッション（あるいは，セッションの一部）を想像暴露に費やすのが適切なこともある。例えば，犬を極度に恐れている患者には，現実暴露に進む前に，犬を撫でているところを想像させることもある。想像暴露は，稀にしか生じない恐怖刺激（雷雨など）や，定期的に実施するのが難しい恐怖刺激（飛行機など）にも利用できる。

　しかし，たとえそのような状況でも，治療の一部には現実暴露がなければならない。冬季には雷が少ない地方に暮らす患者が，冬季に雷恐怖症の治療にやって来たら，春か夏にもう一度治療に来るよう助言するのが最善であろう。同様に，飛行機恐怖のための治療をしている患者は，治療期間中に少なくとも一度は飛行機に乗る覚悟をしなければならない。社会恐怖の場合，常に想像暴露よりも現実暴露が望ましいのは，社会恐怖の人の恐れている状況が十分に設定可能なためである。

　治療者側の柔軟性と創造性は，恐怖症治療のための暴露を設定する際に欠くことのできないものである。人前で話すことを恐れる患者は，治療者とスタッフの前で即興スピーチの練習をしたりすることもある。ロールプレイでは，患者が誰かをデートに誘ったり，軽い会話をしたり，あるいは仕事の面接に行くなどの設定が可能である。治療者は，社会恐怖の患者と一緒に，買った衣類を店に返品しに行ったり，あるいは読書会など，見知らぬ人々の前で質問したりする機会のある公共のイベントに同行することもある。

● パニック障害の治療のための現実暴露

　社会恐怖の場合と同様，パニック障害の治療に想像暴露が用いられることは稀である。パニック障害の患者が恐れる状況は，普通，容易に設定可能である。パニック障害の人は，閉鎖された場所を恐れることが多いため，ドアが閉められた治療者の小さなオフィスで座っているだけで

も有益な暴露になりうる。その他の一般的な暴露には，エレベーターに乗る，列に並ぶ，地下鉄に乗る，ラッシュアワー時に運転する，混み合っているスーパーに行く，などがある。

　パニック障害の患者のなかには，「安全を保障してくれる」治療者がいるセッション中の暴露から，治療者なしで行うホームワークへの移行が困難な人もいる。そのような場合には，中間段階を設けるのが有益なことがある。例えば，治療者と患者が同じ地下鉄の電車の異なる車両に乗り，特定の駅で降りるように申し合わせておくこともできる。この演習によって，患者がその後1人で地下鉄に乗るのがより容易になる可能性がある。また，ときには友人や家族同伴で暴露のホームワークを行う。初期段階ではそれが有益であるが，そのような安全網は治療が進行するにつれ徐々に取り除かれてゆく。

● **強迫性障害治療のための現実暴露**

　ほとんどの強迫性障害患者にとって，現実暴露は治療の必須要素である。強迫性障害に特有なのは，暴露と儀式妨害，ないし，暴露と強迫行為妨害とを組み合わせた方法である（暴露・反応妨害法）。暴露・反応妨害法の目的は，患者が恐れている状況に自分をさらし，強迫行為をせずに不安に馴化することを学ぶことである。強迫性障害の治療においては，患者が不安を緩和するために行う，ややもすると見逃してしまうような儀式を発見することが特に重要である。精神的儀式を行う患者，あるいは極めて捉えにくい行動儀式を行う患者に対して，治療者は暴露の間だけでなく，暴露が始まる前にも十分な儀式妨害の重要性を指摘しておくべきである。

　この障害に見られる症状は均一でないため，強迫性障害患者のための暴露は非常に多様である。細菌によって病気になることを恐れる患者には，ドアの取っ手やオフィスにある物を触らせてから，物を食べる前に手を洗うことを我慢させることもある。汚染を広めることによって他の人を病気にさせることを恐れる患者には，ドアの取っ手と電気のスイッ

チに触らせてから，オフィスのスタッフと握手したり，あるいは軽食を準備しスタッフに差し出したりさせることがより適切な演習となる。

　家庭訪問は，強迫性障害治療の重要な構成要素となることが多い。鍵をかけ忘れることを心配するあまり家から出るのが困難な患者であれば，治療者はセッション中にその患者の家に行き，患者が鍵をかけたかどうか確かめなくても外出できるような援助をする。家を「安全な」場所と考える汚染恐怖の患者には，家の中の汚染物に焦点を当てながら家でセッションを行うことも有益である。

● PTSDの治療のための現実暴露

　トラウマの被害者は，場所，人々，対象物など，トラウマを思い出させるものを回避することが多い。現実的に危険であったり，危険性の高い恐怖刺激への暴露は，当然ながら適切ではない。被害者が犯罪者に直面する必要はなく，トラウマが起きた場所であっても客観的に見て安全でない場所（夜遅くに誰もいない駐車場に1人で行く，など）に行くことも必要のないことである。この注意を心得ていれば，現実暴露はトラウマの治療に極めて有益である。例えば，交通事故に遭ったが命をとりとめた患者は，車の運転をできる限り避けているかもしれない。この場合の妥当な治療目標とは，患者を再び運転させることである。ホテルで暴行され，現在いかなるホテルも避けている患者であれば，そのことを治療に組み込むこともできる。ある特定の物が恐怖と関連していることもある。我々の患者の1人は，誘拐されたときに助けを求めるために電話をかけようとして失敗し，加害者に電話のコードで首を絞められた。そのトラウマの後，彼女はコードレスの電話しか使わなくなった。彼女の現実暴露の演習には，コードのついた電話から電話をかけることが含まれていたが，当然それは一般的には危険な行為ではない。

【身体感覚暴露】

　身体感覚暴露（interoceptive exposure）は，パニック障害の治療で

最も多く利用される技法である。この形式の暴露では，患者が恐れている身体的感覚（同じ位置で駆け足をする，ストローで息をする，あえて過呼吸をする）を故意に生じさせる。身体感覚暴露の目的は，身体的感覚は不快ではあっても恐れる必要はなく，切迫した破局的状況の兆候として考える必要はないことを患者に学ばせることである。パニックが身体的感覚の恐怖として概念化されていることを考えると[4]，患者がそれらの感覚をそれほど恐れなくなるように指導することは極めて理にかなったことである。

　症状誘発演習は，患者の特定の心配を誘発するために使われる。Roth, Antony, Swinson ら（文献1の p.212 参照）は，特定の症状の誘発演習において，どの身体症状が最も強度に体験されるかを同定した。例えば，めまい，またはくらくらした感覚を恐れる患者には，回転椅子で回転したり，頭を横に大きく振ったり，あるいは過呼吸をさせたりすることもある。

【暴露療法実施における一般的な懸念と注意】

　暴露療法を実施する際，経験の浅い治療者はしばしば不安をおぼえるが，それはこの療法が治療者と患者をどちらにとっても快適とはいえない危険に直面させるためである。しかしながら，治療者は，暴露モデルと暴露演習に対する自信と安心感を患者に伝え，自分自身のためらいが患者に疑心を植えつけ，治療が損なわれることのないようにしなければならない。ここでは，そのような不安の一般的な原因とそれらへの対処のためのいくつかの提案を行う。一般的な原則として，暴露療法は，経験を積んだ暴露療法の治療者の綿密な指示のもとに実行されることが提案される。

　● 患者へのリスク

　単一の恐怖症（犬など），強迫性障害（汚染など），PTSD（駐車場，または他の公共の場など），パニック障害（車の運転など）のための現

実暴露は，ある程度患者へのリスクが生じる可能性がある（噛みつかれる，病気になる，暴行される，事故にあう，など）。治療者と患者の双方が，生活の中で完全にリスクのない活動などほとんどないという現実に向き合わなくてはならない。我々の多くにとって，生活するためには，危険を完全に排除するという不可能な作業を試みることよりも，十分な情報を得たうえで日常のリスクについて判断し，小さなリスクを受け入れることを学ぶことが必要となる。我々が，適切な演習かどうかを決定する際に用いる一般原則は，提案された活動がほとんどの人によって行われていることであるか，あるいはほとんどの人がそれを妥当と考えるかどうかを考慮することである。例えば，日中に混雑した人通りの多い道を歩くことは妥当な現実暴露と考えられるが，危険な地域で暗い人通りの少ない道を歩くことは，容認し難いほど危険である可能性が高い。PTSD患者のための現実暴露では，しばしば患者がトラウマを受ける以前の行動や活動のレベルに戻るように援助することが必要となる。しかしながら，強迫性障害のための暴露演習を計画する場合，その暴露は「ほとんどの人」が普通に行う以上のことを必要とする。そのため，我々は通常そのリスクを「許容範囲内」のものにするため異なる基準を用いる。すなわち，思慮分別のある人なら，必要があればその行動を行うだろうか，と考えるのである。例えば，ほとんどの人は，普段の生活では日常的にトイレに手を突っ込みはしないが，もし何か大切なものをトイレに落としたのであれば，手を入れる人がほとんどであろう。この治療を実施する際は，無経験でそれらの判断を下すのは難しいため，駆け出しの行動療法の治療者は，スーパービジョンを受けることが強く奨励される。

●治療者へのリスク

治療者は，ある特定の現実暴露を課題とすることを躊躇することがある。それは彼ら自身に対するリスクを恐れているか，あるいは彼ら自身もその課題を進んでやり遂げる気にはならないためである。例えば，治

療者は，交通事故の恐怖のための現実暴露演習において，運転恐怖症の人に同行することを躊躇することがある。あるいは強迫性障害のための，有害物質や汚染に関わる暴露では，治療者は，自分自身が傷ついたり，あるいは病気になったりすることを恐れてそれを実行したがらないこともある。それらの懸念の解決に最適なのは経験であり，そのような技法を訓練し，実践をすれば治療者の自信がはるかに高められる。場合によっては，治療者は，患者に対して暴露を実施する前に，自分自身に対して何回か暴露をすることもある。例えば，ある治療者はクモが嫌いだが，クモ恐怖症の患者を治療することになったとする。その場合，その治療者は，患者の前で不快感や恐怖を示さず自信を示せるようにクモに馴れる（触る，手の平を這わせる，など）ための時間をとったりする。我々のクリニックでは，特定の活動への治療者自身の不安も，患者に何度か指導をするうちに馴化していくことが多いことに治療者たちは気づいている。

● **他者へのリスク**

ある種の強迫性障害は，しばしば専門家に特別の懸念を生じさせる。それは有害な強迫観念ないし性的な強迫観念に関係している場合である。他害の強迫観念（ナイフを摑んで相手を刺すなど，突然衝動的に他人を傷つけるかもしれないという恐怖）を持つ強迫性障害の患者を評価するときには，多くの専門家はそれらの患者が他人に危険を及ぼすのではないかと心配するが，それは当然のことである。このジレンマは，基本的には鑑別診断の問題（すなわち，強迫性障害か殺人観念か，あるいは強迫性障害か小児性愛か）の1つである。

いくつかの特徴によって，他害の強迫観念と殺人観念とを区別することができる。他害の強迫観念が，患者のアイデンティティーと一致しない（すなわち，自我異和的な）不本意の侵入思考として経験されるのに対し，殺人観念は意思に基づいた目的指向的な傾向がある。強迫性障害の場合は，他害の侵入思考に対する主な情動反応は恐怖ないし苦痛であ

るが，本当の殺人観念は，怒り，激怒，満足を伴うことが多い。殺人観念が恐怖を伴うこともあるが，その場合の恐怖は，現実ないし想像上で他人によってもたらされる脅威の副産物で，その殺人思考も自己防衛的な願望によって生じていることが多い。さらに，強迫観念を中和するための行動的ないし精神的な儀式のなかにも，他害の強迫観念を伴うものがある。また，他害の強迫観念を伴う強迫性障害の患者が，暴力，あるいは侵入思考的な衝動に基づいて行動を起こした経験を持つことは稀である。どちらかといえば，彼らは，それらの望ましくない，恐れている衝動を行動に移す可能性を高めてしまうような刺激を避けようと多大な努力をしているのである（家中のナイフをすべて除去する，など）。

小児性愛的な強迫性障害と，真の小児性愛とを区別するときに重要なのは，その小児性愛的な侵入思考が，性的興奮と，それを行動に移そうとする願望を伴っているか否かを見ることである。性的興奮が臨床像の一部であれば，真の小児性愛である可能性が高く（ただし必ずしも確実にそうとは限らない），暴露の演習が一貫して性的興奮を引き起こすのであれば，演習を打ち切るべきである。当然，詳細な病歴聴取などの入念なアセスメントは，治療計画を立てる前に行っておくべき常に重要な点であり，経験の浅い治療者にとっては厳重なスーパービジョンが不可欠である。

別の懸念としては，暴露療法における協力者の参加が挙げられる。これは他害の強迫観念を引き起こそうとする場合に特に当てはまる。例えば，我々のクリニックで，ある患者が治療者同伴のもと，包装されていない食べ物を人々に提供するとする。患者はその食べ物を汚染されていると思っていて，それを人に勧めることになる。協力的な同僚ならば，空腹であるか否かにかかわらず，その食べ物を少し食べる。患者の特定の恐怖をさほど認識していない（つまり，患者の目には，自分の「他害」行為が気づかれていないと映る可能性が高い）協力者は，他害の強迫観念を治療するのに極めて有用である。しかしながら，一般的に，他

者を協力者として参加させる場合，治療者は，その人に必ず暴露・反応妨害法の理論的根拠を理解しておいてもらうようにすべきである。他害の強迫観念のための暴露療法に最愛の人々を巻き込むことも，患者の中核的な恐怖が自分に最も近しい人たちを対象にしたものであるときには不可欠なことがある。最愛の人々は，演習の本質と意図についての十分な情報と，不快に感じる場合にはどの場面においても辞退できる機会を与えられている必要がある。例えば，患者が最愛の人の隣に座り，鋭いナイフを握るといった暴露は，家族がその演習の趣旨を理解し，参加に同意した場合にのみ実施されることになる。

暴露を基盤とした2つの行動療法プログラム

本節では，不安障害治療研究センター（CTSA）で開発され，大規模研究で用いられた暴露を基盤とする2つの治療プログラム（強迫性障害治療のための暴露・反応妨害法と，PTSD治療のための長時間暴露療法）を紹介する。

強迫性障害のための暴露・反応妨害法の治療プログラム

暴露・反応妨害法は，強迫性障害に最適な精神療法である。先述のとおり，暴露・反応妨害法は，不安を引き起こす刺激への体系的で自発的な暴露を必要とする（例：ゴミを取り扱うことで細菌による汚染恐怖に直面する，など）。儀式妨害は，もう1つの重要な構成要素であり，通常の儀式的な反応ないし強迫行為（手を洗う，消毒剤を使う，手袋をはめる，何かを繰り返し確かめる，など）の自発的な抑制である。

暴露と儀式妨害の組み合わせは，それぞれを単独で行った場合に比べて，より全般的な改善をもたらすことが研究によって証明されている。どの程度の儀式の抑制が最適かという問題に対応した研究はあまり存在

しないが，一般的には，儀式の完全な抑制が最適であり，治療中，また治療後に儀式的な行動を続けている患者は再発のリスクがより高くなると考えられている[10, 15]。そのことはCさんのケースにも言えることであった。

> Cさんは26歳の男性で，特にAIDSウィルスや発癌性物質による汚染恐怖を伴う重度の強迫性障害を呈していた。彼の病識はかなり乏しく，治療期間を通して自分の恐怖が非現実的であるということをいまひとつ信じられないでいた。彼は，集中的な（毎日）治療を通して，しばしば治療者の期待を上回る能力を見せ（Cさんが，ホモセクシュアルであると信じていた男性に協力者として参加してもらい，その男性と飲み物のグラスを共有したり，いかがわしい覗き見ショーの場に置いてあったものに触れる，など），熱心に暴露演習をやり終えた。しかしながら，それらの状況のほとんどにおいて，Cさんは，その演習が有害な結果にならないことを自分自身に言い聞かせるように「最小限のリスク」という言葉を小声で繰り返しており，密かに目立たない儀式を行っているのが観察された。治療終了時には，Cさんの強迫観念による苦痛は改善されていたが，治療終了後2カ月すると症状は再発し，治療前の重度のレベルに戻ってしまった。

暴露・反応妨害法を受ける患者は，治療の開始時から一切儀式を絶つように指導されることが最も一般的であるが，この「急にやめる」やり方は重度の強迫性障害患者にとっては非現実的な場合がある。そのような場合は，Dさんのケースのように，その儀式を段階的な計画をもって廃止していくことがある。

> Dさんは，汚染関連の重度の強迫性障害を抱える50歳の男性であった。彼の回避と儀式（洗浄，シャワー，消毒剤の使用，など）は，広汎で極度なものであったため，完全に儀式を自制することは不可能であったし，

彼はそれに対して意欲的でもなかった。そのため，Dさんと治療者は，彼の暴露階層表に，特定の状況に対する段階的な儀式妨害を組み入れた。例えば，ある週は排尿後手を洗うのをやめ，そのかわりに水で軽くすすぐだけにした。その実行に成功すると，今度は排尿後に手をすすぐこともやめた。また，Dさんは，排便後の不安が極めて強かったため，シャワーを浴びることをやめられなかったが，やがて，週ごとに行う暴露演習の1つとしてこの特定の儀式をやめることに同意した。

　暴露・反応妨害法の実行に関する興味深い疑問に，治療は，恐れている刺激への身体的な接触（現実暴露）を含まなければならないのかどうか，また，想像暴露は症状の軽減を達成するのに十分かどうか，というものがある。一般に研究が示唆するところによれば，最初の想像暴露はその後に続く現実暴露の効果を上昇させるようではあるが，強迫性障害の症状を軽減するには現実の暴露がより効果的である。また，後の現実暴露のために，恐れている結果について想像暴露しておくことで，より望ましい長期的な効果が促進される。先述のBさんのケースがこの点を実証している。

　　Bさんは67歳の男性で，家庭用または業務用の化学薬品の毒によって不注意で他の人を病気にさせたり，あるいは死なせたりしてしまうという他害の強迫観念を呈していた。現実暴露には，家庭用の化学薬品を食品の近くで扱う，あるいは庭で除草剤を使う，といったことを含めた。それらの演習は，想像暴露を加えたことによってより一層強化されたものとなった。例えば，近所の子どもたちが，彼が庭に除草剤をまいたことによって病気になり死んでしまう，というシナリオが作成された（先述の「強迫性障害治療のための想像暴露」の想像暴露のシナリオの例を参照）。この筋書きの録音テープを何度も聞くことによって，実際に除草剤を使用したときのBさんの苦痛は有意に軽減された。

現実暴露は，非現実的ないし非倫理的な場合もある（小児性愛であることに対する強迫的恐怖を持つ患者への裸の子どもの暴露など）。そのような場合，想像暴露でも患者の恐怖のネットワークを活性化することになり馴化を達成するには十分なことがある。

> スタンは，自分がホモセクシュアルであるという煩わしい性的イメージと思考を抱える強迫性障害の15歳の少年であった。現実暴露は，スタンがそれらの恐れのために避けていた状況で実行された（友人の男性と向き合って話をする，魅力的な男性モデルが載っている雑誌を見る，あるいは魅力的な男性俳優が出演しているテレビ番組を見る，など）。しかしながら，性的刺激への現実暴露を行ううえで倫理的，および法的問題があったため，スタンの暴露演習の多くは想像上で行われた。例えば，彼は，現実暴露と併せて，しばしば自然に浮かんでくると言っていた性的イメージに自分自身を想像上で暴露することを勧められた。

研究によれば，強迫性障害に最適な行動療法には，暴露と儀式妨害の両方の要素が含まれるほか，治療者の監督のもとで想像と現実の両方の要素を含む長時間の暴露を数日間連続して行うことや，患者に儀式を完全に我慢させるための指導をすることも必要となることが示唆されている。それらの所見を踏まえ，我々のセンターで実施している強迫性障害の行動療法プログラムは，計17回のセッションからなり，次のように構成されている。最初の2回のセッションは，入念な情報収集と治療計画にあてられる。それらのアセスメントと計画のためのセッション後は，治療者の監督下で，オフィス，あるいはその暴露演習の効果を最大化するために必要な設定下で，2時間の暴露セッションが15回にわたって続けられる。セッションは，ホームワークの復習に始まり，一般に45分の想像暴露から，その後45分の現実暴露へと続き，ホームワークを

指定して終了となる。この治療段階の終了時に，まだ家庭訪問が実施されていなければ，治療の効果が家庭環境にも広がるようにするために，1日か2日の家庭訪問が計画されることもある。

　我々のセンターで提供している集中治療プログラムには，毎日2時間の3週間連続セッションがある。集中治療は，患者が早急に自分の行動の改善を見ることができるので効果的ではあるが，治療を計画するのが難しいことがある。この治療は一般的に，極めて重度の強迫性障害患者や，症状のせいで仕事，あるいは学校に行くことができなくなっていたり，治療だけのために遠くからやって来なくてはならない強迫性障害患者に対して提供される。重度の症状のため，毎日の治療を確実に継続することが不可能な，あるいはそのように集中して時間がとれない患者のために，当センターでは，それほど集中的でない形式の強迫性障害治療も実施している。一般的に利用されている治療形式は，週2時間のセッションから成る。週2回のセッション形式で治療が行われた強迫性障害患者のケースを以下に詳述する。

症例：Eさん

　Eさんは，53歳の女性で，主に他害の強迫観念による症状の治療のために来談した。彼女は，自分が衝動的に，また無目的に他人を傷つけたり，殺してしまうのではないかと恐れていた。その方法として彼女が恐れているものは様々であったが，刺傷，毒，放火，人を電車の前に押し出すことなどが挙げられた。彼女は，衝動的に自分のペットに毒を与えたり，貴重品を壊したりすることも恐れていた。治療開始時に，彼女は，自分が家にあるすべてのナイフを処分し，電車や地下鉄を使っての移動を避け，レストランでは尖った食器を必要とするステーキなどの食べ物を注文するのを避け，家庭用の化学薬品への接触を避けていると述べた。また，彼女は他害の恐れから，最愛の人たちとの親密な接触も避けており，そのため，以前はとても親密な関係にあった息子，両親，姉妹とも

かなり疎遠になってしまっていた。強迫観念を引き起こす恐れのある刺激との接触を最小限にするためにこのように努力していたにもかかわらず，Eさんは他人を傷つけるという煩わしいイメージと衝動にかられ，その恐怖に反応して毎日泣くほどの苦痛を経験していた。

　Eさんの強迫的衝動は，彼女の恐怖を一時的に中和する儀式的空想（浄化作用のある発色光の中に立っていることを想像する）など，主に精神的なものであった。また彼女は，頻繁に様々な場所の安全確認をしたり（ガス，鍵），自分が傷を負わせていないことを他人に確かめたり，実際に他害を行わないように自分自身に言い聞かせるため他の人に対しての愛情を頻繁に表現しているとも述べた。

　長年にわたって様々な形の強迫性障害を経験した後，Eさんは約1年前に症状の急性的な悪化を経験していた。そのため，彼女は，他人に危害を加えることを心配した心理療法家のアドバイスに従って自主入院することになった。彼女は，退院後数カ月して行動療法のために我々の治療センターを訪れた。彼女のインテイクの評価では，中等度の強迫性障害が示唆された。

　先述のように，強迫性障害治療は，患者の症状の入念で詳細なアセスメントで始まる。それには，特に積極的に避けていて，強迫的恐怖を引き起こすすべての人，場所，対象物，そして状況の詳細な検討が含まれる。その情報は，その後の治療の基礎を形成する暴露階層表の構築に使用される。Eさんの暴露の階層表を表3-2に示す。

　暴露・反応妨害法治療の最終的な目標は，患者が自身の最大の恐怖に直面し，適切に馴化するのを支援することである。そのため，患者がその状況に自分自身をさらすことで起きる恐怖の結果を同定することが不可欠である。なぜなら，強迫性障害の治療において，現実暴露の状況は，より大きな，根底にある恐怖の代わりであることが多いためである。例えば，息子のいる前でナイフを扱うことが息子の殺害につながるかもしれないというEさんの恐れは，その後逮捕されることになり，最愛の

表 3-2　強迫性障害患者 E さんの暴露の階層の一部

状況	主観的な苦痛の強さ (SUD)
地下鉄のプラットフォームで人の背後に立つ	55
ナイフを買う	65
治療者の眼前でナイフを扱う	90
バッグにナイフを入れておく／家にナイフを保管する	90
家庭用化学薬品を扱う	80—90
マッチやろうそくに点火する	99
ナイフを扱う／息子と地下鉄に乗る	99
「暗黒の側面」に従う	100

人たちに敬遠され，堕落した刑務所生活で生涯を終えるという一連の長いシナリオを連想させていた。そのため，現実暴露の多くは，彼女が実際にその煩わしい衝動を実行に移すという想像上の筋書きへの暴露の後に行われた。恐れている結果であっても特定の環境誘因と関連のないもの（E さんの階層表の最上位の項目で，彼女が「豹変して暗黒の側面に従い」，永遠に悪を信奉するかもしれないという考え）については想像暴露を別に行った。

　現実暴露の階層表の構築に加え，E さんは，すべての強迫行為を毎日注意深くモニタリングするよう指導を受けたが，それは強迫行為への認識を高め，初期のアセスメントで見落とされた可能性のある環境誘因を同定し，儀式抑制のプロセスを開始するためであった。儀式のモニタリングは，極めて詳細に行われ，患者は，自分が行う特定の儀式（洗浄，確認，他人による再確認，など）だけでなく，それに費やされた時間，その儀式を引き起こした刺激，そしてその儀式を行う前に経験した最高値の苦痛にも注意を払うことが必要になる。E さんの儀式は，顕在的（行動的）なものではなく，主に潜在的（精神的）なものであったため，当初彼女にとってそれらをモニタリングし，抑制することは困難であった。精神的儀式をモニタリングし，その後それらを抑制するには，ある

程度の自己認識が必要となるが，自己認識の程度は人それぞれである。Eさんの場合，自己モニタリングは比較的容易に成し遂げられた。

　Eさんの治療計画は，2回目のセッションの終わりには完成し，暴露演習は3回目のセッションから開始された。彼女の暴露階層表から，最初の現実暴露は，近づいてくる電車の前に誰かを押し出してしまうかもしれないという彼女の強迫的な恐怖に直面するため，地下鉄のプラットフォームに立つことになった。治療者は，Eさんに同行して地下鉄の駅まで行き，治療者の背後に彼女が立つというかたちでプラットフォームの端に立った。最初はEさんの苦痛は極度に強く，治療者の背後に立つことを拒んでいたが，数分後にはプラットフォームの端に立つ治療者の真後ろに立つことができた。彼女の苦痛があまり軽減されなかったため，彼女と治療者はこの方法を約35分間続けた。そして，次のセッションでは，夕刻のラッシュアワー時にこの演習を行い，合計して60分間繰り返した（およそ90秒に1度電車が来た）。このセッションで，Eさんの苦痛は，SUDで最高90に達していたが，セッションの終わりごろには40に低下した。この演習に続いて，Eさんは，強迫的恐怖を引き起こすために毎日地下鉄に乗り，電車を待つあいだ，他の乗客の近くに立つように指示された。次のセッションで，彼女は地下鉄での不安が大幅に軽減したことを報告しており，階層の次の項目に進む準備ができていた。

　5回目のセッションで，治療者とEさんは，ナイフを買いにキッチン用品の店を訪れた（先述のとおり，Eさんの家にはナイフが1本もなかった）。この演習は公衆の前で行うものであったため，Eさんは，想像暴露によって演習を補強する必要があった。そのため彼女は店に入る前に，店の中で抑制がきかなくなり，衝動的に治療者，あるいは客を刺傷するといった最悪の恐怖を想像するように指示された。彼女は演習の鮮明度を高めるために，大きくて，危なそうなナイフをいくつか選んで手にし，刃の部分や先端部分の鋭さを感じてみるよう言われた。この演習

は，Eさんが大きなナイフと小さなナイフを1本ずつ購入して終了した。しかし，この段階では，まだ彼女にとって家の中にナイフを置いておくことは無理そうであったため，それらのナイフは次回のセッションまで治療者が預かることになった。

次のセッションでは，想像暴露を再び現実暴露と組み合わせて行った。Eさんは，ナイフを治療者に向けたり，治療者の胸に突きつけたり，治療者の背後で刺すような動作を空中で行ったりといった，治療者のごく近くでナイフを扱うことを勧められた。Eさんは，治療者は自分の強迫観念を承知してくれているため，自分のなかで何かが突然「パチッ」とはじけて，実際に攻撃してしまった場合にも防御できるように備えているのかもしれないと考えて安心していたと述べた。そのため，この演習は再度，彼女の強迫観念の内容について知らされていない協力者に，演習の間中ずっと彼女に背を向けてもらった状態で繰り返された。これらの演習によって，最高値98であったEさんの恐怖は，セッション終了時には49にまで低下し，苦痛が軽減された。この時点で，Eさんはナイフを家に持ち込む「準備」ができていると感じていた。彼女は，再び家にナイフがあるという持続的な暴露とそれに対する馴化をはかるため，それらを定期的に使い，常に目につく場所に保管するようにとの指示を受けた。

その後の何回かのセッションでは，同様の他害のテーマに焦点が当てられた。その際，Eさんの近しい友人，姉妹，大学生の息子など，様々な他の人たちに対して段階的な脅威の刺激が用いられた。また，様々な家庭用化学薬品を食品のまわりで使い，その後食品を直接扱ったりした。前述のように，Eさんは最初，想像暴露を通してそれらの演習に取り組み，その後最終的にはそれぞれのシナリオで現実暴露を行った。後のセッションで，彼女は次のような現実暴露を行うように指示された。①友人1人と息子を別々に家に招き，彼らの前で新しいナイフを使う，②妹に1泊してもらい，妹が寝た後でろうそくに灯をともし，火事を起こしてしまうという自分の強迫観念を引き起こす。治療がEさんの階層表の

頂点に近づいてくると，彼女は，息子にいくつかの演習の協力者としてセッションに2度ほど同行してくれるかどうか聞いてみるように指示された。それらのセッションで，Eさんと治療者は，息子に強迫性障害と治療の論理的根拠についての入念な説明をし，彼が納得してこの治療への関与に同意できるようにした。それらのセッションで実行された演習は，地下鉄のプラットフォームに立ったり，息子の前でナイフを扱うなど，治療者と一緒に実行したことと極めて似ていた。

治療の最終セッションは，Eさんの最も恐れている結果（彼女が「豹変して暗黒の側面に従い」，凶悪になる）への想像暴露のシナリオを彼女が作ってから暴露を行うというものであった。この演習では，自分が凶悪であるということに対する彼女の概念や，それが起きた場合の彼女と彼女の人間関係のなりゆきについてなど，広範にわたって入念に詳述された。Eさんは治療者の用意したシナリオはいくつか体験していたため，治療終了後も治療の効果を維持していく責任を持つための準備として，彼女自身がシナリオを作るよう奨められた。

治療終了時には，Eさんの強迫性障害症状は有意に軽減し，その程度も非臨床的サンプルの正常範囲内におさまっていた。彼女は，それまで頻繁に行っていた自動的な精神的儀式などすべての儀式を完全にやめたことを報告した。彼女は，苦痛を引き起こす煩わしい強迫観念やイメージを引き続き経験することはあったものの，それらを無視したり，あるいは無視がうまくいかないときは，それらに対抗する何らかの想像暴露ないし現実暴露の演習を計画することで対応した。彼女はその戦略が極めて功を奏していると報告し，自分の強迫性障害を効果的に管理し続けていくことができるという強い自信を熱く語った。

外傷後ストレス障害（PTSD）のための長時間暴露療法プログラム

我々が現在行っている慢性のPTSD治療のための長時間暴露療法（prolonged exposure treatment）のプログラムは，1回90分で10回

のセッションから成っている。この治療プログラムの目的は，患者がPTSDの症状を改善するための特定のスキルを習得し使いこなせるように手助けすることである。長時間暴露療法の中核的要素は，PTSDの症状とトラウマへの一般的な反応についての教育，呼吸の再訓練，現実暴露，そして想像暴露である。行動療法の常として，それらのスキルのホームワーク練習は治療に欠くことのできないものである。

セッション1はトラウマ経験の影響とPTSDの経過についての話し合いと，治療者による暴露療法の基礎的な論拠の説明から始まる。トラウマを経験した後の問題は，主に2つの要因によって維持される，と強調して説明する。

1. トラウマについて考えることを避けたり，トラウマを思い起こさせるものを回避したりすることは，短期的な不安の軽減ないし遮断には効果的であっても，その出来事が感情的に処理され，統合されるのを妨げる。
2. トラウマによって，無益かつしばしば誤った信念や思考が生じる（例えば，世界がひどく危険なところであり，トラウマの被害者である自分自身はひどく無能であるといった信念が特に顕著である）。

病歴聴取も，セッション1で行われ，トラウマの経歴や，患者が自分自身のPTSDの症状をどう考えているかなど，広範囲にわたる情報が聴取される。

ゆっくりと呼吸するスキルは，最初の治療セッションの終わりに教示され，その後毎週のホームワークの課題となり，毎日練習することが強く奨励される。セッション2は，トラウマへの一般的な反応についての詳細な話し合いに始まり，現実暴露の紹介と現実暴露階層表の構築へと続く。階層表の項目は，その状況に直面した場合に経験する苦痛の量に

ついての患者自身の予測をもとにランクづけされる。現実暴露が紹介された後で，患者は次回のセッションまでのホームワークとして，毎週，現実暴露の課題を選ぶ。患者は，それぞれの状況に45分から60分間，あるいは不安が大幅に（少なくとも50％）軽減されるまで留まるように指示される。想像暴露が導入されるのは最後で，セッション3で始まり，その後の各セッションで実行される。想像暴露のホームワークは，想像暴露のテープを毎日聴くことから成り，それがトラウマ経験についての感情的な処理作業を継続的に行わせることにつながる。

　セッション4からセッション11は，標準的なアジェンダに従う。各セッションは，前の週に行った現実暴露と想像暴露のホームワークの詳細なふりかえりで始まる。馴化のパターンについて話し合われ，次の暴露でどこに焦点を当てるかが決定される。その後，想像暴露が約30分から45分間行われ，暴露後の「処理」時間へと続く。その間，治療者と患者は，再体験に対する患者の反応や洞察，あるいはそれによって生じた感情について話し合い，その後，次週のホームワークが指定される。最後となる10回目のセッションで，治療者と患者は進歩について，そして患者が治療から学んだことについて再考察する。最も治療が功を奏した場合には，患者は自分のPTSD症状の管理について全く新しいやり方を身につけている。回避が恐怖を維持し，トラウマ記憶と喚起へ直面することが回復と克服を促す，ということが理解できているのである。

症例：Fさん

　Fさんは35歳の白人女性で，結婚カウンセラーの紹介で我々のPTSDプログラムに訪れた。Fさんは3年前に2度目の結婚をしており，生後6カ月になる一人娘がいた。彼女は準学士号を持っており，育児のため司法関係の仕事を辞めていた。

　Fさんのトラウマの経歴は，多数の性的暴力だった。8歳の頃，彼女はずっと年上の従兄弟に身体を触られ，13歳のときには再び見知らぬ男

による痴漢にあっていた。16歳のとき，彼女が最悪と考えている最も悲痛な性的暴行を経験した。16歳の知り合いの少年の家を訪問中，Fさんはその少年と，20歳までと見られる2人の男に性的暴行を受けた。暴行の最中，Fさんは脅され，顔を殴られ，口を手で覆われて，2人の男に挿入されてレイプされた。彼女はこの暴行について20代前半まで誰にも明かさず，当時いかなる援助も治療も受けなかった。レイプから3年後，19歳のとき，Fさんは再びレイプされたが，それについても，明かすことも援助を求めることもしなかった。

　最初の評価で，Fさんは中等度のPTSDであるとわかった。彼女の病歴には，16歳の時のレイプの後に始まり，少なくとも1年間続いた大うつ病のエピソードがあった。さらに，Fさんは，16歳のときのレイプのしばらく後に発症した神経性過食症と長い間苦闘していた。それ以外の診断は下されなかった。

　Fさんが最初に治療を求めたのは26歳でカップルセラピーを始めたときであった。彼女は，断続的に数年間にわたり「多くの治療」（個人セラピーもグループセラピーも）を受けてきたと述べた。彼女の治療の多くは，性的暴行と，低い自尊心やむちゃ食いとの苦闘に焦点を当てたものであった。その治療歴のなかには，30代前半の頃に28日間，摂食障害のための入院治療を受けたこともあった。我々の治療に訪れる前の18カ月間，彼女の過食症は寛解しており，彼女はアルコールも薬物も使用していなかった。彼女には，アルコールや物質の中毒や依存の既往はなかった。

　Fさんによると，彼女の暴行に関連した問題は，初めてのレイプのときから20年間にわたり増悪と寛解を繰り返したが，決して解決されることはなかった。我々のプログラムでの治療を求めることになったきっかけは，6カ月前の娘の誕生であった。Fさんは，娘の誕生によって多くの感情と記憶がかきたてられたと述べた。彼女は最初のレイプの煩わしい思考とイメージ，それを思い出したときの強度の情動的苦悩，暴行の記憶を引き起こす思考や状況の回避，毎晩の睡眠障害，慢性的な苛立

ちを経験していた。そのうえ，彼女は娘の安全と将来についての恐れと心配も経験していた。彼女はこれらの問題と恐れを「娘に影響が及ぶ前に」解決したいと思っていた。

　治療初期では，Ｆさんは自分が暴行された過去について極度の恥と罪悪感を感じているようであった。彼女は，自分が異常で，傷物で，「悪」であるという信念を長年保持してきていた。彼女は「レイプに１度遭うことはあっても，２回以上レイプされたとなるとその人は何かおかしい」という意見を数回述べていた。Ｆさんは16歳と19歳のレイプのとき，加害者と十分に闘わなかったと考え，強い罪悪感と羞恥心も持っていた。彼女は「私は全く何もしなかった。私の身体はただ凍りつき，私は彼らがしたいようにさせた」と述べた。これらの感情と思考は，想像暴露において最初から顕著であった。

　想像暴露では，最初に，16歳のときの集団レイプに焦点が当てられたが，それが最も苦痛で最も頻繁に再体験されるトラウマであったからである。５回のセッションの後，Ｆさんは，再び想像暴露を使って，19歳のときの２度目のレイプの処理をし始めた。彼女の現実暴露の階層表には，レイプされた日にその少年と会った地域（客観的に見て安全な場所）に行く，加害者と同じ人種の男性と話す，教会その他の設定で知らない男性と接点を持つ（店の中で男性に案内や助力を求める），暗くなってから外出する，夫がいないときカーテンを開けたまま寝る，などの項目があった。Ｆさんは極めて意欲的で，治療に一生懸命取り組み，セッション外のホームワーク課題やスキル練習を真面目にこなした。

　Ｆさんは，想像暴露でトラウマ的記憶と感情的関わりを持って向き合った。彼女は，はじめ高度の苦痛を報告していたが，その後，セッション中，またセッション外でも不安への馴化が起こり，それが進展した。暴露の間の彼女の情動は，自己報告の苦痛レベルと一致するものであった。トラウマ経験の感情処理が奏功していることは，他のいくつかの点でも見うけられた。３度目の想像暴露の直後，彼女は自発的にこう話した。「私は，彼らを止めるために自分が何もしなかったと何度も繰り返

し自分自身が言っているのを聞いてきましたが，だんだんとわかってきました……私にいったい何ができたというのでしょう？　私は，そのとき死にそうに怖かったのですから」。次のセッションで彼女は，レイプ時の自分の行動に対して初めて「安らかな気持ち」になれたと報告した。

　この受容は，彼女が以前それほど考えたことのなかった，暴行におけるいくつかの部分を想起することによって促進された。例えば，加害者の1人が彼女の顔に拳を当て「言うとおりにしろ」と脅迫して降伏させたことを思い出したとき，加害者に抵抗するために「何もしなかった」ことについての彼女の苦痛は軽減された。その後の想像暴露の後，彼女は自発的に次のように述べた。「ずっと長い間，レイプについて自分自身を責めてきましたが，私ではなくて，彼らが責められるべきなのだと気づき始めています。彼らが私をレイプしたのです」。これは暴行とそれに対する責任についての彼女の見解における重大な変化であった。

　治療は，Fさんの PTSD 症状と，抑うつと不安に有意な軽減をもたらした。アセスメントは，治療前，治療終了直後，そして治療終了後1年に及んで行われた。Fさんの PTSD のレベルは，治療後には治療前よりも70％低下し，治療終了から12カ月経つと90％低下していた。また，抑うつと不安においてもそれに匹敵する軽減が見られた。

　治療の効果は続いた。彼女は治療終了から2年半後に自ら治療者に電話し，何年も前に彼女をレイプした男性の1人にばったり再会したことを報告した。その男性は，彼女に話しかけ，彼女もそれに応じ，その会話の中で，彼は若かったころ「彼女にひどい扱いをした」ことを認めた。Fさんはそれに同意し，落ち着いて彼の謝罪を受け入れた。彼女は治療者にこの話を伝えながら，その会話で彼女が最も嬉しかったことについて次のように述べた。「それはもう自分にとっては何でもないことだったのです……彼が謝罪しようがしまいがかまいませんでした。謝罪は必要ではありませんでした。私が今日，過去のことについて大丈夫だと感じていることに変わりはないのです」。彼女は，この出来事が過去のトラウマ経験の解決において，治療がいかに全面的な助けとなったかの決

定的な証拠であると感じた。

まとめ

　行動療法は，不安，外傷後のストレス，抑うつ，衝動制御，パーソナリティー障害だけでなく，夫婦間や家族間の問題を含む様々な障害において有効性が実証された治療である。行動療法では，問題の起源についての洞察を得ることにはほとんど注意を払わないが，それは必ずしも洞察が変化につながるわけではないためである。そのかわり，行動療法は，現在の行動を変化させ，それを将来も維持していくことを目的とする。治療は，期間限定で，協力的で，現在に焦点を当てている。十分な初期のアセスメントは不可欠であり，それによって治療計画や問題と行動療法の論拠に関する心理教育へと進行する。その後，治療は極めて活動的になる。セッションでは，リラクセーション，暴露，問題解決，ロールプレイなど活発な行動技法が用いられ，それらは定期的に指示されるホームワークとしてセッション後にも練習される。本章で紹介したアプローチ（ストレス免疫訓練に加え，強迫性障害のための暴露・反応妨害法とPTSDのための長時間暴露療法という2つの特定の暴露療法の形式）は，スーパービジョンのもとで習得することが最も望ましく，治療者が短期療法によって多くの患者を効果的に治療することを可能にしてくれるはずである。

第4章

解決志向短期療法
――有効なことを行う――

Brett N. Steenbarger, Ph.D.

　読者の皆さんは，医学雑誌の記事や本の著者が，論文の最初に自分自身を紹介することがほとんどないことにお気づきだろうか？　社会的状況であれば，当然それは言いようのない無礼であろう。しかし，学者は一人称で執筆したりはしない。一人称で執筆することは，オズの魔法使いを操る男が隠れているカーテンを引き開けるように，客観性というベールをはがすようなものなのである。

　この序文によって，皆さんにはもうカーテンの後ろの男を無視できなくさせてしまったので，ここで黄色いレンガ道を辿ってオズの魔法使いに会いに向かう読者に全貌を明かしたほうがよいだろう。学生らは私をBrettと呼ぶ。私はある大学の医療センターで教鞭をとり，心理学のインターン，カウンセリングの大学院生，精神科の研修医をスーパーバイズしており，医学生，看護学生，大学院生，そして医療関係の学生のためのカウンセリングプログラムも指揮している。もし私の専門家としての人生にただ1つの情熱があるとすれば，それは変化についてである。それは，人々がいかに変化するか，我々がいかに変化を媒介するものとしてより効果的で効率的になりうるかを理解することである。

さて，読者の皆さんが本書を手に取ったのは，この本を短期療法の治療者としてのスキルの発達に役立たせるためだと推測する。短期療法のアプローチを初めて学ぶ大学院生，あるいは研修医かもしれない。あるいは，スキルを磨き，レパートリーを広げることを考えている経験を積んだカウンセラー，または治療者であることもあろう。いかなる場合であれ，読者はおそらくいくつかの仮定のもとに本書に関心を持ったことだろう。私が本章の著者として，解決志向短期療法についてのある程度の経験と専門的知識を有すると想定している。私がその経験を本章で読者と分かち合い，読者はそれらの知識のいくらかを吸収し，自分の仕事に適用することも想定している。当然，これにはまた別の仮定が伴う。それは，読者の訓練と経験には，埋められる必要のある，ある種の穴があいているということである。

これらの極めて自然で基礎的な仮定がいかに我々の関係を構築するかに注目してみよう。皆さんは読者として，専門家である私によって満たされるのを待っている容器である。私は，知識とスキルの伝達という積極的な役割を担っている。皆さんはそれらを吸収する役である。このように言うと，我々の関係は，あまり幸先の良いスタートには聞こえないのではなかろうか？　したがって，ここで我々がお互いに知り合いになっていく間，これらの仮定を覆すとどうなるかを見てみることにしようと思う。

最近，誰かが人生に変化を起こすうえで皆さんが一役買った体験を思い出していただきたい。それが驚天動地の変化である必要はなく，治療的な変化である必要もない。喪失を経験している友人をサポートしたり，あるいは自分の子どもの学校での問題をどうにかしたというような単純なものでよい。その相手に変化を起こさせるためにあなたがしたことや言ったことに焦点を当てながら，自分が助力となったエピソードを頭の中で鮮明に再生していただきたい。あなたが言った具体的な言葉だけでなく，非言語的な要素も想像してみよう（あなたの表情，声の調子，あ

なたがその人の隣にどのように座っていたか，あるいは立っていたか）。自分自身をその人の身に置き換えて，その人が自分との関わりによって得た経験のイメージを形成してみるのである。

　皆さんのシナリオの詳細はひとりひとり違うが，そこには普遍的要素が存在するのではなかろうか。あなたの援助は，相手に注意深く耳を傾け，心配や関心を表現することから始まった可能性が高い。おそらくあなたは，声の調子や言葉に励ましを表現し，全く絶望的なわけではないことを明らかにしたことだろう。最も重要だと思われるのは，あなたがその状況に対する目新しい見方とその問題への新しい対応法をその人に提供し，その人の考え方を変化させる手伝いをしたであろうことである。喪失を経験している友人があなたのところにやって来たのであれば，あなたはすべてが失われたわけではないことをその人に理解させようとしたかもしれない。あなたの子どもが対立を経験していたのであれば，あなたが問題解決のための方法の模範を示したかもしれない。詳細はともあれ，あなたはその援助をする際に3つのことを達成したと思われる。①信頼のおける結びつきの確立，②希望と楽観主義の紹介，③新しい考え方，経験，およびスキルの構築，である。

　ある援助的な相互作用の過程で，相手とこれらのことを達成できていれば，あなたは既に短期療法の実践についてかなり理解していることになる。なぜなら，行動療法，認知療法，精神力動的精神療法，解決志向療法，戦略的精神療法，対人関係療法のいずれにおいても，それこそが短期療法の本質だからである。さらに，個人的，そして職業的な場面において功を奏した援助の例を数多く列挙できるのであれば，おそらくあなたは自分が思う以上に短期療法についてわかっていると思われる。なぜなら，あなたは，**あなた**が最も得意とする種類の短期療法的な援助のテンプレートを持っていることになるからである。

　本章における私の目的は，皆さんが著名な専門家のやり方で短期療法を行えるようにすることではない。皆さんが私のやり方で治療をするこ

とを奨励するつもりもない。それよりもむしろ，**すでに良い助力者であるあなたに，現在の最高の力を発揮しているときよりも一層効率的になる方法を考えてもらうことである**。あなたが現在，効率的で，効果的な変化の進行役であるときに実行していることを同定し，それらの事柄をより一貫して意図的に行うのである。

解決志向短期療法の本質

　私の意図はもう理解していただけたことであろう。ここまでは，読者の皆さんを相手に行った私の解決志向短期療法であった。読者としてのあなたは，ほとんどのクライエント同様，自分の問題や欠損に意識を向けながら，本章を読み始めるかもしれない。自分の訓練の不足部分を補うために本書を入手したため，読者の視点は欠損部分に集中しているのである。欠けている穴だけしか見えないねずみが穴あきチーズを見つけることは難しい。同様に，自分の問題の中に閉じこもってしまうことの多いクライエントは解決を渇望していながらそれを見つけられないでいる。前節で述べたように，解決志向短期療法は，一般的な治療の前提をひっくり返すものである。解決志向短期療法は，欠損部分に焦点を当てるかわりに，人が自分の目標に向かって進むように考え，感じ，そして行動できる機会を見つけ出す。そのため，過去の分析，葛藤についての洞察，行動分析や問題をもとにした日記などは，解決志向短期療法では行わない。解決志向短期療法は，目標と，そしてクライエントがすでに行っている目標達成のための方法（もしそれがまだ非一貫的で，不完全なものであれば）を重要視する。

　興味深いことに，私が解決志向短期療法に関心を抱いたのは，自分の親としての経験からであった。2人の養子の父親として，私はすぐに子どもたちが私自身のものとはかけ離れた気質と行動のパターンを持って生まれてきたことを学んだ。彼らを私のイメージ通りに創造するなどと

いう創世記的な希望は，はじめにすべて打ち砕かれた。私が父親として少しでも成功するためには，その小さな人々について学び，彼らの性格，スキル，そして関心を考慮したうえで，彼らが可能な最高の個人になれるように援助しなくてはならないことに気づいた。私が初めて解決志向短期療法に出合ったとき，それと同じ姿勢に気づいた。私がクライエントの模範になれるのであればそれは素晴らしいことだが，私の役目は人を私のあらかじめ決められたイメージにはめ込むことではない。それぞれの個人がその人なりの手段，問題，そしてそれらの問題における例外をもって治療に訪れる。私の仕事はクライエントについて可能な限り学び，彼らが自分の生活において望んでいることをすでにどれだけ行っているかを発見することである。すると，私は，彼らがより自分らしくなれるように援助する機会が得られるのである。

解決志向短期療法の前提

　解決志向短期療法の基盤は，感情障害におけるコミュニケーションプロセスの役割について調査した 1950 年代の Bateson research group による統合失調症の先駆的研究に遡ることができる。最も著名なのは，Jay Haley であるが，そのグループのメンバーの多くが，催眠，隠喩的コミュニケーション，指示課題を用いて問題のパターンを変化させた Milton H. Erickson の革新的な短期療法に精通していた。Erickson の研究を理解しようとする Haley の努力は，Richard Bandler や John Grinder，そして Steven Lankton に引き継がれ，戦略的療法やシングルセッションセラピーの発想につながった。これらのアプローチは，問題とそれを解決しようとする試みが相互に悪化させ合うという性質を強調しており，その悪循環を壊すために最小限の方法は何かを追求する。例えば，不眠症の患者は，不眠について心配になり，眠りにつこうとできる限りのことをする。しかし，眠ろうと努力するプロセスが，睡眠に

必要なリラックスした心の状態を妨害するため，かえって不眠を悪化させるだけなのである。

　治療にたけた治療者は，人々は自分の問題に苦しんでいるのではなく，自分が試みる解決法によって問題が維持されてしまっている状態に苦しんでいることを重視する。変化に必要なのは，問題を分析し取り組んでいくことではなく，そのような解決への試みを中断し，方向転換させることだけである。例えば，解決志向短期療法の専門家は，不眠症の患者に対して，彼らが決まりきった仕事や退屈な作業をしていて少しだけうとうとできるときの状態を探索させることがある。クライエントは，眠ろうとするかわりに，眠ることについて忘れ，過去に眠気に結びついた日常的な作業を行うことを奨められる。それによって，努力やフラストレーションに妨害されることなく，眠気が自然に生じることがある。

　ウィスコンシン州のミルウォーキーにある短期家族療法センター (Brief Family Therapy Center) で，de Shazer らは，解決志向による治療へのアプローチを開発した。治療を構成するための一連の試みにおいて，de Shazer [3,4] は，現在の問題の例外が解決志向のアプローチの基礎であるとした。de Shazer は，クライエントの最初の訴えを検討し，問題に焦点を当て続けるかわりに，クライエントが自分の望む結果をもたらす行動となった解決例について尋ね，またそれらを強化するための様々な戦略を設けた。過去の問題を評価し検討する従来の手順を避け，特定の希望するパターンを目標とすることにより，解決志向療法では，一般に10回以下のセッションからなる短期の方法でクライエントの不安に対応することが可能である。解決志向短期療法モデルは，その後 O'Hanlon と Weiner-Davis [9]，そして Walter と Peller [14] によって詳細に説明されており，最もポピュラーな短期の治療アプローチの１つとなっている。

　理論的には，解決志向短期療法は，クライエントの経験する問題が内因性のものではなく，彼らの自分自身と周囲の世界に対する解釈の結果

であるとする構成主義を基盤としている。構成主義は，知覚を，人々の経験，価値観，信念によって媒介された積極的な解釈のプロセスの結果であるとして重視する哲学的伝統である。先述の不眠症などの問題も，それが個人によって問題として解釈された場合にのみ問題となりうる。人は，自分が不眠症であるという概念を構成すると，その問題に対応するための様々な行動に従事し，しばしば対応すべきもともとの問題を強化してしまう。解決志向短期療法の専門家は，真の問題は，クライエントを治療にやって来させることになった行動のパターンではなく，そのパターンを問題として具体化させる解釈だと考える。望ましくないパターンを探索し標的とする治療によって問題への焦点を維持することは，そもそもクライエントを悩ませていた解釈モードを強化するだけなのである。そのため，解決志向短期療法では，問題基盤の解釈の代わりとなるものを構成することが求められるが，それは，クライエントが治療に持ち込む潜在的な目標や，潜在的な問題パターンの例外から同定することができる。そのような解決策が同定されると，クライエントは有効な可能性のあることをさらに行うことを奨励され，新しい適応努力を定着させることができる。

　解決志向短期療法の重要な前提は，この療法が，医学的，あるいは治療的なものというよりも認識論的活動であるということである。「我々は，創造的，社会的，そして活動的な意味と言語の世界に生きている」ことをWalterとPeller（文献15のp.11）は強調している。抑うつ，不安，怒り，低い自尊心，そして対人関係の問題といった一般的な問題は，人々が**抱える**ものとしてではなく，人々が**行う**こととして考えられている。その人が自分自身を抑うつ，不安，対人関係問題を「抱えている」人と判断してしまうと，その認識が問題をさらに強固にしてしまう。そのため，解決志向短期療法の専門家は，問題の原因よりも問題を維持している要因に注目することになる。実際，不眠症のような問題は，状況的なストレスから重度の風邪まで，様々な要因によって発現した可能性

がある。しかしながら，問題の維持に必要なのは，その人のその問題に対する認識なのである。de Shazer（文献4のp.8）は，「問題は，維持されるから問題なのである。問題は単に『問題』と表現されるから続くのだ」との観察をした。それが問題と同定されなくなると，その人は違ったことを行い，解決のための新しい建設的なパターンを発見する能力を得ることになる。

　Simon [11] や，O'Hanlon と Weiner-Davis [9] は，解決志向短期療法は，解決志向という名称はついているものの，目標と可能性が焦点であり，解決についてはそれほど重視していないという重要な点を指摘している。クライエントは，最も問題に注目した状態で治療に訪れる。解決志向短期療法では，その焦点をクライエントが望む人生へとシフトさせ，それに集中させる。Walter と Peller [15] は，人が人生における可能性を発展させ続けるプロセスを**目標づけ**（goaling）という言葉で表現している。この見地からすれば，治療が目指すものとは，治療に参加する者たちが共同で行う，意味を導き出すプロセスであり，終点ではない。治療において（そして我々自身の個人的な生活においても）観察される「身動きが取れない状態」の多くは，「問題にすること（probleming）」が「目標づけすること（goaling）」を上回ってしまっている結果と考えることができる。このように，問題を重要視することは，創造的な代替案の探索を阻止し，健全な成長を阻害する。

　解決志向短期療法の魅力的な側面は，クライエントの強みと価値を重視していることである。Gingerich と Eisengart [5] は，「解決志向療法の治療者は，クライエントが変化を望み，変化を思い描く能力を持ち，変化を起こすために最善を尽くしていると想定している。さらに，その解決，もしくは少なくともその解決のうちのいくらかは，おそらくすでに起きていると想定している」（p.478）と述べている。この後者の論点は特に重要である。解決は，治療者主導で問題のパターンを組み立てることではない。むしろ，すでに進行中のクライエントの適応努力に根差す

ものである。問題パターンにおける例外が同定できないときでも，その代わりとなるものについて想像するよう奨励することはできる。カップルが言い争いから抜け出せなくなってしまい，近頃お互いがポジティブな関わり合いを持ったことなど1つも思いつかないことがあるが，それでも，デートをしていた日々，職業的な関わり，あるいは近親者とのコミュニケーションなどからポジティブな相互作用の要素を同定することができる。クライエントが自分の問題を成立させていない状況がどこかしらに存在しているということを想定しているのである。その状況が同定できれば，それが構成された解決の候補となる。

症例：Gさん夫妻

この事例は，夫婦間の問題についてのカウンセリングを求めたGさん夫妻との私のカウンセリングにおいて，解決志向短期療法的介入がクライエントの意味形成に奏功した例である。

Gさん夫妻は2人とも医学部生であった。彼らは勉強のため共に過ごす時間が減少し，恋人同士というよりもルームメイトのように感じるようになってしまった。彼らは，夜は疲れていて，話をすることも，外出することも，セックスすることもままならないと報告した。授業や勉強に余裕があるときでも，彼らは，請求書の支払いや食料品の買い出しなど家庭を管理するための日々の雑用に追われていた。妻が同じクラスの男子学生H氏とより多くの時間を過ごすようになると問題は山場を迎えた。妻はH氏に心惹かれ始めており，ある日の夜遅い勉強会のときに，彼女は彼にキスをした。彼女は罪悪感に駆られ，夫に自分の罪を告白した。夫は憤慨したが，同時に婚姻関係についても心配になった。その週に，2人は夫婦のカウンセリングを受けることで合意したのであった。

この情報は，初回面接からのものであるが，そこで2人は積極的に治療に参加していた。2人とも結婚を継続することを願っており，どんなことをしても離婚は避けたい意向を表明した。夫は，妻のH氏との関係に対する自分の怒りを認めたが，彼女が事実を正直に話してくれたことには感謝しているとも述べた。妻は，夫よりも諦めを示しており，自分たちが厳しい学校生活のなかでいかに「疎遠に」なってしまったかを嘆いていた。彼女は，結婚を解消したくはないものの，自分たちの学業面での厳しさを考えると，それが修正可能であるかどうか見当がつかなかった。妻は，一緒に暮らしてはいてもお互いに愛情がほとんど見られない自分の両親のようになってしまうことが心配だと述べた。

私は，この夫婦の両親の関係，あるいは彼ら自身の関係の詳細な経歴を検討するのではなく，解決策を探索するための突破口として彼らの治療動機を用いることを試みた。私は「お2人のお役に立ちたいと思いますが，お役に立てるかどうかはわかりません」と述べた。「カウンセリングは，カップルの相互間の問題を解決するのに有益ではありますが，存在しない愛情の代わりにはなりません。私には，お2人の結婚において**愛情**があまり感じられないのです」と伝えた。

このとき，2人は自分たちがお互いに愛し合っていたことを強調し，お互いに惚れていたいくつかの例を自発的に提供した。それらの例の1つは，妻が病気になったとき，妻が勉強で後れをとらないよう，夫が勉強の手助けをしながら彼女の看護をするという勇敢な努力をしたというエピソードであった。彼女は，かなり重症であったにもかかわらず，医学部時代で一番楽しかったのはそのときで，また，それは自分たちが「チーム」であると感じられたことが大きな理由であることを述べた。また別の例は，夫が，試験前に2人が一緒に勉強するという事実について話したときに判明した。彼らは，どちらかが疲れ果ててしまったり，やる気を失くしてしまったときは，自分のしている勉強を中断しても，相手にハグやキス，励ましを与えていた。お互いに相手が試験に通るよ

う手助けし，それによって自分自身の成績を低下させてしまうことも厭わなかった。

　私は，修正版のスケーリング・クエッション（訳者注：スケーリング・クエッションについては本章で後述）を紹介し，Gさん夫妻に自分たちの結婚生活についてAからFまでの成績表をつけてもらった。2人ともが自分たちの結婚の評価を「D」とし，それが学校の成績であれば決して満足しないだろうと主張したとき，私はある提案をした。それは，彼らのカップルカウンセリングを，出席，宿題，そして最後には成績をつける，医学部の選択科目のようにすることであった。2人ともこの考えに興味を示し，「2人の」科目で「優等」の成績をとりたいと言った。私が「優等」の成績をとるために2人がしなければならないことについて尋ねると，彼らは多くの考えを提案した。その提案のほとんどは，チームワークと連帯感を生かすものであった。最も具体的なものとして，彼らは最低でも週に1晩，また1日1時間は，学校の勉強と家の仕事から離れて一緒の時間を過ごす約束をした。私と共に定めた選択科目に合格するためには，2人とも医学部の成績が落ちてしまう可能性も進んで受け入れることに同意した。

　我々は，断続的に予定された合計4回のセッションを持った。これらのセッションでは，チームワークと連帯感に向けた彼らの努力と，お互いの取り組みに対する成績に焦点を当てた。勉強や仕事以外にかなりの時間を一緒に過ごしたのにもかかわらず，2人とも学校の試験の成績を上げることができたときには，ある急進展が起こった。彼らは学業で自分の最高の力を発揮するための最善の方法は，結婚生活で幸せであることだと確信したのである。また，彼らは，エリアパークへの日帰り旅行，民宿での宿泊，そして数回のセッションからなる週末のマッサージテクニックの教室など，一緒の時間を楽しむため様々な工夫をこらした戦略も考え出した。Gさん夫妻は，2人が一緒に時間を過ごしていることの結果として，より強い感情的，また身体的な結びつきが得られたと報告

し，夫がＨ氏について持っていてなかなか消えなかった心配も減少した。妻はＨ氏と勉強するのをやめ，そのかわり，夫と合流して地元の大学の図書館で勉強し，勉強の合間に一緒に休憩をとったりもした。4回目のセッションの終了時には，2人はお互いの進歩に「優等」点をつけることができた。

　Ｇさん夫妻の例において，戦略として用いなかった事柄に注目したい。我々は，非機能的な家族歴についても，彼ら自身の個人の恋愛歴についても探索しなかった。あるいは，カップルを引き離した出来事や，妻がＨ氏に惹かれるようになったことについて深く考えることもしなかった。夫の嫉妬の反応や，信頼に関する心配についての話はしたが，それをセッションの中心テーマにはしなかった。むしろ，焦点は最初から，2人の愛情と，それをどう示すかに当てられた。そこには，このカップルが疎遠に感じながらもまだ愛し合っており，気づかないなかに愛情深い行為をしているという前提があった。彼らがすでに持っていた貴重なものを認識するように彼らを駆り立てるには，微妙な脅し（「私がお役に立てるかどうかはわかりません」という発言）が必要であった。基本的に，セッションではスキルの教育は行わなかった。むしろ焦点を当てたのは，結婚を維持するために既に彼らが行っていたことをさらに実行するように導くことだった。

解決志向短期療法の短縮期間

　ここで，一歩離れて，短期療法としての基準を満たす解決志向短期療法の特徴を考察してみよう。主だった短期療法は，以下のいくつかの要素を共通して有している。

- 絞り込まれた焦点の維持
- 初期からポジティブな治療同盟を確立するための努力

- 時間効率的に変化を促進するための努力
- 治療者の積極的な取り組み
- セッション中の体験と，セッションとセッションの間のホームワークによってクライエントを変化に関与させるための努力
- 過去については相対的に重視しないことと，新しい経験，理解，そしてスキルを重視すること

　短期療法への様々なアプローチにおいて，これらの要素が様々な形で行われるが，それぞれ時間の使い方には違いがある (Steenbargerら，本書の第1章を参照)。短期療法という連続した線上では，解決志向短期療法は最も短期なものに位置する。解決志向短期療法についてのレビューによれば，通常，セッションの平均回数は3回から5回である[7]。そのように短いのは，以下のいくつかの要因のためである。

- 解決志向短期療法は，初期に解決の焦点を定めるため，問題の話し合いと診断に使われる時間が大幅に削減される。介入のための焦点の絞り込みは，その個人が挙げる目標に基づいて最初のセッションで確立される。
- 解決志向短期療法は，クライエントが変化していく全過程を支えるというよりも，変化を開始させることを目的としている。人は変化し続け，また，変化可能であると考えている。有用な方向づけがなされ，目標に近づくために既に実行している行動がポジティブに評価されると，治療者の助けを借りなくても変化し続けることができる。
- 解決志向短期療法では，クライエントによる目標の定義が重視されるため，治療抵抗やその克服に時間を割くことがほとんどない。
- 解決志向短期療法の治療者は，治療開始時から活動的であり，それが解決に向けた会話の構成を助ける。現在の戦略が奏功していない

場合は「違うやり方を行う」よう,そしてうまく奏功している場合はもっとどんどん行うよう直接的に提案しながら,セッションとセッションの間にクライエントが活動するよう強調する。

私は,別の論文で[13],短期療法が「短期」になる要因の大部分は,情緒が喚起された状態で新しい体験が引き起こされることによって達成されると提唱している。短期療法は,積極的な解釈,セッション中の演習,そしてホームワーク課題などを活用することによって,人を悩ませる不安,憤り,そして喪失にその人をより近づける。そうした後で,活性化された情緒経験のなかで,問題に対する新しい見方,対処のための新しいスキル,新しい経験へとクライエントを導く。トラウマの体験が心に深く刻み込まれるように,短期療法における新しい経験も,かきたてられた感情のなかで定着する傾向にある。

解決志向短期療法では,提示される訴えの再定義を通して,こういった新しいスキルが習得される。クライエントは,自分の問題に対する援助を求めて治療を始め,自分の長所と解決に焦点を当てて治療から去っていく。しかしながら,真の変化は,クライエントが実際に有益な行為をし始め,それが奏功するのを見ることによって起こる。それによって,彼らは直接,そして即座に自分の適応能力を確認できる。治療者による支援と奨励（少しばかりの元気づけ）によって,クライエントは,有能さと管理能力が強調された新しい自己認識を内在化し始める。

解決志向短期療法の期間の短さは,その作業が簡潔すぎるのではないかとの懸念も引き起こす。解決志向短期療法では,クライエントが自らの心配について話したいという正常な欲求が,治療者の簡潔さと解決志向の会話によって切り捨てられている可能性があると懸念する人もいる。そのような部分は,確かに実際に落とし穴ではある。本章でも後に概説しているが,今日までの研究が示唆するところによれば,解決志向短期療法は有効ではあるが,再発率を測定するための長期の追跡研究はほと

んどされてきていない。極めて短縮された治療は，変化を維持するというよりも，変化を開始させるうえで好実績を持つとも考えられ[13]，大うつ病性障害などの慢性的な問題を抱える患者に対する3回から5回の治療の妥当性については疑問も持ち上がっている。また，多くのクライエントにとって，治療を始めることは，自己改善のためだけではなく，継続したソーシャルサポートを受けたいためでもある。そのような人は，解決志向短期療法であれ他の治療法であれ短期療法には不満を抱きがちである。

解決志向短期療法の有効性

　解決志向短期療法が有効な治療として記されている文献はまだ少ないが，増えつつある。効果研究は，一般に，クライエントが現実問題を抱えて治療に訪れると仮定しており，その後は，客観的に改善しているか長期にわたって追跡される。治療を受けたクライエントがプラセボや別な治療を受けたクライエント，ないし全く何もしていない人の改善を大きく上回れば，その治療は有効であるといえる。
　解決志向短期療法を実践する多くの治療者は，そのようなアウトカム評価が認識論的な現実主義を基盤とするため反感を抱いている。解決志向短期療法の構成主義的傾向からは，人々が客観的な診断可能な問題や病気を抱えて治療を開始するという概念は疑問視される。彼らが主張するのは，変化とはクライエントが現実には問題は存在しないことに気づき，自分のパターンから脱け出すのに必要なことをすでに行っていたことに気づくことで生じるものだということである。
　解決志向短期療法を実践するには，DSMの枠組みと治療効果の検証から離れることが必要なのであろうか？　Held[6]が論じたように，クライエントは，実際，解決志向短期療法の成果として自分の生活に現実の変化を起こしている。そのような変化を客観的に評価し測定しようと

する試みが，適応努力を探索し拡張しようとする治療者の試みと対立する必要はない。最近の研究では，解決志向短期療法の効果だけでなく，解決志向短期療法の成功に貢献している可能性のある構成要素的なプロセスに関する研究も見受けられるようになった。

　GingerichとEisengart[5]による，解決志向短期療法の効果研究に関する有益なレビューでは，研究を，適切に比較対照されたもの，中程度に比較対照されたもの，不適切に比較対照されたもの，の3つに分類している。1999年までに，著者らは，15の比較解決志向短期療法アウトカム研究を評価したが，そのうちの5つが適切な比較研究の規準を満たしていた。それら5つの研究は，中程度のうつ病，子育てのスキル，整形外科患者のリハビリ，囚人の常習的犯行，反社会的な青年期の行動などの問題に対する解決志向短期療法の有効性を裏づけた。5つのうち1つだけは，解決志向短期療法と別の治療アプローチとを直接比較したものであったが，2つの間にはさほどの違いは見られなかった。したがって「これら5つの研究は解決志向短期療法の有効性における最初の裏づけを提供した」(文献5のp.493)のであるが，解決志向短期療法が他の短期の治療形式に類を見ないほどの有効性を持つことが確立されたわけではなかった。

　McKeel[7]は，これらのアウトカム研究のいくつかは，解決志向短期療法の効果を学校や刑務所などの場面で提供されている既存の治療法の効果と比較しており，解決志向短期療法はそれらの既存の治療法を上回る有効性を確立したと指摘した。Mckeel[7]は，解決志向短期療法のプロセス志向研究をまとめ，初回セッションで行う課題設定（formula first session task）などの典型的な解決志向短期療法の介入の効果を検討した。「初回セッションで行う課題設定」は，クライエントが，セッションとセッションの間の生活で起きている，継続させたい事柄に焦点を当てることを奨励するものであり，それによってクライエントがより治療に協力的になることがわかっている。「初回セッションで行う課題

設定」をやり終えたクライエントは，その課題を行わなかったクライエントと比較して，改善と楽観主義を報告する可能性が有意に高かった。McKeel[7]は，ほとんどのクライエントが治療前からの変化（最初に予約の電話をするときから，その予約時間に現れるまでの間の改善）を報告すると述べている。治療者が最初のセッションでそれをターゲットにした場合，それらの変化が現れる可能性は有意に高くなる。このことから，治療者が質問するのを覚えてさえいれば，ポジティブな変化に焦点を当てることは，ほとんどのクライエントにとって実行可能であることが示唆される。

DeJongとHopwood[2]は，ウィスコンシン州ミルウォーキーの短期家族療法センターでの効果研究についてまとめ，カウンセリング終了後7カ月から9カ月経ってもクライエントのおよそ80％が治療に満足していると報告していたことがわかった。さらに，この追跡期間に，クライエントの49％が治療目的は十分に果たされたと報告し，別の37％は「いくらかの進歩」があったとしていた。治療者と患者の人種や性別は治療効果に影響がないようであった。興味深いことに，クライエントらは平均して3回しか治療を受けておらず，治療に対する高い満足（また，大きな成功の実感）は，時間効率的に達成され，持続されうることが示唆された。

Beyebachらによって報告された一連の研究[1]は，解決志向短期療法の奏功に寄与するプロセスについて調査している。彼らの調査によって，治療者とクライエントのコミュニケーションが成功要因であることが明らかになった。セッションの主題の設定をめぐって治療者とクライエントで争いが見られた治療は，そのような争いや葛藤がなかった治療と比べると好ましい結果が得られなかった。興味深いことに，治療が奏功した関係では治療者がより指導的で，指示を与えていたのに対して，治療者とクライエントがお互いに過度に迎合していた場合は再発の可能性がより高かった。治療において「一方が上」で「一方が下」という支配的

なコミュニケーションは，相手からの支配的なコミュニケーションを誘発する傾向にあることが，さらなる分析によってわかった。その一方で，非支配的な「相手と交わるような」コミュニケーションは，非支配的な関係をさらに強めた。

　Beyebach ら[1]は，解決志向短期療法の効果を検証し，治療が成功するための唯一重要な予測因子はクライエントの内的コントロール感であることを発見した。内的コントロール感は，人生の主導権を握っているのは自分であるという感覚の程度を反映するものである。内的コントロール感は，治療前の望ましい変化の報告と，カウンセリングにおけるその後の目標設定と正の相関関係にあった。「内的コントロール感は変化するものであり，治療がうまくいった場合は，治療が進展するにつれてより内在化されていくことが証明された」とBeyebachらは述べている。「このことは，解決志向療法の治療者の課題が，クライエントが自分自身の生活に対するより優れたコントロール感を経験する状況を作り出すことである，とする概念を裏づけるものである」（文献1のp.325）。

　この分析が示すのは，解決志向短期療法の有効性が，理論上の理由以外の要因にもあるということを示している。具体的には，クライエントと治療者のコミュニケーションの性質と，治療前の変化を促し延長させる能力が，治療者が指示する特定の課題と同じように重要ということである。この結論は，解決志向短期療法ではクライエントと治療者が，治療に対して極めて異なる見解を持つことを発見したMetcalfら[8]による質的研究で裏づけられている。概して，治療者は自分自身を比較的，非指示的であると考える傾向にあったのに対して，クライエントは，治療者の指示が援助の中心的要素であったと指摘した。また，治療者が治療の成功のカギは目標指向的介入にあると考える傾向にあったのに対し，クライエントは支援的関係の重要性を強調した。すべての心理療法に共通して重要な要因というものが特定されていないことを考えれば（Greenberg，本書の第8章を参照），そのような所見も驚くにはあたらない。

解決志向短期療法の実践

　そろそろ読者の皆さんは，解決志向短期療法がどんなものであるか，いかにそれがより大きな短期療法のスキーマに適合するかについて，また，その期間の短さと有効性がどこからくるかについて多少見当がついていることであろう。このように研究を紹介したことで，解決志向短期療法が，典型的な理論的背景以上に有益であり，効果的で革新的な治療法であるという私自身の偏見を確実に明らかにしてしまった。とりわけ，私は，解決志向療法の治療者が非指示的であるという概念が極めて見当違いであると考えている。治療者は，治療を先導するプロセス（治療者が治療開始時から解決への方向づけをする）をカウンセリング目標の内容を決定するプロセス（本来はクライエントによってもたらされる）と混同してしまっている可能性もある。エリクソン派の流れをくむ治療者は，変化の過程での説得と対人影響力の役割を重視している。O'Hanlon は，自分のクライエントとの解決志向短期療法のセッションの記録について再考した際，自分がいかにクライエントの代弁をしていたかに驚かされたと述べている[7]。Beyebach ら[1] によれば，解決志向短期療法は，クライエントを全くコントロールしないときよりも補足的なコントロールを伴うときのほうが成功する可能性が高いようである。クライエントが目標の詳細をコントロールし，カウンセラーが目標に集中しそれを達成するプロセスをコントロールするときに，両者はお互いに相手を評価し，主導権を握っていると感じられる。

　一般に，系統的脱感作法などの指示的療法は，より探索的な療法に比べてマニュアル化しやすい。指示的介入は極めて技法中心的で，特定の順序に従って技法を用いることが多い。基本的に探索療法は，その都度クライエントの関心を考慮するため，治療があらゆる方向に進展する可能性がある。逆転移反応（治療者のクライエントへの反応）をいかに有

効な介入にするかということよりも、リラクセーション訓練について説明するほうがずっと簡単なのである。

　創始者の Steve de Shazer の尽力のおかげで，解決志向短期療法の実施方法は，比較的端的に解説することができ，治療計画を描くことができる[4, 14]。de Shazer は，治療における変化の過程を捉えることと，その過程から本質を引き出すことに興味を持っていた。彼は，問題について話し合うことが変化の必須要素ではないことを見出した。変化に必要不可欠であったのは，目標とその目標をいかに達成するかについての着想であった。結果として，de Shazer のマニュアルでは，目標と，クライエントが目標を追求するための実在または仮説的な方法を引き出す手順を解説している。

　解決志向短期療法の方式はいくつかの特定の技法によって特徴づけられる。Gingerich と Eisengart[5] は，解決志向短期療法には7つの特徴的な基準があると述べている。

1．セッション前の変化探し
2．目標設定
3．ミラクル・クエッション（奇跡の質問）の活用
4．スケーリング・クエッション（点数づけ質問）の活用
5．例外探し
6．コンサルテーションの時間
7．称賛を含むメッセージと課題設定

これら7つの基準が解決志向短期療法の変化の指針を構成している。それぞれを順番に検討し，その後全体的に考察してみよう。

セッション前の変化探し

　治療は，クライエントがオフィスに入ってきて，第1回目のセッションで始まるのが普通である。しかしながら，解決志向療法の治療者は，予約のための最初の電話から解決志向短期療法が開始されると考えることがある。その電話のときに，治療者はクライエントに，この電話から最初の面接までの間に起こる変化に注意しておくように促す。これは，平均への回帰を治療的手段として利用するものである。ほとんどのクライエントは，問題を解決しようとする試みに失敗し，落胆が最大の状態にあるときに最初のセッションを求める電話をかける。問題の深刻さは自然経過として浮き沈みをするものであるから，最初に電話をかけてから，問題は多少軽減するであろう，たとえそれが平均的な基準への回帰にすぎなかったとしても。そのような変化は，問題がおさまっているときにクライエントがしている現在と異なる行動について探求する機会を与え，可能な解決策を考案するのに役立つ。

　セッション前の変化についての質問により，ごく初期の治療で解決志向を定め，セッションとセッションの間に解決策について考えるという，積極的なプロセスにクライエントを早く取り組ませることができる。セッション前の変化についての話し合いを進めるにあたっては，言葉の選択が重要である。変化はたまたまクライエントに起こったことではなく，クライエントが行ったことの結果である，という言い方が重要である。結果として，そこでは解決についての話し合いだけでなく，より大きな内的コントロール感も構築されることになる。クライエントはしばしば，自分の問題に対してなすすべがないと感じており，そのために専門家の助けを求める。その本人が望ましい変化を生じさせる行いをしていることを指摘することによって，治療者は，クライエントが持ってはいても気づいていないかもしれない力に光を当てることになるのである。

目標設定

WalterとPeller[14)]は，解決志向短期療法における目標設定は極めて初期に行われ，いくつかの特徴によって他と区別されると指摘している。

- **目標はクライエントによってもたらされる**——目標は，クライエントの言葉で述べられ，クライエントの望む結果を反映するものである。目標は，治療者の分析から生じてクライエントにその解釈が伝えられたり，治療計画を介してクライエントに勧められたりするものではない。クライエントの目標をもとに治療を設定することにより，クライエントと治療者とが共通の目的に向けて取り組むことになり，それによって治療抵抗の可能性を最小限にできる。
- **目標は，肯定的な形で述べられる**——多くの場合，クライエントは「こんなに落ち込んでいたくはない」などと自分の目標を否定的な言葉で表現する。そのような発言は，治療の方向性を確立する際の出発点とはなるが，クライエントが肯定的に希望することについてはほとんど述べていない。結果として，治療者は「落ち込んでいなければ，あなたは何をしていると思いますか？」あるいは「落ち込んでいなければ，あなたの生活はどのように違っているでしょうか？」などとフォローすることもある。そうすると，「落ち込んだときは他の人に助けを求められるようになりたいです」などの肯定的な目標が浮上する可能性がある。
- **目標は能動的な形で述べられる**——治療目標は，将来の最終的な状態としてというよりも，クライエントの望む行動として能動的な言葉で述べられるべきである。もしクライエントが「学校で良い成績をとりたい」と言うのであれば，治療者は「授業でより良い成績をとり，うまくいっているとすると，どのような違う行動をしている自分が考えられますか？」と尋ね返すこともある。積極的に目標を

立てることによって，それらを具体的な治療課題とすることができる。能動的な形で提示された目標には「勉強を始める前に，勉強しやすいように課題をいくつかに分ける」などがある。

- **目標は「今ここで」を基準にした表現で述べられる**——多くの場合，クライエントの目標は「人間関係をうまくいかせたい」など，将来の状態について述べられる。これがクライエントを行き詰まらせてしまうことになるのは，クライエントの現在の問題の状態と，述べられている理想の間の明確な橋渡しが存在しないためである。このような場合，治療者は「もしあなたが順調な人間関係を構築している過程にあるとしたら，今あなたは何をしていることが考えられるでしょうか？」と尋ねることによって目標を再構成するように誘導する。WalterとPeller [14] によれば，「その途中にある」という考え方は，理想と現実の間の，現時点における橋渡しとなり，変化の過程を重視するものである。そういった目標は「今週は，社交的に自己紹介しなくてはならない2つの状況に自分を置いてみる」のように構成することができる。

- **目標は具体的で，達成可能な形で述べられる**——クライエントがより高い自尊心を持ちたい，あるいは自分自身についてもっとましに思えるようになりたいと述べることは珍しくない。WalterとPeller [14] は，クライエントの自分自身についての感情を単なる意志の作用で変えることは不可能なため，そのような目標は彼らの目標達成におけるコントロールを奪ってしまうことになると指摘した。治療者は「もしあなたが，自分自身について，もっとましに感じられるべく，何かをしているとすれば，今，具体的に何をしていると思いますか？」などの質問をすることによって，クライエントを力づけ，内的コントロール感を育むような目標に翻訳するよう促す。そのような自尊心に関する目標を具体的に表現すると「毎日運動することで体調を整える」などとなる。

私が心理学のインターンや精神科の研修医に，短期療法のスーパービジョンをして15年以上が経つが，作業が暗礁に乗り上げるのは，クライエントと治療者にとって目標が十分にはっきりしていないときである，と確信している。その場合，治療における有用な演習の1つは，単に目標を別の言葉で言い換えるようクライエントに求めることである。すると多くの場合，漠然として，困惑した答えが導き出され，治療者からもクライエントとは異なる答えが出てしまうのである！ 治療目標が極めて明確な言葉で定義され，さらに系統立った方法で追求されるという点で解決志向短期療法に匹敵するのは，おそらく行動療法のみであろう。そのため，解決志向短期療法の積極的な目標指向は，まだ変化の初期段階にあって変化することを検討し始めたばかりの人たちに比べて，変化のための準備が十分にできているクライエント[10]にとってより有益である可能性が高い。

ミラクル・クエッションの活用

解決志向短期療法において，目標を導き出す最も一般的な方法の1つは，ミラクル・クエッション（奇跡の質問）によるものである。これについては，de Shazer（文献4のp.5）が次のように説明している。「ある夜，あなたが寝ている間に奇跡が起こり，この問題が解決されたとします。あなたはどこでそれに気づきますか？ 何が違っているでしょうか？ あなたが何も言わずにいたら，あなたの夫はどうやってそれに気づくでしょうか？」

de Shazer[4]によれば，ミラクル・クエッションは，実際に治療のための有用な目標となる可能性がある具体的な行動を導き出すようにデザインされた一連の質問である。de Shazerは「治療者とクライエントにとって，たとえ問題が漠然としていたり，混乱していたり，あるいは十

分に説明されていなかったりするときも，ミラクル・クエッションによって可能な限り明確に解決策を説明できるようになる」と述べている(p.6)。

質問を「ミラクル（奇跡）」とすることにより，クライエントが，解決策の探索を妨げている可能性がある現在の制約の外に出て考えることを可能にする。例えば，クライエントは，誰かとデートをしたいと望むかたわら，お金がないからできないと訴えるかもしれない。ミラクル・クエッションは，クライエントが金欠を越えた部分に視点を向け，デートをするような恋愛関係を順調に築いている場合に起きていることを定義するのを可能にする。それによって，地域活動などお金を使わない方法で出会うという簡単な解決策にたどり着くことがある。

「あなたの親友（家族，配偶者など）には，あなたがこの問題を解決したことがどのようにしてわかるでしょうか？」という質問も，目標を観察可能で，具体的な表現で構成するよう促すのに役立つ。これは，特にカップルカウンセリングにおいて有益であり，そのような質問によって，治療の初期目標となりうる特定の対人関係行動が引き出されることも多い。

スケーリング・クエッションの活用

解決志向短期療法におけるスケーリング・クエッション（scaling question：点数づけ質問）とは，行動療法におけるそれと同様に，クライエントに自己成績表をつけてもらうことである。これは，クライエントの目標を導き出す効果的な手段になりうる。例えば，「1から10までのスケールで，10が常に言い争っている場合，1が完璧に仲良くしている場合，としたとき，あなたはここ1カ月間のお2人の関係を平均してどう評価しますか？」といったものである。クライエントが自分の結婚生活の平均評価を5としたなら，その後の質問としては，「平均が5と

いうことは，あなたはかなりひどく言い争うこともあれば，それほどでもないこともあるということですか？ あなたがたの争いが5以下のときにはどのような違ったことが起きているのでしょう？」などが考えられる。別のアプローチとして，「5ですか？ それはカウンセリングを始める多くのカップルたちの評価よりも上ですよ。9とか10にならないようにあなたが現在していることは何ですか？」なども考えられる。

スケーリング・クエッションでは，状況は変わりうるという概念を，問題と解決を定義するときに取り入れるような尋ね方をすることができる。「平均」の評価についてはじめに尋ねることによって，次に平均以上の状態とはどのように違った状態かを自然に質問することが可能になる。そのようなスケーリングは，進歩を追う方法として，また，長期にわたる改善をもたらす特定の行動に焦点を当てる方法として，治療全体を通して行うことができる。後者は，セッションとセッションの間にホームワークとして課す課題の基礎になるものである。

例外探し

おそらく例外探しは，最も解決志向短期療法と関連づけられることの多い介入である。クライエントは，自分の問題に注目し，しばしば自分は問題の正体がわかっているといって治療に訪れる。例えば，クライエントは，自分たちが「いつも」言い争いをしている，あるいは「いつも」落ち込んでいるなどと言う。そして治療者が，その問題に焦点を向ければ，そのような言い方はより強化されることになる。

例外探しは，クライエントが問題のパターンを成立させていない状況を探し出すことによって，彼らの強みを強化する。例えば，治療者は「誰しも完全にいつも同じではないものです。あなたがたが24時間ずっと言い争いをしているとは思えません。あなたが言い争いをしていないときに，普段と異なったどんな行動をしているか教えてください」など

と言うこともある。あるいは、クライエントは「なぜ試験期間中に不安になるのでしょうか？ 友達といるときや、デートしているときに不安になったことなんてないのに」などと自発的に問題のパターンが成り立たない生活領域について話し出すこともある。その場合、治療者は「それでは、あなたが試験のときには行わず、友人といるときには行っていることについて話してみてください」という質問で応じることができる。

　私が発見したのは、状況によっては、クライエントから例外を引き出すうえで、最初はクライエントの極端な自己呈示に同意するのも有益なことがあるということである。例えば、Gさん夫妻が治療に訪れたとき、彼らは自分たちが疎遠になりすぎてきていると述べ、私は彼らの関係においてそれほど愛情が欠けてしまっているのであればカウンセリングも役に立たない可能性があると答えた。2人とも離婚は希望していなかったため、この発言によって扇動され、即座に自分たちの愛情と親密さを示すような例を挙げてきた。そのような例外は、両者が「親密なとき」に行っている、普段と異なる行動を同定するのに役立ち、セッションとセッションの間に2人にさらにそれを行ってもらって、その結果を観察してもらうことができる。

コンサルテーションの時間

　ウィスコンシン州のミルウォーキーにある短期家族療法センターでは、治療者チームは、それぞれの治療でどのようなことが起きたかを評価し、有望な介入を計画するために、治療期間中に合同コンサルテーション（consulting break）を行っている。当然ながら、すべての治療者が訓練的な環境で治療するわけではないため、全員がそのような会議に参加できるわけではない。しかしながら、コンサルテーションという発想は、解決志向短期療法で治療者がクライエントを協力者として考えるうえでは有用である。コンサルテーションは、セッションの終わりにかけて行

い，それまでに話し合われたことをまとめ，治療者とクライエントの間で合意が得られるようにするものである。

コンサルテーションは，次のような形式がとられる。「さて，ここでこれまでのことについてまとめてみましょう。お2人は，結婚生活にフラストレーションを感じ，離婚することになってしまうのではないかと感じて治療にやって来ました。でも私が結婚生活での愛情について尋ねたとき，お2人とも疎遠になった今でも愛情深く，親密に一緒に過ごしているときがあると答えました。お2人がおっしゃるには，その時間が2人の結婚生活において最高の時間ということでしたね。奥さん，あなたにとって親密な時間を過ごすこととは，ご主人と2人きりで話す時間を持ったり，学校での出来事について話したりすることのようですね。ご主人，あなたにとっての親密な時間は，勉強から離れて，一緒に休暇を過ごすことのようです。それであっていますか？」

その後クライエントは，治療者の観察に何かつけ加えたり，同意したり，あるいは再度明確に述べなおすこともある。例えば「そうですね，私たちは，一緒に大きな仕事を行ったときもお互いを親密に感じました。覚えてる？ 地下室を一緒に改装したときのこと？ あれは散々な出来事ではあったけど，一緒にやっていて楽しかったよね」。

このようなコンサルテーションは，解決のための行動を具体化し，クライエントが過去に奏功させたことをさらに行うことを可能にし，セッションとセッションの間の課題へと自然な橋渡しをする。またコンサルテーションにより，カウンセラーの解決志向がクライエントにとって確実にわかりやすいものになる。

称賛を含むメッセージと課題設定

解決志向療法の治療者は，クライエントの長所を確認し，称賛を示してセッションの結論づけをすることが極めて多い。例えば，「私は，お

2人がストレスの多い状況に置かれているにもかかわらず，お互いへの愛情を持ち続けたことに感心しています。お2人ともこの結婚がうまくいくことを願っているのは明らかで，私はそれに対して拍手を送りたいと思います」などと言う。私はしばしば，「お2人が結婚生活においてうまくできていることから学ぶことができれば，愛情深い時間を再構築するというお2人の目標に向けて大幅に前進することができると思います」などという希望のメッセージもつけ加える。称賛はいくつかのメッセージが伝わるようデザインする。①クライエントは，真の力や強みを持っている。②それらの強みは，物事が最悪の状態にあるように見える今でも現れている。③我々は，それらの強みをもとにしてクライエントの目標に到達することが可能である。初期段階においてクライエントが少なからず気分が改善するのは，そのようなメッセージをクライエントが内在化できた結果とも考えられる。

　解決志向短期療法の目標指向に沿っていくと，称賛の後に続くのは，セッションとセッションの間に行う具体的な課題である。この課題は実行可能なものでなければならず，セッション中に指摘された例外や解決策をもとにしたものでなければならない。課題は，クライエントが最近自分にとって有益であったことをさらに行った場合，あるいは有益であると思われるような何か新しいことをしてみた場合にどうなるかということに注目したものが多い。最初のセッションの後で，クライエントにはしばしば「初回セッションで行う課題設定」が課題として出されるが，それについて de Shazer [3] は次のように解説している。「今から次の面接までの間に，あなたの家族に起こることのなかでこれからも続けて起きてほしいと思うことは何か，次の面接で説明できるよう観察してきてください」(p.137)。

　この課題は，解決についての探索の幅を広げ，クライエントが前回の面接では話し合われなかった可能性のある解決策に注意を向けることを促すものである。最も重要なのは，セッションとセッションの間にも解

決志向を維持し，その人自身についての新しい考え方を強化することである。

解決志向短期療法の実践の見取り図

de Shazer[4] や，Walter と Peller[14] は，解決志向短期療法の実践のための有用なフローチャートを提供しており，治療者が解決策を構築するうえで役立っている。以下に，その見取り図を引用して，解決志向短期療法の一連のステップとオプションを解説する。

【ステップ1：違いを探す】
● オプション1：セッション前の変化探し

基本的には，既に起きていて，クライエントが自覚している望ましい変化が，解決志向短期療法において注目すべき有望な最初の焦点である。そのような変化は，治療者に質問された場合に報告される可能性が最も高いことが研究によって示唆されている。クライエントは，カウンセリングに入る以前に自分の状態に改善が見られても，必ずしもそれを報告するわけではない。

セッション前の変化に気づくという課題は，初めての予約をするときに提供するのが理想的である。大きなクリニックで，受付を事務員が行っている場合にそれを行うのは難しく，治療者が自分自身で予約を受けている場合のほうが達成しやすい。私は，学生カウンセリングで週平均して20人から25人の生徒を診るが，常に自分自身で予約を受けている。予約時に問題点を聞いておくと，面接の必要性が急を要さないものか，差し迫ったものか，あるいは緊急のものかを判断するのに役立ち，最初の課題の構築に役立つ（クライエントがひどく悩んでいるなど，差し迫っていたり，あるいは緊急の場合には，そのような課題を提案するのではなく安心させ，早めに面接の予約をとることにしている）。

しかし，多くの場合は，クライエントも治療者も忙しく，初回面接以前に詳細なコンタクトをとることは不可能である。それでも，セッション前の変化探しは，初回のセッションにおいて，クライエントに最初の電話の後に起きたポジティブな変化を同定するように求めることで実行できる。その場合，「多くの人々が最初の面会までに気分が少し改善されたことに気づいています。あなたは，予約の後に何かポジティブな変化に気づきましたか？」などの仮定的な質問にするのが有益である。当然そのような質問をする際は，常に慎重になるべきである。例えば，もしクライエントが最初のセッションではじめから泣いていれば，セッション前の改善についての質問は無神経であるように聞こえてしまうおそれがあり，望ましい治療関係の発達を阻害しかねない。

　セッション前の変化を評価するのに，クライエントにグラフを描いてもらう方法もある。グラフの山は，過去2週間で彼らが最も自分の目標に近かった時点を表し，谷は最も目標とかけ離れていた時点を表す。グラフを描くにはそれほど時間はかからないし，目標や，行動と結果が変わりうるという概念を示すうえで有益である。

　グラフの山について話し合うことが，セッション前の変化を明らかにし，セッションにおいて解決のための会話につながる。これは，特に，2つないしそれ以上の山が似たような変化を表しているときに当てはまる。しかし，その山がさらに具体的に話し合う必要のある内的状態を表わしていることも多い。例えば，試験についての不安を抱える生徒は，その山について「勉強を先延ばしせずにいくらかやり終えた」や「自分が行った課題に対して自信を感じた」と表現するかもしれない。それに続く質問は「先延ばしにせずに勉強をやり終えるために，具体的には何をしたのですか？」や「あなたが自分の課題に自信を感じたときにしていたことは，具体的には何ですか？」などと焦点を絞った形になる。変化を行動指向的な言葉で表現させるために，多様な追加質問が必要となることもある。そのような状況では「宿題をすべてやるかわりに，やれ

るだけの量に取り組んだ」のように，1つの解決パターンが多数の山を形成していることも多い。そのようなセッション前の変化が，最初のセッションと2回目のセッションの間に「有効なことをさらに行う」という課題の基礎となる。

　クライエントが，セッション前の変化についてグラフを描いたり，治療者から質問を受けたりすることに戸惑いを覚えるのは珍しくない。解決志向短期療法ではそれを治療抵抗とは見なさず，治療者はそれにフラストレーションを感じるべきではない。クライエントは自分の問題に浸りきってしまっているため，問題の中に考えが閉じ込められていても当然であることを忘れてはならない。クライエントの発想を反転させるには，多大な励まし，治療者によるモデリング（模範を示すこと），指導が必要かもしれない。

● **オプション2：問題の例外を同定する**

　クライエントがセッション前の変化を同定できない，あるいはそれらの変化が現在における解決の即戦力にならない場合，治療者は，考えの「枠組み」を変え [4,14]，現在の問題の例外を探し始めるようにする。この演習は，クライエントが問題にとらわれてしまっていて，目標もセッション前の変化も同定できない場合に特に有用である。

　セッション前の変化は，クライエントの目標に適合する肯定的な行動の自己報告である。クライエントがセッション前の変化を表現するとき，彼らは解決のための会話をしていることになる。その一方で，問題における例外について話し合うことは，解決志向の観点からすると，それに一歩後れをとっている。治療者が問題のパターンの例外について尋ねるとき，その会話はその時点ではまだ問題志向なのである。例外についての質問は，問題に基づく会話を解決のための会話にシフトさせるための戦略である。

　例えば，クライエントは，セッション前の変化を報告せず，「かつてない最悪の気分」と言うかもしれない。その場合も，これを個人の経験

による誠実な表現として捉え，変化を回避する願望の現れとして捉えるべきではない。そのような状況での例外探しは，物事が「たとえ少しだけでも」良かった時点に焦点を当てることになるだろう[14]。例えば，あるカップルは過去数ヵ月間うまくいっておらず，最近のポジティブな変化などないと述べるかもしれない。うまくいっていた日々についての報告も全くない場合には，彼らの争いの度合いの平均を捉えるために，スケーリング・クエッションを使うことができる。そのカップルの争いが，10までのスケール上で8である場合，「争いの評価が8以下のときにあなた方がしていることとは具体的に何でしょう？」のようにして例外を探すことができる。クライエントに対して，本当に「良い」日々などというものはないかもしれないと認めながらも，最高の日と最低の日についてそれぞれスケール評価を求めることが役立つことがある。すると，必然的に「争い方が8ではなくて5のときにお２人がしている，普段と違うこと何ですか？」という例外を引き出す質問につながる。

　例外探しは，カップルセラピーや親に連れられて来る子どものセラピーにおいては特に有益である。極めて多くの場合，カップル間，あるいは親子間では状況が敵対的になっている。非難と弁護に重点が置かれ，それぞれが相手の欠点に焦点を当てる。治療者が例外を求めることで，治療に参加しているそれぞれが，相手が用いている解決行動を同定できることがあり，好意的評価と連帯感を築くことにもなる。例えば，最近のセッションの例では，妻が夫に家事をするように口うるさく言わずに，冷蔵庫のリストにその項目を書き記すだけにしたときに，夫は妻と最も親密に感じたことを指摘していた。それに対して，妻は，夫が今は冷蔵庫のリストを読めるだけの時間を家で過ごすようになったので，もはや口うるさく言う必要を感じないのだと叫んだ。それによって我々は，最初の課題を構築し，それぞれお互いが相手にとって有益であったことをさらに行うことに同意した。解決のための会話へシフトすることは，蓄積された憤りを鎮め，２人の間に信頼を再構築し始めるのに役立った。

de Shazer[4)]は，意図的な例外と自然発生する例外とを区別した。治療の過程で，クライエントが異なる行動を試みることによって自分自身を目標に近づけるときには，治療者は「応援（"チアリーディング"と称することもある）」モードに入り，解決をさらに成立させることを奨励する。それ以外の場合に，クライエントが自然に例外に遭遇することもある。それによって，例外的な状況でクライエントが具体的に行っていることを探求する機会が与えられ，それらを解決策の可能性として考案することができる。実際のところ「何か違うことをする」という無作為な努力でさえ，自然発生的な例外が生まれやすくし，その後それについて深く考えることができるようになり，クライエントが新しい考え方や行動をとれるようになるうえで重要な役割を果たす。

先述のとおり，例外を考える際にどんな言葉で質問するかは極めて重要である。多くの場合，クライエントは，例外を「たまたま起きた」こと，あるいは誰か他の人の行動の結果として起きたこととして表現する。例外を能動的な表現で再構成する質問は，解決策の構築に役立つ有益な情報を引き出すことがある。例えば，クライエントは，誰かに良いことを言われたために，その日はそれほど落ち込んでいないと報告するかもしれない。それに対する追加質問としては，「誰かに何か良いことを言われるとあなたはいつも気分が良くなるのですか？　そのときのポジティブな発言に対していつもより心を開いておくために，あなたはどんなことをしていたと考えられますか？」などがある。重要なのは，例外が偶然の出来事ではないかもしれず，実際には再現可能な行動の結果でもありうることをクライエントが理解するよう支援することである。

● オプション3：仮説的な解決策を考え出す

クライエントは，セッション前の変化を同定できず，問題のパターンの例外を同定するのも不可能なことがある。その場合，その人は，問題志向にはまり込んでしまっており，身動きがとれない状況である可能性が最も高い。そのような状況では，仮説的な解決策を探すことによって，

セッションとセッションの間の解決志向の課題の基礎を形成するためのアイデアが生まれることがある。

　前述のカップルが，自分たちの争いにおける例外を何も考えつかない，あるいは考え出した例外も問題をはらんでいる（例：「言い争いにならなかったのは，お互いに無視しあっていたからです」）としよう。治療者は，仮説的な枠組みにおいて[14]，「2人の間の問題が解決されたことを想像してください。お互いどのように今と違った行動をしているでしょうか？」，あるいは「もし奇跡が起きて問題が解決されたとしたら，お2人は今とはどのように違った行動をしているでしょう？」と尋ねることもある。クライエントが想像力に欠けるときには，その人が称賛する人の名前を尋ねることでうまくいくことがある。その後，その称賛する人が，同じような問題の状況にいたとしたら何をしているか，何と言うと思うかを質問する。称賛する人物を用いて仮説的解決策を考えることは，その考えがクライエントの直接の経験に根づいていないという欠点はあるが，クライエントの価値観と優先事項を反映していることは確かである。この方法は特に，外国人のクライエントや，治療者と異なる人種，宗教，民族出身のクライエントとのカウンセリングにおいて有用である。称賛する人物に焦点を当てることによって，そのクライエントのみに該当する，その文化特有の解決策が考え出されることが多い（EchemendiaとNúñez，本書の第9章参照）。数年前，あるクライエントとの印象的なカウンセリングセッションがあった。そのクライエントにとっては祖母が崇拝する人物であり，その理由は祖母の知恵とたくましさにあると述べた。そのため，大学での人種差別に対する解決志向的な対応として，祖母の精神を思い起こさせ，彼女の美徳を再現することで仮説的な対処法のロールプレイを行った。

　WalterとPeller[14]が述べているように，カウンセリングにおいて仮説的な解決策について尋ねることは，想像上の対応から，セッションとセッションの間に再現することのできる具体的な今現在の課題への橋渡

しをする。そのために，そのような質問を用いて，クライエントにその仮説上の解決がほんの少しだけ生じているような状況を同定するよう促す。この「ほんの少しだけ」という概念は，クライエントを解放し，初期のカウンセリング課題の土台となりうる解決の断片に焦点を当てさせる。そのような例が引き出される可能性が最も高いのは，質問が前提的な性質を持っているときである。「最近何かそのようなことを行いましたか？」と聞くかわりに，カウンセラーは「最近それを少しだけ行ったときのことを話してください」と指示することがある。前提となるのは，仮説的な解決のうちの少しは既に起きているということであり，クライエントにそれを探すヒントを与えることである。

【ステップ２：課題を割り当てる】

前述の３つのオプション（セッション前の変化探し，例外探し，仮説的な解決の同定）は，カウンセリングでの会話を問題志向から解決志向にシフトさせ，実用的で，現実的な目標を定義する方法である。しかしながら，解決志向短期療法の実際の作業の大半は，クライエントがセッション中に構成した解決策を，セッションとセッションの間に試そうと試みるなかで行われる。

セッション中に解決策を探求することと，セッション外でそれらを再現することの橋渡しが作業課題となる。WalterとPeller [14] は，解決志向から生じる３種類の治療課題について説明した。例外がよく考えたうえで同定されたときは，ホームワーク課題は通常「それをさらに行う」形式をとる。例外が自然発生的に見つかったときの最初の課題は，その例外に注意を払い，それによってその例外がどのようにして起きたのかを解明することである。その情報が得られれば，自然発生した例外も計画的なものになりうる。クライエントが仮説的な解決を考え出したのであれば，その後はその解決の小さな断片を再現させるための作業課題が必要となる。それぞれの場合において，クライエントにはセッションと

セッションの間にも，セッション中の解決志向の話し合いで得られたことを活用することが求められる。それらの課題の成果は次回のセッションにおける最初の主題となる。

● **オプション 1：それをさらに行う**

クライエントが，自分の目標に近づくためにとっているステップをすでに自覚している場合には，ホームワークとして指定すべき課題は最も明確である。それは，セッション前の変化の認識，あるいは問題パターンの例外の同定の結果として生じる課題となる。そのステップが古いパターンを壊そうとする意図的な努力によるものであった場合，解決のパターンはクライエントが意識的にコントロールできているため，それを課題としても実行可能と考えられる。多くの場合，課題は，すでに行われていた行動を拡張する形式をとる。「仕事場で自分の権利を非常にうまく主張できたようですね。あなたは，思ったり感じたりしたことをはっきりと協力的で建設的な方法で上司に伝えました。同僚を相手に同じように試してみることもできるでしょう」

「それをさらに行う」という作業課題に不可欠なのは，クライエントが自分の解決パターンを認識することに加え，それらのパターンによって望ましい結果を得ていることと，そのパターンが自分でコントロールできるものであることを認識することである。クライエントは自分の情緒反応はコントロールできないと感じ，絶望感を抱いていることが多い。彼らが新たな感情の状態を生み出す行動に対してコントロール力を持つことを強調することによって，治療者は，彼らにより強固な内的コントロール感が植えつけられるよう援助する。また，その後それはセッション外の課題によって強化される。

● **オプション 2：方法を見つける**

例外が自然発生したものである場合，クライエントは，自分の通常の問題パターンをどうして回避できたのかわかっていないかもしれない。あるカップルがある晩親密に感じたとしても，そのときにお互いがどの

ように普段と異なる行為をしていたかは言葉で表現できないかもしれない。その場合，最初の課題として，今後は親密に感じる場面に注意を払っているように求め，その場面の前にした行動ややりとりを注意深く記録してもらう。

私は，日記をつけたり，グラフを利用したりすることが，解決パターンを探すうえで有益であることを発見した。クライエントには「感情の温度測定」を1日数回行い，気分が特に良いときに注意を払うように求める。日記にはそのような良い気分をもたらす行動や思考を書き込み，建設的な行為を見つけるのに活用する。ポジティブな行動パターンが指摘できると，それによって「それをさらに行う」課題の土台が形成される。

● **オプション3：解決の小さな断片を試す**

クライエントは，仮説的な解決を同定しても，その価値について疑問を抱いていることもある。またそれを再現するよう求められたときにそれが可能かどうかを疑わしく思っているかもしれない。それらの不安を和らげるため，治療者はクライエントに解決パターンのうちの小さな断片を再現するように求めることがある。一般には，この小さな断片はクライエントにとっては十分に対処可能な解決要素である。最近のあるセッションで，ある学生が，友人や家族と一緒にいれば，不安発作を起こさないだろうと考えたが，その人たちが皆離れたところに住んでおり，一緒にいることができないことを嘆いた。我々は，彼女がインターネットのインスタントメッセンジャーや電話で友人や家族と連絡を取ることで人間関係の結びつきの感覚が少しだけ得られるような課題を構成した。それによって，彼女はいつでも支援的な人とつながることができると感じられるようになり，より大きな安心感がもたらされた。

そのような課題は，クライエントの言葉を活用し，クライエントの経験を利用して，可能な限り明確に，そして具体的に定義されることが重要である。例えば，クライエントが自分の仕事の目標を控えめにするこ

とで不安を克服するという解決を仮定した場合，指定される課題は，次の仕事の業務を同定し，それについての適度な目標を立てることになる。その課題を実行可能なものにするためには特別な配慮が必要である。治療者はクライエントが以後**すべて**の作業に対する適度な目標を立てるよう要求すべきではない。多くの場合，私は「その週に試してほしいこと」を課題にする。すると，次回のセッションでは，クライエントが解決への試みをしたときとしなかったときとを対照させ，それが今後さらに再現すべきものかどうかを決定できる。

　もし次のセッションでクライエントがどの課題もうまくいかなかったと言った場合には，スケーリング・クエッションが有用であることが多い。多くの場合，クライエントははじめから完璧を期待し，実際には指定した課題のほとんどをうまくやり遂げたにもかかわらず失敗と報告する。その場合のスケーリング・クエッションは「1から10までのスケールで，1が目標が全く不適切，10が完全に適切だとすると，あなたが以前と違った試みをしたときのことをどう評価しますか？　以前のやり方で行ったときのことはどう評価しますか？」などとなる。もしそのスケーリングに差異があった場合，その後の会話では，その小さな差異をもたらした特別なことは何か，また，いかにそれが拡大できるかについて探求できる。

　クライエントが，前回のセッションで話し合ったとおりに課題を実行したが何も変わらなかったと報告した場合は，「変化は通常，一度に起こったり，即座に起こったりするわけではない」と言って安心させるのがよい。WalterとPeller [14] が述べたように，変化がクライエントの認識していないところで起きたことも考えられる。例えば，クライエントは，試験を受ける直前には不安が極めて大きかったが，スケーリング・クエッションを行うと，試験勉強のときには不安が著しく低下した時期があったとわかることがある。その場合の追加質問は「あなたが勉強中にしていたことで試験会場に持ち込めることはありますか？」のように

焦点を絞ることができる。あるクライエントは，これに対して，聖書はひらめきと強さを与えてくれるから，家で勉強したときには聖書を広げておいたと決まり悪そうに答えた。彼は私の宗教が彼のと同じでないことを知っており，彼が信仰を利用して勉強をしたことを私が軽蔑するかもしれないと心配していたのだった。

興味深いことに，私は，聖書を利用することについて話しているうちに，彼が次第にリラックスしていっていることに気づいた。私が彼の信仰を問題視しないことがはっきりすると，彼は自分の信仰や，それが彼をいかに安心させるかについて見違えるほど打ち解けて話しだした。その後，私が彼に私とのセッションにおける快適さのレベルを評価するよう求めると，彼はセッションがスタートしたときに比べると，さほど不安を感じなくなっていることを認めた。そしてこのことは，解決のための課題の土台となり，彼は聖書を授業に持ち込み，クラスメートの反応を見る危険を冒すことでも同様の安堵がもたらされるかどうかを試してみることにした。彼が驚いたことには，2人のクラスメートが彼の聖書に気づくと彼に話しかけてきて，一緒に大学内で課外グループを結成することになった。試験中も信仰で身を固めた彼は自分の不安が著しく軽減されたことに気づいた。

この生徒の治療からは，解決が，治療者とのポジティブなやりとりをはじめ，いかに様々な情報源から構成できるかがわかる。解決志向短期療法は従来，短期精神力動的な精神療法のようにクライエントと治療者の相互作用について探ることはしないが，クライエントが治療者との支援的な関係のなかでこれまでと異なる行動を試みる機会は，有益な解決の基礎を形成することにつながる。精神力動的な取り組みの多くは，「クライエントが支援的な関係において適応的な解決を成立させ，それらを他の対人関係の状況に一般化することで問題のパターンを破る」という解決志向の視点で再構成することが可能である。

【ステップ３：ポジティブなフィードバック】

　WalterとPeller[14)]は，クライエントが解決を成立させ目標に近づくときに治療者が提供するポジティブな支援と励ましを**チアリーディング**（**cheerleading**）という言葉で捉えた。「先週に比べてあなたはずっと生き生きしているようです。この１週間のあいだ以前と異なるどのようなことをしていたのですか？」のようなフィードバックは，セッションのはじめに提供したり，クライエントの進展報告に対する反応として行ったりすることもある。この種のフィードバックは，クライエントが目標に完全には到達していないことを知らせもするため（例えば「素晴らしいスタートをきりましたね」），さらなる進歩への試みに勢いがつくことが多い。

　フィードバックのなかには安心させる類のものもあり，それらは特にクライエントの進歩がささやかなものであるときに提供される。進歩の小さな一歩を見つけることは，たとえ全般的には落胆していても，ささやかな歩みをより大きな歩幅に広げるための努力を定着させうる。クライエントが，挫折に落胆して新たな問題志向的な考えをもってセッションにやって来た場合は，フィードバックは安心を与えると同時に共感的なものにすべきである。WalterとPeller[14)]は，挫折は正常範囲のうちであり，成功は簡単な直線の道ではないことをクライエントに教えることの重要性を強調した。解決に集中するあいだも，クライエントが経験しうる落胆への共感を欠いてはならない。たとえ問題が圧倒されそうなほどの場合でも，その状況で正気でいるために，また，ポジティブな対処努力を引き出すために何をしていたかとクライエントに尋ねることが可能である。治療者が断固として利点と長所を基点にし続ける粘り強さはクライエントにも伝わり，たとえ困難な状況にあっても，クライエントが解決法を定めることを可能にすることが多い。

　このフィードバックにより，クライエントはしばしば自分自身で解決を成立させることが可能になり，セッションを毎週行う必要性が低減す

る。私は「終結」という言葉を使うことはめったにせず，むしろ面接を「必要に応じて」行うことに変えましょう，と言うことが多い。クライエントが着実に進歩していても，後に昔の問題志向モードが引き出されるような状況に直面することは稀ではない。単発の「ブースター」セッションは，そのような状況においてしばしば有益である。そのような介入は，クライエントにとって治療が一時期だけのものではなく継続的な成長の手段となることを可能にする。

まとめの症例：Ｉさん

　医学生のＩさんは，食べることに「コントロールがきかない」問題を訴えて初回セッションにやって来た。Ｉさんは医学課程の３年目で，ちょうど臨床実習を始めたところであった。誰に聞いても，彼女は患者とうまくやりとりし，期待以上の知識を持つ，やる気と才能のある生徒であった。Ｉさんは魅力的でもあり，人から好かれ，大学でも多くの友人がいた。傍からみれば，Ｉさんは幸運な人生を送っていた。

　しかし，Ｉさん自身の経験は違っていた。彼女は大学の初期の頃から過食のエピソードが時折起きていたと報告した。過食の期間，彼女はたいてい自分の身体と体重に注目し，自分自身を容赦なく批判していた。彼女はその自己批判的な状態のまま何時間も鏡の前で過ごし，自分がいかに不完全かをチェックし，自分が醜く，グロテスクであることを確信していた。彼女の最大の恐怖は，自分が決して男性との恋愛関係を維持できないであろうということであった。

　体重と身体イメージをコントロールしようとする必死の試みとして，Ｉさんは食べることを長期間控え，倒れないための必要最低限しか食べなかった。しかし，自己批判と落ち込んだ気分が強まると，彼女は慰めと満足を得るため貪欲に食べ物に頼っていた。そのむちゃ食いのエピソードは彼女に深い罪悪感を与え，さらなる自己批判を引き起こした。

私に連絡をする何日か前，Ｉさんはいつになく多くの時間を鏡の前で過ごし，むちゃ食いが再発して勉強に支障をきたしていた。彼女は自分自身をコントロールのきかない女性と呼んで自分自身に対して完全にうんざりしていたが，食べ物を嘔吐することは不快なので自制できていると述べていた。

　最初のセッションで収集した情報では，Ｉさんが摂食障害の診断基準を満たしておらず，気分障害の既往もないことが示唆された。それによって，短期解決志向療法が適切であるという確信が強くなった。私はＩさんに，予約をしてから初回セッションまでの間に「コントロールできている」と感じたときのことを同定するように求め，初回セッションで，セッション前の変化を尋ねた。Ｉさんはすぐに，患者と関わっているときに自分自身のことを好きだと感じたと答えた。彼女は自分が患者にうまく対応できることを知っており，自分の診断技術に自信を持っていた。Ｉさんは自分の臨床経験について話すにつれ，すっかり明るい気分になり，話し方もより活気づいてきた。

　「私があなたのアパートの壁にとまっているハエだとしましょう」と私はＩさんに提案した。「あなたが，医学で感じているようなコントロール感を自分自身に対して感じ始めているとしたら，私は何を見ていることになるでしょうか？」

　「私が自分のことをもっと好きだと思っているところでしょう」と彼女はためらいがちに答えた。

　私は彼女により具体的になってもらう必要があった。「あなたが自分自身を好きだと感じているということは，私にはどのようにしてわかるのでしょうか？　私が壁のハエだとしたら何を見ていることになるのでしょう？」

　「私が自分自身に対してそれほど厳しくしていないところでしょう」とＩさんは答えた。

　「自分に厳しくしないかわりに，あなたは何をしているのでしょうか？　私は何を見ることになりますか？」

「私がふつうに食べている姿を見ることができるでしょう」Iさんは感情を込めて言った。「空腹のときに罪悪感を感じずに食べることができる私の姿をです」

「いいですねぇ」と私は続けた。「この数週間を振り返って，あなたの食べ方をどう評価しますか？ 10のスケール上で，1が完全に自分の食べ方をコントロールできている状態で，10が全くコントロールがきかない状態だとしたら，あなたはどこに当てはまるでしょうか？」

「たぶん8です」Iさんが答えた。「最近は本当に最悪です。唯一まともなときは実習で良いことがあった日だけです」

このことは私の興味を引いた。「病院でそのような素晴らしい日を過ごしたときには，普段よりも良い食べ方にさせる何があったのでしょう？」

「わかりません」Iさんは答えた。「考えられるのは，患者さんが退院前に電話してきて，私がすごく彼女の助けになって，私が将来素晴らしい医者になるだろうと言ってくれたときのことです。その後で家に帰り，残りものを食べたのですが，そのときは食べることにあまり困らなかったことに後で気づいたのです。そのときは何も考えずに食べることができました」

「それではあなたが，自分のことを一人前の医者として感じたときは，自分自身を打ちのめさずに，自分自身，自分の行動，自分の知識をありのままに尊重できたのですね。家に帰って，ただのIさんになると，それらの好ましい気持ちを持ち続けているのがずっと困難になるのですね」

Iさんは同意した。「大きな試験の後で，食べることが問題であったことはありません。試験をやり終えたことで気分が良くなっていて，友人と外出して楽しく過ごして，満足するのです」

「それは医学部の友人ですか？」私は質問した。Iさんは頷いた。「彼らと外出するときは，あなたはしっかり食べるのですか？」

Iさんは笑った。「しっかり食べすぎですよ！ この前の臨床実習は本

当に大変で，私たちはその後ピザを食べに行きました。気持ち悪くなりましたけど」

「でも罪悪感はなかった？」私は尋ねた。

「次の日に少しだけあったかもしれません」彼女は答えた。「でも試験の後はみんなで楽しみました」

「そうですか，ドクターIは望ましい食べ方をよく知っているようですね！」

Iさんは再び笑った。「面白いですね。2度ほど製薬会社主催のランチがあり，私はたくさん食べました」。このころには，彼女の声は随分生き生きとしてきて，活力があり，仕事をしているときもそうであろうことが推測できた。

「何の専門になることを考えていますか？」私は突然聞いた。

Iさんの応答は素早かった。「小児科です。子どもと関わるのが大好きなのです。ずっとやりたかったことなのです」

「あなたは子どもの扱いが上手でしょうね」私は言った。「子どもは，自分のことを大事に思っている人たちに対してとても良い反応をします。子どもにとって診察室はとても怖いところで，特に病院となると知らない人ばかりのなかで，自分はどこが具合が悪いのか，あるいはよくなるかどうかもわからない状態です。彼らはとても絶望的になっています。自分に起こることに対して自分には何もできないと感じていますが，安心を与える，楽しくて思いやりがある良い医師は状況を一変させることができます」

Iさんは注意深く聞いていた。

「私とちょっとした実験をやってみる気はありますか？」私は尋ねた。

「ええ」Iさんは答えた。彼女は面会が始まったときよりも落ち着いているようだった。

私はIさんに，目を閉じ，深く，ゆっくりとした呼吸に自分の注意を集中させるように言った。私は，小さな女の子を患者として受け持たされたと想像するように提案した。その女の子の名前はマリー（Iさんの

名前）だった。その女の子はとても怖がっていて，緊張しており，何も食べたがらなかった。しかし，元気になるためには食べる必要があった。「あなたの心の目には小さなマリーが見えていますか？」私は聞いた。「あなたは自分が彼女を助け，手を差し伸べているのを想像できますか？」

Ｉさんは深い想像にふけっているようだった。「何を想像しているのですか？」私は聞いた。

「女の子はベッドに横たわり，ほとんど１日中シーツをかぶっています」Ｉさんが答えた。「彼女がとても小さく見えます」

「そしてあなたは小さなマリーと何をしているのですか？」私は尋ねた。

「私は彼女のベッドの横に座り，彼女を見下ろしています。彼女を助けたいのです。私は片手で彼女の手を握り，もう一方の手で彼女に食べ物をあげています」

「あなたは小さなマリーに何と言っているのですか？」

Ｉさんの声がかすれた。「大丈夫よ。大丈夫」彼女は囁いた。「大好きよ。大丈夫だからね」

少しの間，Ｉさんは無言で，彼女の目にはいくらか涙がたまっていた。彼女が私の方を向いたとき，私は彼女の細やかさを褒めた。「あなたは，患者に対してとても親切ですね。彼らを本当に安心した気持ちにさせるのですね」Ｉさんは同意した。「今度はあなたがあなた自身の患者になれるでしょうか？　想像の中で小さな子どもの面倒を見たように，自分自身の面倒を見られると思いますか？」

「どういうことでしょうか？」Ｉさんは戸惑ったように尋ねた。

「毎日家に帰っても白衣を着たままでいてほしいのです。必ず聴診器も持っているようにしてください。ペンや本なども。家に着いたときもドクターＩでいてもらいたいのです。なぜならあなたには家で面倒を見なければならない患者がいるからです。彼女の名前はＩさんで，彼女は自分自身を好きでいられずにいます。彼女は自分の身体に八つ当たりし，

食べることに不満をぶつけています。朝，白衣を着たとき，臨床実習の交代勤務から帰ったとき，まず，最初のあなたの仕事は，Ｉさんに食べ物を食べさせ，面倒を見ることです。食べることについては考えず，あなたの患者であるＩさんの世話をし，彼女に食べ物と援助を与えることを考えてください」

その考えはＩさんの興味を引き，彼女はそれを試してみることに同意した。その次の週，彼女はむちゃ食いをしなかったと報告した。その演習は，はじめはいくらか難しかったが，食事の席につく前に自分自身を小さな子どもとして想像することで容易になっていった。興味深いことに，ある日の想像の中で彼女は，小さいときに母親が歌ってくれた子守唄を思い出すことができた。彼女はその子守唄を頭の中で聴いていることが，患者Ｉさんの世話をする課題を行ううえで役立つことに気づいた。彼女にとっては，大人の世話をするよりも，苦しんでいる子どもを思う養育的な医師の役でいるほうが容易であることがわかった。自分自身を傷つきやすい子どもとして考えることは，彼女の医師としての自己とその役割に付随した思いやりのある対応を活性化した。

その後，Ｉさんは，健康的に食べることについて，まだいくらか考えてからでなくてはならないものの，より自然にできるようになったと報告した。大幅な進歩が見られたのは，彼女が臨床実習の交代勤務のときに批判され，悲惨な気持ちで家に帰ったときであった。彼女は鏡の前で自分の欠点探しを始めようとする自分自身に気づいたが，かわりに白衣を着たままで，患者であるＩさんに軽食を少し差し出し面倒を見てあげることにした。その後，彼女は後に残る罪悪感を覚えることなく，新たなコントロール感も強まった。

そのエピソードから少しして，Ｉさんはデートを始め（１年以上ぶりに），自分自身をずっと好きだと感じていると報告した。私はＩさんに対して，私が何か新しいことを教えたわけではないことを強調した。彼女はこれまでも常に好ましい，思いやりのある人であり，有能な医師であり，また子どものときに十分な養育を受けた人でもあった。私は，彼女がそれ

らの素質と経験を自分自身に適用する手助けをしただけであった。

まとめ

　Ⅰさんのケースのなかで，セッション前の変化探し，ミラクル・クエッション，スケーリング・クエッション，問題パターンの例外探しなど，多くの解決志向短期療法の要素が重視されていることに気づいていただけただろうか。当初から，治療目標は，彼女の食事に関する訴えの現在と過去の根源を探求することではなかった。我々は「摂食障害」あるいは「食事の問題」という言い方はしなかった。むしろ，私は彼女の「コントロールしている」という言い回しを，彼女にポジティブな目標を定めるために拝借した。我々は，彼女の自分自身に対する個人的，あるいは社会的状況におけるネガティブな感情を探求するかわりに，医師の卵としての彼女の強みを同定し強化する方法で会話を構成した。

　Ⅰさんの治療における重要な非言語的要素は，セッションの一番最初（彼女が問題志向なとき）から，彼女が医学生として自分の仕事と小児科への想いを表現したセッション部分への彼女の声のトーンのシフトであった。私の作業仮説は，その明るくなった声が，より強く知覚されたコントロール感と促進された自己の経験を反映しているというものであった。解決のカギは，その「医師としての自己」を食事の状況においても働かせることであった。食べ物を薬（思いやりのある医師によって投与されるもの）として考えられれば，食べることは彼女の強みに該当することになる。食べることを臨床的な活動として再構成することにより，彼女は自分の臨床訓練から解決策を得て，プライベートでも「それをさらに行う」ことができた。最終的には，彼女の医学生としての堅固な自意識と毎日のように解決を成立させようとする意欲が比較的急速な変化を可能にした。

　読者の皆さんは，この事例のなかに他の精神療法のアプローチが含ま

れていることに気づいているだろう。私の取り組みは，問題パターンを阻害するための最小限の介入を重視する戦略的治療家や，新しい行動パターンを定着させるための想像やシフトをクライエントに経験させるエリクソンやランクトンなどの療法家に触発されたところが大きい。そのような要素は，読者にとっては解決志向短期療法の範囲外のものという印象を与えるかもしれないが，私はそうは思っていない。de Shazer [4]は，クライエントとの解決志向的介入の多くが，エリクソン派の方法で展開され，トランス状態のような反応さえ引き起こしたと述べている(p.139)。そのような状態のシフトは，クライエントを問題志向から解決志向の会話にシフトさせるうえでの有力な手段のようである。

　まとめとして，短期療法の治療者としての目標に向けて前進しようとする読者の皆さんの意欲に拍手を送りたい。皆さんは，様々な短期のアプローチを探求することによって素晴らしい一歩を踏み出したところだが，次に再びお目にかかるときまで，私からある課題を提案させていただきたい。解決志向短期療法を，他の治療法と別個の完全に独自の治療法として見るのではなく，他の治療法をふりかえり，それらがいかに解決を導き出し，強化しているかを見ていただきたい（古い問題パターンからの出発である）。あなたが治療者としての最高の瞬間に，あなたなりの方法で，あなたがいかに解決志向であるかを見極めていただきたい。自分は変化を育むどういうやり方が得意か気づいたら，次のセッションでもそれをさらに行うのである。あなたが自分自身の解決を目指すと，おそらくはあなたのクライエントも解決を見いだす可能性が高くなるであろう。

第5章

短期対人関係療法

Scott Stuart, M.D.

　対人関係療法（interpersonal psychotherapy：IPT）は，患者の苦痛を軽減し，対人的機能を改善することをねらいとした期間限定の力動的知識に基づいた精神療法である。IPT は患者の対人関係を修正したり，対人関係への期待を変化させるよう促したりすることによって対人関係に変化をもたらすことに焦点を当てている。IPT はまた，患者が自分の社会的支援のネットワークを改善するのを援助し，彼らが現在の対人間係の苦悩をよりよく管理できるようにもする。

有効性の実証的裏づけ

　IPT は，本来，大うつ病のための研究的治療として発達し，1984 年にマニュアルが整備された[9]。それ以来，IPT はプラセボよりも優れ，抗うつ薬イミプラミンや，軽度から中程度のうつ病のための 16 週間の認知行動療法と同等に有益であることが証明されている[4]。重篤なうつ病にはどちらの療法もイミプラミンほど有効ではなかった。再発性うつ

病患者の3年間の追跡研究において[6]，プラセボの40週間に比べて，イミプラミンでは，患者は120週から130週のあいだ再発が見られず，IPTでは75週から80週間であった。現在，再発性うつ病は，抗うつ薬による維持投薬で治療すべきであり[5,10]，IPTは，薬物療法を望まない，あるいは薬物療法に認容性がない患者に対しての強力な代替手段と考えられている。

　IPTは，高齢者うつ病，思春期うつ病，HIV陽性患者のうつ病，気分変調性障害，双極性障害のうつ状態，摂食障害などの精神障害における効果が証明されている。IPTは，産後うつ病[11]や産前うつ病などの周産期のうつ病にも効果的である。最近では，心臓病，社会恐怖，身体化障害と関連したうつ病におけるIPTの有効性についての研究が行われている。IPTの利用は，グループやカップルを対象に，また，家庭医療の設定で解説されてきた。この研究に関しては，Weissmanら[16]や，StuartとRobertson[14]によって優れたレビューが行われている。

　IPTの臨床経験が増えるにつれ，DSM-IV-TR[1]の様々な診断に対してだけでなく，様々な対人関係の問題にも対象が広げられるようになった[14]。IPTは，実証的研究と臨床経験の最良の部分を活かして，治療を向上させるべく改良が続けられている。IPTは，厳格にマニュアル化されてデザインされていて臨床家が特定の手順に正確に従うことを必要とするというよりも，患者にとって最大限に有益であるために，臨床家が自分の臨床判断を用いて治療に修正を加えることを奨励している。したがって，IPTの実践は，実証的研究と経験に基づいた臨床的判断のどちらも同等に基盤とすべきである。

基本的特徴

　IPTは3つの主だった要素で特徴づけられる。①IPTは，**対人関係**を介入点として焦点を当てる。②急性期治療として用いられるとき，

IPTは**期間限定**である。③ **IPTの介入は**，治療中に生じる**転移を直接的には取り扱わない**[14]。

対人関係

　IPTは，対人関係の苦悩が心理的症状と深く結びついているという前提に基づいている。したがって，治療の焦点は2つある。第一の焦点は，患者が経験している人間関係の問題や変化で，患者が自分の人間関係におけるコミュニケーションを改善したり，それらの関係についての期待を変化させたりするのを支援する。第二の焦点は，患者による拡張された社会的支援ネットワークの構築，あるいはそれをよりうまく利用するための援助に当てられ，苦痛を引き起こす危機に彼らが対応するのに必要な対人的支援を募ることを可能にする。

　例えば，このアプローチは，産後うつ病のエピソードのリスクのある女性の治療に極めて適している[11]。多くの周産期の女性にとっての悩みは，パートナーとの関係における問題，あるいは働く女性から母親への移行に関連する問題であると言われている。IPTを用いる治療者は，子育て分担などの問題に関するパートナーとの衝突を解決するように手助けし，その女性が社会的ネットワークからより多くの支援を得られるようにする（子どもを持つ友人，夫婦両方の家族のメンバー，職場の同僚などとつながりを持ったり，支援を求める，など）。すると，特定の対人関係における対立についての解決や，役割転換の期間中に向上した対人支援が症状の改善をもたらすことになる。

　よってIPTは，認知療法[2]や精神分析的な精神療法などの治療とは対照的である。治療の焦点を患者の内面的な認知とする認知療法とは対照的に，IPTは，患者の社会的な活動範囲における他者との対人コミュニケーションに焦点を当てる。また，幼少期の体験が心理機能に寄与していることを理解することに焦点を当てた分析的な治療とも異なり，

IPTは，患者が現在においてコミュニケーションと社会的支援を向上させるための援助をすることに焦点を当てている。過去の経験が現在の機能に影響するのは明らかであるが，介入における主要な焦点とはしていない。

後者の点がIPTのアプローチの必然的結果につながっていく。IPTは，人の基礎を成す力動的構造を変化させるよりも，限定された期間で，現在の対人関係機能に焦点を当てることによって，精神症状を消失させることを目指している。自我強度，防衛機制，人格特性は，治療の適合性を評価するうえでどれも重要ではあるが，IPTでは，それらの構造において変化が起こることを仮定していない。むしろ，それらはその患者の天性のものとみなしている。治療者の介入を後押しする質問とは「この患者の人格様式，自我の強さ，防衛機制，幼少時の経験を考慮したうえで，現在の対人関係を改善させ，より効果的な社会的支援ネットワークを築くために，いかにこの患者を援助できるだろうか？」である。

症例：Jさん（女性）

27歳の女性Jさんは，第一子出産後9週間の時点でうつ病の症状を呈していた。彼女は，無価値感，罪悪感，エネルギーのなさ，号泣，アンヘドニア，沈んだ気分を訴えた。彼女にとって初めての妊娠であり，出産はいたって正常であった。彼女に精神科既往歴はなかった。

Jさんは，自分の苦痛が2つの問題に関連していると自ら特定した。まず，夫との衝突がエスカレートしていた。出産前，彼は子育てを手伝うと言っていたが，出産後は以前よりも長い時間仕事をするようになり，Jさんがほとんどすべての子育てをしていた。次に，彼女は職場復帰についての多大な葛藤があると言った。彼女の産休は3週間後に終わることになっており，いずれは仕事に復帰したいと思っていたものの，まだ早すぎてその準備ができていない気がしていた。

12回のIPTセッションの契約を行い，その間にそれら2つの問題に

対応することになった．夫を子育てに参加させようとJさんがどのような試みをしているかと，夫に対してどのような期待をしているかを探った．夫が子育てに貢献できること，また貢献すべきことに関する彼女の期待は現実的なもののようであった．しかし，彼女は，率直に夫に援助を求めるのではなく，自分がどのような援助を必要としているかは言わなくても彼がわかってくれることを期待していることが明らかになった．彼が彼女の要求を予想できなかった時は，彼女は黙って自分の殻に閉じこもった．

　夫とのコミュニケーションをより効果的にするための作業は，治療の主要部分であり，多くのコミュニケーション分析とロールプレイを必要とした．お互いの期待についてより率直にフィードバックを与え合えるようにするため，夫を交えたセッションも何度か設けた．Jさんのコミュニケーションが改善されるにつれ，夫はより効果的に彼女の要求に対応し，それらを満たすことができるようになった．

　彼女の仕事に関する状況には，3通りに対応した．まず，職場復帰についての彼女の相反する感情は，新たに母親になった人が遭遇する正常な経験と位置づけた．彼女ははじめ，産休をさらに長くすれば，職場での人間関係を悪くするのではないかと心配し，職場の友人に連絡を取り始めた．すると，同僚らが彼女との職場以外での付き合いを喜んで維持していくつもりであることがわかった．同僚の何人かは，子どもを持っており，職場復帰に対する似たようなアンビバレントな感情についても話してくれ，極めて支援的であった．次に彼女は，「新しい母親」グループで新たな社会的支援を発達させ始めたが，そのグループには，職場復帰よりも子どもたちと家にいることを選択した女性たちもいた．最後に彼女は，その決断がもたらす経済的な影響について夫と相談し，そして，6カ月間無給の産休を取ることを選んだ．

　Jさんの夫とのコミュニケーションが向上するにつれ，また，彼女が職場復帰についての問題を解決し始めるにつれ，彼女の症状は驚くほど急速に改善した．また，彼女は，職場の同僚からの社会的支援や「新し

い母親」グループで築き上げた新たな支援を維持することが極めて有益であると確信した。

期間の限定

IPT の第二の特徴として，急性期治療の場合に期間を限定することが挙げられる。一般には，うつ病などの主要な精神疾患の急性期治療には，12回から20回のセッションを徐々に期間をあけて行う方法が効果的である[14]。週1度のセッションを6週間から10週間行った後に，セッションとセッションの間の期間を患者の改善に合わせて徐々に長くしていく。

患者とは，急性期治療が一定の回数のセッションで終了するという契約を結ぶべきである。明確なエンドポイントを持つことは，患者がより早く自分の人間関係に変化を起こすための後押しをし[9,14]，患者と治療者の双方が，患者の過去の問題に取り組むよりも，主に現在の対人関係の問題に焦点を当て続けることを促す。期限を設けることは，治療が，症状を中心としたものから転移関係の発達に基づくものになってしまうのを防ぐうえでも有益である。

症例：K さん（男性）

37歳のコンピュータープログラマーのKさんがやって来たのは，職場を解雇された後であった。彼の抑うつ症状は，新たな職を探さなくてはならないと自覚するにつれ次第にひどくなっていた。彼は，社会回避のパターンをずっと持ってきたことを報告し，新しい仕事のための面接のことを考えて恐れていた。彼は，治療に来る前は履歴書を準備することさえできずにいた。

Kさんによると，2人の弟と両親は皆遠くに住んでいるということであった。彼は，電話でたまに連絡は取っていたものの，彼らに会うのは

祝日休暇の間だけであった。仕事をしていたときにも，職場の同僚とはほとんど接触がなく，その他の場面での社会的支援も実に希少であった。彼は，デートをすることもめったになく，恋愛関係にもないと報告していた。しかしながら，彼の仕事は個人的な接触の必要がほとんどなく，知的なやりがいのあるものだったため，彼が自分の仕事を楽しんでいたのは明らかで，解雇前の自分の生活にはかなり満足していた。

治療者は，Kさんの回避傾向を踏まえて，共感的であることと，Kさんと望ましい治療同盟を確立することに特別の注意を払った。コミュニケーションのパターンを見るために，Kさんの職場でのやりとりの詳細を検討し，好ましいコミュニケーションについては治療者が積極的に強化した。治療後期になると，特に就職の面接を想定したロールプレイを用い，治療者は，Kさんの対人コミュニケーションについて率直で建設的なフィードバックを与えた。

Kさんは不安が軽減されたと報告したものの，仕事に応募し，面接の過程を経験することはまだかなり渋っていた。その必要性について治療で話し合ったにもかかわらず，彼は5回目のセッションのときもまだひとつの応募もしていなかった。治療者はKさんの苦労に共感的であったが，自分とKさんの治療が12週間で終わる契約であることを強調した。その時間枠を考え，治療者はKさんがIPTの終了前にいくつかの面接に行っておくのが有益であると考えた。ロールプレイは役に立ちはしたが，実際の面接の代わりにはならなかった。2人は，次週中に面接の応募書類を送付することに合意した。

Kさんは不安ではあったものの，いくつかのコンピューター会社に応募書類を送った。彼は十分に条件を満たしており，いくつかの面接にも呼ばれた。しかし，8回目のセッションになっても彼にはまだひとつも面接の予定が立っていなかった。治療者は，Kさんが改善してきてはいるが，治療の最大限の効果は面接をいくつかしなければ得られないことを再度述べた。セッションはあと4回しか残っておらず，Kさんが就労面接を受けることが必須であった。

10回目のセッションまでに，Kさんは面接を1つ終えており，その後も2つの面接の予定が立っていた。治療者はその機会を利用して，Kさんがやり終えた面接での彼のコミュニケーションと不安管理を詳細にわたり検討した。治療者はKさんが生産的な方法でコミュニケーションをとったことについて肯定的なフィードバックを与え，さらにロールプレイを行い，利用可能な様々なアプローチを検討した。Kさんは，治療終了時にもまだ職を得てはいなかったものの，症状が有意に緩和したことと，面接に対する自信がついたことを報告した。また，彼は治療者の「軽い」後押しがなかったら，仕事に応募し，面接をしていなかっただろうと語った。

転移関係

IPTの第三の特徴は，治療関係の転移的側面に対応する介入が存在しないことである。この特徴は，認知行動療法や解決志向療法と共通するものであるが，ほとんどの精神力動的療法とは大きく異なる点である。

IPTにおける転移の利用について説明することは，この治療の本質を十分に理解するうえで不可欠である。転移はあらゆる精神療法に共通の現象であると受け入れられている。IPTでは，治療者の転移の経験は，患者の対人世界と愛着スタイルを理解するうえで，また治療外での患者の人間関係についての質問を考案するうえで決定的なものであるが，治療者は，転移関係を直接的に扱わない。しかし，転移の経験は，治療において起こりうる問題についての情報を治療者に提供し，治療結果を予測するのに役立つはずである。

例として，セッションを終えるのが難しく，セッション以外の時間に治療者に電話したり，治療者に対して何気なく助けや安心を求めるなど，治療者と依存的関係を形成してしまう患者について考えてみよう。この転移関係は治療者に，この患者が，①同様な依存的方法で他者とのつな

がりを持つ，②他者との関係を終わらせるのが困難である，③助けを求めるしつこい呼びかけで他者を疲れ果てさせる，といった傾向にあることを教えてくれるはずである。心気症の患者が頻繁に安心を求めることは，この種の行動の好例であろう。

　この情報は，その後治療者が，患者の他者との問題について仮説を立てる際に用いられ，患者がいかに他者に援助を求めるか，いかに関係を終えるか，また他者が要求に応じないときにはいかに反応するか，などの疑問につながっていくはずである。さらに，治療者は，患者の依存によって治療終結時に問題が出てくる可能性を想定し，さほど依存的でない患者の場合に比べて，より早くから治療終了についての話し合いを始めることもある。依存的な患者に対して，治療者は，より効果的な社会的支援のネットワークを築く必要性を強調し，それによって患者の要求が依存的な，あるいは退行的な治療関係においてではなく，治療外の場で十分に満たされるようにすべきである。回避的な患者，その他の人格特性を呈する患者に対しても適切な修正がなされる必要がある。

　要約すれば，転移はIPTの極めて重要な部分ではあるが，治療では直接的な対処はしないということである。転移を直接的に取り扱うと，IPTの基盤である，症状の迅速な軽減と対人関係における機能の改善から焦点がぶれてしまい，通常は治療期間がのびてしまう。IPTの目的は，字義通り，患者の対人関係の問題を迅速に解決するよう患者と共に取り組むことであり，それは問題となる転移関係が発達し，それが治療でのさらなる焦点となる前に行うことである。

症例：Lさん（男性）
　　Lさんは54歳の男性で，この1年間で結婚生活の問題が悪化していると述べていた。それと同時に，彼は，慢性的な疲労について数々の診察を受けた後で，1型糖尿病の診断を受けていた。彼は，自分の苦痛に対して医師の配慮が欠けていたことにフラストレーションを感じていた。

彼は30年来の妻に対しても憤りを感じていたが，その始まりは，彼女が彼のインシュリン投与の手伝いを拒否し始め，「赤ん坊は卒業して」と言ったことであった。Lさんは，彼女が自分の苦しみを理解しておらず，支援的になることを拒否していると感じた。彼には精神症状は認められなかったが，頭痛，下肢痛，疲労など数々の身体的症状を訴えた。

　Lさんには精神科既往歴はなかったが，様々な身体的問題から頻繁に医師を訪れていた。彼は自分が身体的にどこか悪いと考えていることが多く，医師と妻の両方に安心させてもらう必要があることを認めていた。糖尿病の診断は，他の身体的問題にまつわる不安を悪化させた。彼は，医師からくりかえし合併症は見られないと言われていたが，視力，下肢痛，疲労に関する心配から繰り返し家庭医を訪れた。彼は，家庭医にカウンセリングを受けることを勧められていた。Lさんは，自分が医師に「歓迎されなくなっている」ことや，妻も彼について不愉快に思っていることに気づくだけの洞察力は持っていた。

　アセスメント後，IPTによる急性期治療の12回のセッションの契約が成立した。治療が数カ月以上に及ぶことになれば，Lさんが依存的な治療関係を発達させてしまう可能性があることに治療者は気づいていた。彼の依存の問題を長期の精神療法によって追求することも選択肢としてはあったものの，Lさんの深刻な苦痛に対処し，彼が糖尿病をよりよく管理するのを援助することのほうが，Lさんの希望に一致する目標であり，また彼にとっても耐えられる目標のようであった。

　Lさんの妻とのコミュニケーションについては詳細に話し合われた。Lさんの典型的な妻との関わり方とは，彼が身体的な問題を訴え，彼女が彼の苦痛な経験を理解していないことに文句を言うというものであった。糖尿病の診断後，一時は彼女も彼を思いやり，注射をしたり，食事管理をしたりすることで対応していた。最近では，彼女は，彼の要望を無視するか，あるいは彼が「自分自身で対処する必要がある」と怒って言うようになった。妻は3回目のセッションに呼ばれ，そのパターンが確認された。彼女は，Lさんが今までもいくらか依存的ではあったが，

それが糖尿病によって彼女の我慢の範囲を超えるほど強まってしまったと付け加えた。

　その後のセッションでは，Lさんが妻に何を伝えたいのか，そして，彼女に本当に望むことは何かを探求した。彼は詳細に質問されると，自分が妻と医師らから安心を得たいと思っていることを的確に述べることができた。妻からの安心は感情的支援として伝えられるのが最善ということであった。Lさんは，自分の現在のコミュニケーションが妻を遠ざけており，自分が彼女に対して率直に，希望する特定の種類の支援を求める必要があることを理解できた。6回目のセッションの頃には，彼はより直接的なコミュニケーションを幾度か試みており，それには妻もより望ましい対応をした。

　Lさんの依存的特性を考え，治療を完結させることが難しいことを想定した治療者は，7回目のセッションでその話題を持ち出した。Lさんは，治療は極めて役立ってはいるが，治療者が「本当に自分の苦痛を理解してくれる唯一の人」であると感じるため，治療を終えるのが不安であることを直ちに告げた。治療関係における漠然とした依存，あるいはこの発言の転移的意味合いに注意を向けるのではなく，治療者はLさんに，彼の社会的ネットワークの誰か他の人たちが同様の支援を提供することができるかどうかと尋ねた。Lさんは即座に，誰も思いつかないと言った。その後，治療者は，全般的な社会的支援を拡張する方法として，また，Lさんの経験を理解してくれるかもしれない人を見つける方法として，地元の病院の慢性疾患患者のプログラムに出席することを提案した。

　次のセッションで，Lさんは，治療者の提案に対して最初は「まるで治療者が私の面倒を見なくてもすむように私をどこかに送り込んでいるようで」怒りを感じ，また拒絶されたように感じたと告げた。彼はしぶしぶそのグループに参加したが，出会った人たちの多くが自分と同様の経験をしていることに驚き，その集まりがためになるものだとわかった。治療者は，この反応を，親切心から提供される援助へのLさんの典型的な反応パターンの例として捉え，このパターンが妻との間でいかに展開

されているかについての話し合いへと敏速に移行した。Lさんは、妻が彼を拒絶しているかのように見えても、彼の独立心を促すことで彼を支援しようとしていることを次第に理解していった。治療者は、治療外の人間関係で起こりうる問題について質問するために転移を利用してこの介入を選択したが、治療者と患者の関係を直接扱うことはなかった。

　Lさんはその後数回のセッションに訪れ、自分たちの関係が大きく改善したことを夫婦揃って報告した。そのうえ、Lさんはサポートグループに出席し続け、それが非常に役に立ち、支えになっていると感じていた。治療の終結について話し合われたときも、治療者は、Lさんが自分の疾患に対応するための社会的支援を得る方法として、継続してそのグループに参加することで多くの利益を得ていることを強調し続けた。

理論的枠組み

　IPTは、愛着理論と対人コミュニケーション理論の両方を基盤としている。

愛着理論

　特にBowlby[3]が解説したように、愛着理論は、人がお互いに愛着を持つ欲動を持つ（すなわち、ケアを受けたり、与えたりする意義ある人間関係を構築し維持する）という前提に基づいている。危機に瀕して、人は自分にとって大切な人からのケアを求め、感情的な接近を求める。対人コミュニケーションは、このプロセスの本質である。有効にケアを求めることができず、必要とする身体的、また心理的なケアを得られない人は、その結果として苦悩することになる。ストレスの期間中に対人支援が不足、または欠如している場合、人はうまく危機に対処できず症状をきたす可能性が高くなる[3,14]。

望ましい心理的健康の特徴とは，柔軟な愛着を形成する能力であり，それによって人々は適切なときにケアを求めたり，与えたりすることが可能になる。心理的健康は，ケアを求めてばかりで他の人に与えることができなかったり，あるいは与えてばかりで援助を求めることができなかったりする一定の愛着スタイルを持つ場合に危うくなる。

　Bowlby[3]は，対人行動を駆り立てる3つの愛着スタイルについて述べた。**安定型愛着**（secure attachment）の人は，ケアを与えることも受け取ることもどちらも可能で，必要な時にケアが提供されるので比較的安定している。安定した愛着を持つ人は，自らの要求を効果的に伝え，他者にもケアを提供することができるため，自らの要求に対応する望ましい社会的支援ネットワークを持っている。したがって，彼らは，ストレス要因に直面しても問題の発生からは比較的保護されている。

　それとは対照的に，**不安アンビバレント型愛着**（anxious ambivalent attachment）の人々は，自らの愛着要求が満たされるかどうかがいつも不安である。そのため，常にケアを求めてしまう。ケアの要望が満たされないときには，ケアが提供されることを確実にしようとしてその要求の緊急性が高まる。不安でアンビバレントな人は，典型的な依存行動によって不安定な人間関係を築く[13]。彼らにとって自分自身の愛着要求を満たすことは他のあらゆる関心を上回るものであるため，彼らは他者をケアする能力に欠けていることが多い。彼らは社会的支援ネットワークが乏しいため，援助を得る際の困難と相まって，彼らを対人関係のストレス要因に対して極めて脆弱にする。

　不安回避型愛着（anxious avoidant attachment）の人は，他者はいかなる状況においてもケアを提供しないと信じている。その結果，彼らは他者と親しくなるのを避ける。一般的なのは，回避的，スキゾイド的，反社会的対人行動である。これらの人は，社会的な結びつきが乏しいだけでなく，危機のときに援助を要求することを回避することもあって極めて困難に陥りやすい。

要約すると，愛着理論では，あまり安定していない愛着スタイルの人は，ストレス下で精神症状や対人問題を引き起こしやすいとされている。ケアは常に他者に要求しなければならない，あるいはいかなる状況にあってもケアが他者によって提供されることはない，といった根強い信念は，不安定な愛着を持つ人が危機のときに社会的支援を得るのをより困難にし，その人を病気に対してより脆弱にさせる。それに加え，重要な他者の死など，重要な愛着関係の重度の途絶は，その人を精神症状に対してもより脆弱にする。ストレス要因が大きければ，安定型愛着の人でも困難を抱える可能性がある。

対人コミュニケーション理論

KieslerとWatkins[8]らが解説したように，愛着要求は人間関係のなかで，（十分な場合も不十分な場合もあるものの）伝えられるものであるため，IPTはコミュニケーション理論に根差してもいる。安定した愛着スタイルの人が効果的に要求を伝えることができる一方，不安定な愛着スタイルの人は，間接的ないし非生産的な伝え方しかできない。彼らの不明確ないしアンビバレントな援助の要請は，相手から配慮のある対応を得るかわりに，当たり障りのない反応や，時には敵意さえも引き出しかねない。不安愛着スタイルの人や心気症の人による，ケアを求めるしつこい振る舞いや不適応なコミュニケーションは，初めは他者からの配慮のある対応を引き出しはしても，時間が経つにつれケアを提供する人を疲れ果てさせ，最終的には拒絶につながってしまう[13]。これによって，「適切なケアは提供してもらえない」という不安定な愛着スタイルの人の信念がさらに固められ，要求のエスカレートとさらなる拒絶につながってゆく。不安定な愛着スタイルの人は，しばしばこのパターンや他者への影響に気づいておらず，問題を悪化させてしまう。IPTは，人々がコミュニケーションのパターンを認識し，修正するよう促すうえ

で，3つの利益をもたらす。①患者が直接に対人的対立に取り組むほうが，より効果的な問題解決が起こる。②他者がより効果的に対応できる方法で患者が援助を求められるようになると，社会的支援が改善する。③コミュニケーションと社会的支援におけるこれらの改善が，対人関係の危機や症状の解決に役立つ[14]。

理論的枠組みのまとめ

要約すると，IPTでは，精神医学的，および対人関係的な問題は，生物心理社会的モデルだけでなく，対人的要因と生物学的要因との複合によっても生じると仮定している[14]。遺伝的素因，ないし生物学的素質を持つ人は，対人ストレスがかかると精神疾患に罹患する可能性がより高くなる。個人の気質，人格特性，および幼少期の経験を背景として生じた愛着スタイルが，その人の現在の社会的支援ネットワークや重要な他者から支援を引き出す能力に影響する。対人機能は，現在の社会的支援的状況における現在のストレス要因の深刻さによって決まってくる[14]。

IPTで用いられる枠組みと介入は，愛着とコミュニケーション理論に直接関連している。よってIPTは，特に，悲嘆，対人間の不和，役割転換，および対人関係過敏の問題の領域において，患者の主要な対人関係のどれかに焦点を当てることで精神症状を治療するようにデザインされている（詳細は本章の「問題領域」の項を参照）。治療者は，患者が人間関係をスタートさせ，維持し，またそれから撤退する際に用いるコミュニケーションスタイルにも関心をはらう。これは，IPTの限定された治療期間内に生じるものだからであり，その焦点は，治療のなかで発達する転移関係よりも，現在の症状の解決に当てられる。人格，あるいは愛着スタイルにおける基礎的な変化が短期治療の間に起こる可能性は低いが，患者が混乱した対人関係を修復し，感情的支援の要求を伝える新しい方

法を学べると，症状が解決する。

治　療

　IPTは，アセスメント，初期セッション，中期セッション，そして終結に分けることができる。臨床家は，それぞれの段階で，明確な一連の達成課題を設けるが，それぞれが患者の治療目標を促進するようにデザインされている。治療者の姿勢が治療課題や技法のもとになる。治療者は，治療中，積極的に，焦点を維持し，患者を課題に沿わせなくてはならない。治療者は支持的でもあるべきである。精神分析的治療でいうところのblank screen的なアプローチを捨て，共感的で強い励ましの姿勢をとるべきである。また，治療者は，患者に希望を持たせ，彼らの進歩を強化するためにあらゆる努力をすべきである。無害な転移反応を作り出すために中立的であろうとする必要はない。治療者は，「配慮ある専門家」的態度をとり，治療を通してポジティブな作業同盟を促進することによって，転移反応を大部分管理することが可能である。

アセスメント

　アセスメントは，IPTをどのようなときに，どのような人に適用すべきかを判断するために行われる。治療者は，有効性のエビデンス，患者の愛着とコミュニケーションスタイル，および患者の治療意欲と洞察力などいくつかの要因を指標とすべきである[14]。IPTは気分障害と不安障害に適しているため（気分障害についてはエビデンスの裏づけがある），DSM-IV-TRによる診断がなされるべきである。
　パーソナリティー障害の患者には特別な注意を払うべきである。妄想性，スキゾイド，統合失調症型などのA群パーソナリティー障害の患者の場合，短期療法では治療者との有効な同盟を結べない可能性があり，

自己愛性，演技性，境界性，反社会性などB群の重篤なパーソナリティー障害を持つ患者の場合は，IPTの形式の範囲を超えたさらに集中的な治療が必要となることがある。しかしながら，その焦点がパーソナリティーの改善よりも抑うつ，ないし不安に当てられる場合，うつ病，ないし不安を併発しているパーソナリティー障害の患者にとって短期のIPTも有益でありうる。

　しかし，IPTは，DSMの第Ⅰ軸診断の患者に限定されるべきではない[14]。IPTは，仕事上の対立，結婚生活の問題など様々な対人問題を抱える患者に極めて適している。実際のところ，重大な精神疾患を伴わない患者は，より多くの対人資源とより望ましい社会的支援ネットワークを持っていることが多い。彼らが呈示するのは，限定的な，特定の対人問題であり，それらは極めてIPTに適していることが多い。

　アセスメントには，患者の愛着スタイルの評価が含まれ[14]，それは他者との関わり方についての患者自身の知覚と，患者の過去と現在の人間関係の評価から構成される。ストレスを感じたとき，病気のとき，その他ケアが必要なときにどうしているかと患者に尋ねることはとりわけ有用である。他者から援助を求められたときの典型的な対応についても患者に質問すべきである。治療者は，基本的に患者の人間関係モデルに関する仮説を構築していく。具体的には，患者が世界全体をどう見ているか，信頼できる人で満ちた場所，避けるべき人で満ちた場所，あるいは必要ではあるが信頼できそうにない人で満ちた場所，などとして見ているかどうかを評価するということである。

　患者の愛着スタイルは，治療者との治療同盟を発達させる能力と，治療が有益なものとなる可能性と直接関係する。残念ながら，他の精神療法と同様，IPTにおいても「金持ちはさらに金持ちになる」という古い諺が当てはまる。より安定型の愛着スタイルの患者は，治療者との作業関係を築きやすく，治療外でも比較的健康的な人間関係を持っているため，自分の社会的支援システムを効果的に利用することができる。不安

アンビバレント型の愛着スタイルの患者は，治療者との関係を迅速に築くことはできても，治療の終結には多大な困難を伴うことが多く，それは短期療法特有の問題でもある。不安回避型愛着スタイルの患者は，治療者を信頼したり，治療者とつながりを持ったりすることが難しいことがある。結果として，より正式なIPT治療に移行する前に，数回の初期のセッションで生産的な治療同盟の構築に取り組む必要がでてくることもある。

　治療者は，アセスメントの際に治療期間中に生じうる問題を予測し，そのための計画を立てるべきである。例えば，不安アンビバレント型の愛着スタイルの人は，関係を終わらせるのが困難な可能性があるため，治療の期間が限定されていることを強調し，治療終結のプロセスについて早いうちに話し合うようにアプローチを変更するほうが賢明である。また，治療者への依存が問題にならないようにするために，重要な他者をより頻繁にセッションに参加させることもある。回避型の患者と関わる場合，治療者は，アセスメントの完了までに数回のセッションを費やすよう計画し，患者に理解と共感を伝えるための十分な心配りをすべきである。患者から治療の頻度についてのフィードバックを求めることは，回避型の人との治療同盟を改善させうる1つの戦術になる。治療の頻度を低めに設定することはしばしば役に立つ。

　治療者は，患者のコミュニケーションスタイルを査定する必要がある。患者の他者への要求の伝え方は，治療過程においてだけでなく患者の改善の可能性においても重要な意味合いを持つ。治療者は，重要な他者との衝突が起きたときの例や，その場面の簡潔な描写について患者に率直に尋ねるべきである。まとまりのある，詳細な話ができる患者は，IPTに生産的に取り組むために必要なナラティブ情報を提供することができる可能性がある。患者の対人関係についての説明の仕方，特に他人の視点を正確に描写することができるかどうかなど，それがいかにバランスのとれた描写であるかに注意することで，洞察力についても判断するこ

とができる。

　また，治療者は，自分自身と患者との適合性も評価すべきである。患者同様，治療者自身も独自の愛着とコミュニケーションのスタイルを持つため，「己を知れ」という格言を強調してしすぎることはない。例えば，過度に指示的な治療者は，回避型の患者とは難しいかもしれない。治療を終了させるのが困難な治療者が，依存的な患者との問題に遭遇する可能性もある[14]。

　一般的には，どの短期療法においても良い適応例となる患者は，IPTの良い治療対象である。その特徴には，高い治療意欲，優れた洞察力，平均ないしそれ以上の知性，そして十分な自我機能を持った高レベルの防衛機制などが含まれる。IPTにとってのその他の望ましい特徴には，①喪失，社会的変化，対人関係の対立など限定された対人的焦点があること，②比較的安定型の愛着スタイル，③まとまりのある体験談や，対人関係における具体的なやりとりについて述べる能力，④望ましい社会的支援システム，が含まれる。患者の選択については，高度に適した患者からさほど適さない患者までのスペクトラム上で理解するのが最善である。IPTの絶対禁忌はないが，患者にとって明らかにIPT以外の治療法がより有益なことはある。

　要約すると，数回をもって完了することの多い初期アセスメントでは，患者のIPTへの適合性を判断し，患者の精神状態，愛着スタイル，そしてコミュニケーションパターンを評価すべきである。アセスメントは，抵抗や依存などの治療における問題を予想するために有益であり，それらの問題を最小化するために治療アプローチに変更を加えるよう治療者を導いてくれるはずである。アセスメントを終えてその患者がIPTに向いているとの結論が下せるまでは正式にIPTを始めるべきではない。

初期セッション

　IPTの初期セッション（普通は，一般的な初期面接後の1回か2回の面接のこと）では，治療者には4つの具体的課題がある。それは，①対人関係質問票を作成する，②患者と協力的に取り組み，治療の焦点となる問題領域を決定する，③IPTの理論的背景を患者に提示する，④患者と治療契約を結ぶ，ことである。

　対人関係質問票の作成[9]は，患者の生活における重要な人たちについての簡単な描写から成り，それぞれの人との接触の質と量，関係における問題，そしてその関係に対して患者が持つ期待についての情報を得る。その描写は完全である必要はなく，問題であるとだけ記しておいた関係が，後に治療の焦点となり，詳細に取り上げられる。この質問票は，どの対人関係に取り組むのが適切かを患者（と治療者）が決定するのに役立つ。またそれは，治療者が患者の愛着とコミュニケーションパターンについて追加的情報を収集する際にも有益である[14]。

　質問票が完成したら，患者と治療者はお互いに焦点を当てるべき問題のある関係を1つか2つ同定すべきである。治療者は患者の問題を対人的なものと定義し，その問題が4つの問題領域（喪失後の悲嘆ないし喪失，対人間の不和，役割転換，対人関係過敏）に該当するかについて具体的な例を挙げて話すべきである。

　また，治療者は，IPTの理論的背景を具体的な言葉で説明すべきである。治療では対人関係に注目し，対人関係について話し合うことが期待されていることを患者に伝える。さらに，治療の目的はコミュニケーションパターン，および人間関係への期待を修正することであり，それらの変化が起こるにつれ，症状的な改善が見込まれることを患者に明確に伝える。

　他の精神療法と同様に，治療法の枠組みを設定すること（契約）は，IPTに不可欠な部分である。IPTは期間限定であるため，また治療の転

移的要素を直接取り扱うことを避けるため，契約は患者にとっても治療者にとっても特に重要である。期間の限定については患者と明確に交渉せねばならず，治療において問題となりうる他の事柄についても治療の初期段階で対処する。

　契約では具体的に下記の事柄を検討すべきである。

- セッションの数（通常 12 から 20 回），頻度，継続期間。
- 治療の臨床的焦点。患者と治療者が合意した問題領域。
- 患者と治療者の役割。特に，患者がセッションとセッションの間に自分のコミュニケーションへの取り組みに責任を持つ必要性。
- 緊急時の対応方法。セッションの欠席，遅刻，あるいは病欠などへの対応。
- セッションで許容可能な行為，時間外の連絡，緊急事態，物質使用や攻撃的ないし不適切な振る舞いなどに関して求められる行動。

　明確な契約をしたにもかかわらず，「違反行為」が起きることもある。それらは遅刻や料金支払いの遅滞などの単純なことから，セッションでの不適切な行為，あるいはその他の破壊的なやりとりといったより重大な問題まで様々である。それらの問題は患者の治療関係の体験と治療外でのコミュニケーションの問題についての貴重な情報を提供するため，最初から治療者がそれらの問題を対人コミュニケーションの一部として捉えることが大切である。IPT では，そのような行為の転移的な意味合いに注意を向けるよりも，それらの問題を治療外での似たような問題を検討するために利用する。例えば，患者がコミュニケーションの修正をなかなか試みない場合，治療者はそれと同じ行動が治療外における患者の人間関係でも起こっていると仮定することができる。そうすると，治療者は他者との間でも似たような問題が起こっていないか尋ねる。先述のとおり，これは，治療者が患者の行動を治療関係に照らして検討する

という伝統的な転移に基づく治療とは正反対のものである。

IPTでは転移関係についての直接的な話し合いが禁止されているため，患者と治療者の双方にとって，契約が確固たる基準としての役目を果たす必要がある。契約違反が起きたとき，治療者は，最初にお互いが治療に関する一定の指針に合意したことや（15分以上遅れずに予定された時間通りに来る，など），患者が自分の責任を果たさないことにより治療から最大限の効果が得られなくなってしまうことを患者に指摘する。その後，治療者は，治療関係外での類似した行動について質問する。

中期セッション

IPTの中期セッションでは，患者と治療者が共にアセスメント時に同定した対人問題に対応する。一般にそれらの問題への取り組みは以下の順序で進められる。①特定の対人問題の同定，②それが人間関係におけるコミュニケーションの問題か，あるいは人間関係に対する非現実的な期待の問題か，など問題に対する患者の認識についての詳細な調査，③問題の可能な解決策，あるいは患者の重要な他者とのコミュニケーションの改善方法を同定するための協力的なブレインストーミング，④提案された解決策（通常は，セッションとセッションの間における解決策）の実施，⑤患者が試みた解決とその結果をふりかえり，患者が起こした改善へのとりくみにポジティブなフィードバックを与えること，予定されている解決策をどう改良したらよいかについての話し合い[14]，である。問題解決へのアプローチの最終段階で，治療者と患者は，試みた解決策の結果を観察し，必要に応じて修正を加える。

患者の問題については，様々な解決策が考えられる。例えば，コミュニケーションをより率直なスタイルに修正することは，対人関係のいさかいを経験している患者に有益となりうる。住所や職場環境の修正など，状況を変化させることは，役割転換を経験している患者に有益となりう

る。他者からの社会的支援への期待の修正も選択肢の1つである。しかしながら，IPTにおける治療のエンドポイントは，単なる洞察ではなく，症状の解消につながるコミュニケーション，行動，および社会支援の修正である。

コミュニケーションにおける変化の症例：Mさん（女性）

　Mさんは31歳の女性で，出産後4カ月の時点で疲労を訴えて来談した。彼女はエネルギー不足，睡眠不足，低い自尊心，および圧倒されたような感覚について述べた。彼女は，怒りっぽく短気であったが，その原因は主に夫との対立にあり，彼女は夫が赤ん坊の世話を手伝ってくれないと感じていた。彼女には精神科既往歴はなく，母乳で育てていることもあり薬の服用は望んでいなかった。

　全般的な社会的支援についての情報を得た後，Mさんと治療者は，彼女の夫との関係に取り組むことで合意した。夫との具体的なやりとりやコミュニケーションについて詳細な説明を求められたとき，Mさんは夫に対してかなり批判的であることが明らかになった。夫が援助を試みても，彼女はしばしばそれが不十分であると感じ，彼の取り組みを非難していた。その結果，彼はほとんど援助をしなくなってしまった。Mさんは，具体例を挙げて話した。彼女は，仕事で遅くなって帰宅したとき，夫が息子を風呂に入れていた。彼女は，それを夫の援助の試みとして捉えてポジティブなフィードバックを夫に与えるかわりに，彼女は，彼に注意深さが足りず，きちんとやっていないと感じてひどく批判的になった。

　そのようないくつかの例について話し合った後，Mさんは自分のコミュニケーションのスタイルは，夫の援助を促進するものではないことに気づいた。事実それは彼のやる気を失わせるものであり，彼女にますますフラストレーションを感じさせることにつながった。彼女はこのパターンに気づくと，コミュニケーションをいくらか修正することができ，彼の援助により感謝するようになった。後期のセッションには夫も何度

か呼ばれたが，彼は自分がより評価されていると感じ，子育てと家事をさらに行うようになったと述べた。2人は関係における改善を報告し，Mさんは疲労と苛立ちが大いに改善されたことを報告した。

役割の期待における変化の症例：Nさん（男性）

　Nさんは28歳の男性で，医学部を卒業したばかりであった。彼は，疲労感と失望感に関する援助を求めていた。彼は，自分が多くのことを達成しており将来が明るいことを頭ではわかっていても，卒業に対する喜びもなければ，自分の人生で多くをやり遂げたという感覚も持てないでいると述べた。

　Nさんは，婚約者との支援的な関係や医学部の同僚との親密な関係など，いくつかの望ましい人間関係を報告した。しかしながら，対人関係の質問票から，父親との対立的な関係が明らかになった。Nさんによれば，父親は極めて厳しい要求をし，Nさんの功績をめったに評価しないとのことであった。Nさんの父親は著名な弁護士で，Nさんが医学部に進んだことについてもひどい失望を表していた。父親は卒業式に出席することも拒否し「医学部を卒業できたのだから今度は法学部にも行けるだろう」とNさんに言った。

　Nさんと治療者は，Nさんの父親に対する怒りについての話し合いに多くの時間を費やし，Nさんが父親に対して自分の怒りをより率直に伝え，より直接的に自分が望む支援を求めるように援助することを目標にした。数回のセッションの後，Nさんは，卒業式に出席してもらえなかったことへの落胆と，自分が達成したことを評価してほしい旨を父親に伝えた。Nさんの，自分の気持ちを伝えようとする幾度かの勇気ある試みにもかかわらず，父親は息子の要望に応じることができず，いくらか距離をおき，批判的であり続けた。

　その結果，治療は，父親に対するNさんの期待についての話し合いに移行した。父親のNさんとの関わり方の経緯とそれが終始一貫していることを考えると，Nさんは，今後も父親から望むような対応をされるこ

とはありえないだろうし，父親との自分のコミュニケーションが改善されたとしても，父親は距離をおき続ける可能性が高いことに気づき始めた。望んでいた父親像の喪失に悲嘆するNさんを援助することに時間が費やされた。

　Nさんは，父親との関係のせいで，自分が自己批判的で，自分の功績を軽視する傾向があることも認識した。しかしながら，彼は他者からのポジティブなフィードバックを好み，それをより必要としていた。彼の父親の場合とは対照的に，彼の婚約者や親しい友人の何人かとは，このことについて話し合うことができ，彼らは極めて支援的であった。Nさんは父親との対立的な関係を初めて他人に明かした後，気分が良くなり，彼らが同情的で共感的であったことが助けになったと報告した。彼の婚約者は，彼のために少し遅れた卒業パーティーを開いてくれ，彼はそれを楽しんだ。

　治療を終結する際，治療者は，Nさんが大幅な改善を見せたものの，人生の移行期においては他の困難に出合う可能性もあることについて指摘した。結婚したり，自分の子どもを持ったり，また，他の人生目標を達成する際には，Nさんの父親についての感情は再浮上するかもしれない。そのうえ，いずれ訪れる父親の死が極めてつらいものになることも考えられる。Nさんと治療者は，将来そのような問題が出てきたときは，Nさんが再び治療に戻ってきてよいと話し合った。

【治療抵抗への対応】

　治療抵抗へのアプローチは難しいことが多い。臨床家は，たいていの患者が，診察室に来るころにはすでに「良きアドバイス」にはうんざりしていることを思い出すとよい。患者が問題を解決するためにどうしていいかわからない，あるいはどうしていいかを人に告げられたことがないことが問題であることは稀で，むしろ問題は，患者が提案された解決策を受け入れられない，あるいは実行できないことである。患者が治療者の良きアドバイスだけで改善することは珍しい。

したがって，本章で後に詳述する様々な技法に加え，IPT の中期セッションでの治療者の取り組みのほとんどは，治療のプロセスにおける患者の抵抗と，変化に対する患者の相反する感情に対応することになる。抵抗は，IPT 介入の目的によって 2 つに分類される。①予約時間に来ない，あるいは遅れるなどの契約に関するものと，②患者が，同意した解決策を試みることに意欲的でない，あるいは人間関係を変化させるステップを踏むことを「忘れる」などといった，行動の実行に関わるもの[14]である。

　契約上の問題は，はじめは，「予約時間に来てもらえないと，各セッションに割り当てられた時間が削られてしまって十分な治療効果が得られない」と患者に告げることによって対処すべきである。患者との間ですでに詳細な治療契約が結ばれているはずであり，治療者は IPT の最初のセッションで結ばれた契約を参照すればよい（患者は治療が 12 週間であることに同意した，など）。治療者は，予約時間に来なければそれだけ治療のための時間が減少し，患者の回復の可能性を低減させてしまうことを指摘すべきである。

　行動の実行に関する問題も，それが発現した最初の時点で，同じような直接的なやり方で対処可能である。治療者は，治療には時間的な制限があり，治療は，患者が変化を起こそうと行動することで最大の効果が得られることを患者に思い起こさせるべきである。次に，治療者は，患者にその実行を困難にさせたものが何かを探求するように促す。変化が起きなかった場合にどうなるかといった結果を治療者が強調し，患者のアンビバレンスに直接対応することもしばしば有益である。

　多くの患者にとってそれらの直接的な介入は有益である。治療者によって理解されているという感覚を得られた場合は特にそうである。しかし，治療者が積極的にそういった試みをしても，患者が抵抗し続けることもある。その場合には，変化に対してそのように消極的な姿勢にあるのは，治療者や他の人たちからどのような対応を期待しているのかを患

者に尋ねることが有益であることも多い。問題へのこのような対応は，患者が，自分のコミュニケーションのパターンが他者の非生産的な反応を誘発することが多いと認識するのに役立つ。患者と治療者の関係にこだわるよりも，似たようなコミュニケーションスタイルや，他者が誘発されて起こす反応について患者に理解させるために，その他の問題のある関係へと焦点を移行すべきである。

急性期治療の終結

　IPTは，患者が急性期治療の回復段階に入ると，セッションとセッションの間の期間を延長するのが最善のやり方である[14]。治療の大部分を占める毎週の面接期間が終わると，患者と治療者は，治療の終わりにかけて，面接を隔週ないし月に1度にすることもある。より高機能の患者には，6週間から8週間の毎週のセッションでも急性の問題を解決するのには十分なこともあるが，機能が改善された後に，隔週ないし月に1度と間隔をあけて行うセッションからさらなる効果が得られることが多い。それによって，その患者はさらにコミュニケーションのスキルを練習し，起こした変化を強化し，支援的な関係を保つ一方で，より大きな自信を発達させる機会を与えられ，それらすべてのことからより望ましく安定した機能が促進される。よって，治療期間を何週間か定めるよりも，治療のセッションを何回行うかを交渉するほうが有益である。

　治療の完結は，いくつかの具体的な技法で促進できる。IPTの主要な目標は症状の軽減と対人機能の改善であるため，治療完結の際の具体的なねらいは，患者の自立した機能と自信を助長することである。患者が，自分が問題を扱うための資源とスキルを所持していることや，自分が治療における進歩をもたらしたことを評価できるよう手助けすることが目的である。急性期治療が終わるときに，治療者は，患者が改善し変化を起こし，自力で機能する能力を持っていることを明確にすべきである。

将来緊急事態が起きたときには治療者が対応することが可能ではあるが，患者に期待されるのは，自立して機能し，それを上達させることである。

患者が経験すると思われる，治療者に対する喪失感を認めることは重要である。患者にとって，治療者はその人の問題に初めて関心を抱いた人であったかもしれない。治療者はしばしば治療終結の影響を過小評価していることがある。結局のところ，治療者は多くの患者を持つのに対して，患者には1人の治療者しかいないのである。治療者は，喪失感を感じるのは正常であると言って患者を安心させるべきである。それは，治療の取り組みや治療者との関係構築に患者がつぎ込んだ努力を象徴するものである。また，患者が治療者の継続的な支援なしには自分の進歩を保持できないと恐れるのも正常なことである。

治療の成功は，その治療者が患者の援助に絶対的に専心しているという患者の確信によるものでもある。最初に合意したセッションの回数を超えてもさらに延長することが患者にとって明らかに最善である場合には，そうすべきである。治療契約の維持とセッションの延長の間の葛藤は，患者と新たな契約を交渉することによって解消することができる[14]。

維持療法

IPTの急性期治療は治療契約で定められたとおりに終了となる。「終了」を治療関係の完全な断絶とする従来の精神分析モデルとは異なり，IPTの急性期治療の終了は治療関係の終わりを意味するものではない[14]。実際，IPTではしばしば患者と治療者が将来の治療契約を交わしており，そのための対策も特別に立てられる。多くの精神障害（うつ病や不安障害）が再発や寛解を繰り返すからという理由だけでなく，うつ病の回復後の維持療法として，IPTは再発防止に有益であるという明らかな証拠がある[6]。IPTを実践する治療者は，維持療法について必ず

患者と話し合うべきである[14]。

　維持療法を提供するにあたっては，いくつかやりかたがある。いずれを選択するにしても，患者と具体的な契約を確立すべきである。月に1度の，あるいはより長い間隔をあけた維持療法を計画する，将来問題が起きたときに患者が治療者に連絡するという理解のもとで急性期治療を終結する，あるいは，その治療者が応対不可能である場合には患者が他の治療者に連絡することを計画する，などの選択がある。将来の治療をいかに構築するかについての決断は，臨床判断による。

　IPTの間欠的な維持治療を提供することは，転移の問題につながる可能性もある。問題のある転移の発展と，それに対して治療の必須要素として焦点を当てなければならなくなることには，次の3つの事柄が影響する[14]。第一は，患者自身の問題である。患者の愛着スタイルとコミュニケーションが不適応であればあるほど，転移はより問題の多いものとなり，それに対応する必要がでてくる。第二に，治療の強度は，転移の強度と正相関する。治療のセッションがより頻繁になればなるほど（週1回に対して週5回，など），転移がより大きな問題となる。第三に，治療の継続期間は，問題となる転移の発達と相関する。治療が長くなればなるほど，転移が治療の焦点とならざるをえなくなる可能性が高くなる。月に1度，あるいは隔月の追加セッションは，患者に大きな効果をもたらすものの転移の問題を引き起こすリスクが低い[14]。

　臨床経験，理論，および実証的証拠はすべて，IPTは2段階の治療として概念化すべきであることを明らかにしている。急性期段階の治療では，当面の症状を解消することに焦点が当てられ，その後に再発防止と生産的な対人機能の維持を目的とした維持段階がくる[14]。IPTは，本質的に，急性の問題やストレス要因に対する短期の治療を問題が解決されるまで提供する「家族医」あるいは「一般医」のケアモデルに沿って理解することができる[14]。しかしながら，問題が解決されても，治療関係は終了しない。治療者は，かかりつけ医のように，再び危機が発生

した場合にも患者に応対できるようにしておく。その場合には，再度，期間限定の治療過程が開始されることになる。それまでの間にも，治療者はかかりつけ医と同じく定期的に「健康維持」のためのセッションを提供することもある。

技法と治療過程

　IPT 特有の技法（本章で後に解説）もいくつかあるものの，IPT を特徴づけるのは，特定の介入よりもむしろ治療外での対人関係に焦点を当てるということである。IPT の根源が精神力動的な発端を持つことを考えれば驚くにはあたらないが，IPT には，探索や明確化，指示技法などのいくつかの従来の精神療法の方法が組み込まれており，いかなる技法も禁止されてはいない。ただし，それらすべては，患者が対人関係を修正するのを援助するために利用される。

　どの技法よりも重要なのが，生産的な治療同盟の確立である。IPT において，思いやり，共感，誠実さ，無条件の敬意の伝達は，それだけでは**十分ではないが**，**必要不可欠**である [7, 12]。どんな技法も，患者が治療に来なくなってしまえば何の役にも立たない。生産的な治療同盟が確立されなければ，患者が治療に来なくなるという障害が出現し，いかに多くの技術的専門知識をもってしてもそれを克服できなくなってしまう。

　IPT の治療者の主要目標は，患者を理解することであるべきである。患者は，治療者が真に治療に専心していると感じられなければ，容易に情報を明かすことはなく，個人として評価されていると感じられず，治療者との意義ある関係を構築することもないであろう。患者を理解するための取り組みは常にいかなる技術的介入よりも優先されるべきである。さらに，すべての IPT の介入は治癒的であるべきである。介入の最終的な価値は，どれだけ患者の助けになれるかにある。技法は，それらがマニュアルに書いてあるからというだけで用いられるべきではない。治

療での介入は，それが患者にとって有益かどうかを基準に用いられるべきである。

非特異的技法

非特異的技法とは，多くの精神療法に共通する技法のことである。その例として，オープン・クエッション，明確化，治療者による共感表現などが挙げられる。これらの技法は，治療者が患者の体験を理解し，その理解を患者に伝え，患者の問題の起源についての情報とそれらについて考えられる解決策を提供するのを助けるため，IPTにおいて必要不可欠な役割を担っている。患者とのブレインストーミング，指示の提示，ホームワーク課題の指定などの技法も上手に利用すれば変化の促進に役立つ。IPTで用いられるすべての技法は，主に患者の対人関係に焦点を当て，治療同盟を促進するものでなくてはならない。

コミュニケーション分析と対人関係上の出来事

患者のコミュニケーションパターンの分析は，IPTにおいて用いられる主要な技法の1つである。治療者の課題は，患者が重要な他者に対して望むことをより明確に伝え，自分の要求をより効果的に伝える援助をすることである。患者は，相手に全く理解されていないときでも，自分のコミュニケーションが明確であると思い込んでいることが多い。

コミュニケーション分析は，患者から重要な対人関係上の出来事についての情報を引き出すうえで必要となる[14]。対人的出来事は，患者と重要な他者との具体的なやりとりの描写である。特定の口論が配偶者間での争いのパターンになっている場合，治療者は患者に「あなたとあなたの配偶者が最後に争いになったときのことを話してください」あるいは「配偶者との最近の大きな争いについて話してください」と尋ねるこ

ともある。治療者は，患者が可能な限り正確に対話を再現し，そのコミュニケーションを詳細に説明するように指示をすべきである。患者は，自分の情動反応と，言語反応と非言語反応について説明し，配偶者の非言語行動について観察したことを描写するよう指示される。対人関係の出来事について話し合うことの目的は2つある。①当事者同士の間で起きている誤った伝達についての情報を提供すること，②問題がどうにもならないものであるという非現実的な考えについての洞察を患者に与えること，である。

　典型的には，患者は重要な他者とのやりとりを極めておおざっぱな言葉で説明し，具体的なコミュニケーションについての情報はほとんど得られない。例えば，患者は，夫が「自分の話を聞いてくれたことがない」と言うかもしれない。「夫は私の話を聞いてくれない」のような大ざっぱな発言は，多少の真実を含んではいるものの，必ずといっていいほど話の一面しか描写していないものである。夫は実際に無神経かもしれないが，彼の無反応もそのカップルの相互のコミュニケーションスタイルによるところがある可能性が高い。患者は，そのつもりはなくても，批判的であるとか，思いやりがないと見られていたり，あるいは単に歓迎されていないときにコミュニケーションをとろうとしているのかもしれない。夫もそうである可能性があるように，彼女も，無意識のうちに重要なコミュニケーションを無視してしまっているのかもしれない。その問題は，それぞれの個人に非があるというのではなく，その関係におけるコミュニケーションの問題点と定義される。

　したがって，対人関係の出来事の情報を引き出すうえでの治療者の目標は，患者に，できるだけ詳細に自分と夫とのあいだの具体的やりとりを再現してもらうことである。患者は，通常はそのように自発的に自分の対立についての情報を提示することはないため，治療者は患者が題材を提供するように積極的に方向づけなければならない。治療は，患者側の一般的な問題についての発言から，患者と配偶者の間の具体的対話

の再現へと進行する。治療者は，言語的なやりとりだけでなく，敵対的なやり方で沈黙したり，ドアをバタンと閉めたり，やりとりの途中でその場を離れるなどの非言語的なコミュニケーションについても尋ねるべきである。その再現には，患者が何を言ったことによってそのやりとりが始まったか，患者が相手の言ったことをどう理解したか，患者がそれにどう対応したか，などの詳細な説明を含むべきである。多くの対立は翌日にまで持ち越されたり，あるいはその後のいざこざの際に再び持ち出されたりするため，そのやりとりの終了について特別に注意が向けられるべきである。目標とするのは，患者が誤解されるコミュニケーションをしているために自分の望むような反応が得られないという仮説に基づいて，患者がどのように愛着要求を伝えているかを，この段階的な報告を利用して理解しようとすることである。

症例：Oさん（女性）

　Oさんは36歳の女性で，抑うつを訴えていたが，彼女はそれが10年来の絶え間ない夫との衝突に起因するものであると考えていた。彼女は，夫が彼女に関心がなく「私がすることに対してまるで感謝することがない」と述べた。彼女によると，彼女はフルタイムの仕事を持っているにもかかわらず，夫は彼女が家事すべてを行うものと考えて手伝ったことがなかった。彼女は，最近家事が終わっていなかったことをめぐって大きな喧嘩をしたことを報告したが，それによって，彼女の抑うつ症状と機能低下が彼の目にもとまったようであった。以下の対話は3回目のセッションでのものである。

Oさん：先週はいつもと同じでした。夫は私を1週間ずっと無視しました。私には彼が変わるとは思えません（夫との間の対立が解決不可能であるというOさんの含みに注目）。

治療者：ご主人との問題についてのあなたの説明によると，あなたはそれ

が改善できるとは思っていないように聞こえます。お2人の喧嘩について よく考えてみましょう。あなたが彼に無視されていると感じたことによって起きた一番最近の喧嘩について話してください。

Oさん：昨晩の喧嘩は典型的なものでした。夕食の後，彼が居間に行き，テレビをつけました。私は落ち込んで，怒っていたので，彼が私に注意を向けるようにテレビを消したんです。

治療者：その後どうなりましたか？

Oさん：彼は一瞬私を見て，それからまた無視して新聞を取り上げました。

治療者：あなたはそれにどう対応したのですか？

Oさん：誰もがするようにです！　私は「あなたが私をそんなふうに扱うのなら出て行く」と言いました。

治療者：今，その出来事について話しているとき，あなたはとても憤慨しているように見えますが。

Oさん：私は激怒しています！　彼はいつもそうなんです！

治療者：あなたは確かに行動を通して彼に自分の気持ちを伝えたようですね。でも，あなたの本当の意図が彼の注意を引くこと，つまり彼にとってあなたが大切な存在であるのを確認すること，であったということは，はたして彼に理解されたのでしょうか？　あなたが怒っているとき，彼はいつもどんな反応をしますか？

Oさん：彼はたんに引きこもるだけです。彼はあまりコミュニケーションのない家庭で育っていて，衝突が嫌いなんです。

治療者：ということは，あなたが怒りを表すと，特にそれを行動で表すと，彼は通常引きこもるか，あるいはあなたを無視するのですね。怒って彼とコミュニケーションをとるのは，彼の耳をあなたに傾けさせるうえであまり効果的な方法ではないようですね。

　Oさんと治療者は，夫に対する彼女のありがちなコミュニケーションについての話し合いを続けた。Oさんの夫は，数週間後の合同セッションで，自分の引きこもり反応を認めた。Oさんが夫に対して自分の要求

をより率直に伝えようと試み，特に彼女が脅すようなコメントをやめるにつれ，彼女は彼が感情的にも物理的にも支援的になろうとしているのがわかってきた。

情緒の活用

　患者が治療に情緒的に関われば関わるほど，行動やコミュニケーションのスタイルを変化させるように動機づけられる可能性が高くなる。そのため，IPTの治療者にとって最も重要な課題の1つは，患者の情緒の状態に注意を払うことである。特に重要なのは，観察される患者の情緒と患者が主観的に報告する情緒が一致していないときである。この情緒における不一致の検討はしばしば治療での大幅な進展につながる。

　情緒は，治療中に経験されるもの（処理感情：process affect）と，患者によって報告される過去のある時点で生じたもの（内容感情：content affect）に分けることができる。**内容感情**は，その出来事が起きたときに経験される主要な感情である。例えば，患者は重要な他者の死や葬儀のときの麻痺した感覚を描写するかもしれない。一方，**処理感情**は，患者がその喪失にまつわる出来事を治療者に説明することによって経験する感情のことである。例えば，その患者は治療者に，葬儀のときの「麻痺した」感覚を表現するかもしれないが，その出来事を説明する間には泣いたり，悲しみや怒りを感じたりするかもしれない。この一致しない感情に出会ったとき，治療者は，内容感情と処理感情との間の差異に直接焦点を当てることができる。

症例：Pさん（男性）

　Pさんは35歳の男性で，突然膵臓癌で亡くなった父親の死から6カ月後，うつ病の症状を呈していた。治療者には，Pさんの父親が出張で家をあけることの多いセールスマンで，家族よりも仕事を優先させた人の

ように思えた。それでも最初の数回のセッションの間，Ｐさんは一貫して父親のことを愛情深く，思いやりがあり，素晴らしい父親と表現していた。Ｐさんは父親の死について悲しい気分にはなっておらず，自分が「社会的にふさわしい」と思えるような感情を全く持っていないことに罪悪感を抱いていた。次の対話は４回目のセッションのものである。

治療者：お父さんの葬儀での経験についてもう少し話してください。

Ｐさん：暖かくて，気持ちの良い日でした。葬儀に行くよりも庭仕事をしていたいと考えていたのを覚えています。私はただ無感情でした。その間ずっと何も感じなかったのです。

治療者：［患者の悲しい感情に気づいて］私にその葬儀について説明している今，あなたがどのように感じているかについて話してください。
（治療者が処理感情と内容感情とを区別していることに注目）

患者：［涙ぐんできて］よくわかりません。悲しいと感じているとは思うのですが，予想していたものとはかなり違います。また，父に対して怒りを感じている気もします。父は，実際はそれほどそばにいてくれたわけではありませんでした。私が１４歳ぐらいのとき，バスケットボールの大きな試合があり，父に来てくれるようにお願いしたのを覚えています。父は忙しくて行けないと言い，私は試合の後も１日中彼に対して怒っていたのを思い出します。

Ｐさんはこれ以外にもいくつかの父親との出来事について話し続けた。彼は，治療終結までには父親の長所と短所を含めた，より釣り合いのとれた現実的な父親像を構築することができた。

転移の活用

IPT の対人的，および精神力動的な基盤を考えると，転移は治療において極めて重要な役割を持つと考えられ，実際に重要な役割を果たして

いる。患者の治療者との関わり方は，その人の他者との関わり方を反映しているため，治療者は転移の形成を観察することで，患者の治療的関係以外での人との関わり方について仮説を立てることができる。したがって，治療者によって認識される転移は，患者の対人関係領域における他の関係を理解する手段を提供する。

症例：Q さん（男性）

　Q さんは 40 歳の男性で，上司との継続的な衝突のため，会社の人事関係の担当者に紹介されて来た。Q さんは，営業成績は優秀であったものの，上司や同僚と何度も言い争いになっており，その結果，職を失う寸前であることを人事担当者から知らされていた。

　Q さんによれば，問題は「成績の良い営業社員が，自主的に，口出しされずに働くことを奨励される必要があることを理解していない」会社にあるとのことであった。彼が自分自身に問題があると考えていないのは明らかであり，彼にしてみれば他者の態度が問題なのであった。彼が治療に来ることに同意したのは，単にそうしなければ仕事を失うことになるかもしれないからであった。

　治療同盟が希薄なものであることを認識した治療者は，最初の数回のセッションを Q さん側の話にひたすら耳を傾けることに費やし，Q さんの置かれた困難な状況への共感を表現した。さらに，治療者は自分が Q さんの会社のためでなく，Q さんのためだけに治療していること，そして守秘義務は完全に維持されることを Q さんに保証した。

　Q さんは，治療者に対する信頼を発達させるにつれ，職場での困難な状況についてさらに打ち明けるようになった。営業面ではうまくいっているものの，彼には親しい友人がおらず，支援をほとんど得ていなかった。彼は自分の仕事のストレスについて話したり，新しいアイデアやアドバイスを与え合える同僚を持ったりしたいと話した。彼は自分が援助を求めることが苦手で，それは自分が他人を信頼しておらず，他人から

与えられるものはそれほどないと信じているせいだと気づいていた。

　治療における転機は，6回目のセッションに治療者が15分遅れたときに起きた。Qさんは，面接室に入ってきた治療者を「遅刻をするなど失礼である」と徹底的に罵った。Qさんは，自分には重要なやるべきことがたくさんあり，治療者は明らかに，Qさんの時間が貴重なもので，時間は金であることに気づいていないと述べた。

　治療者は，転移的な要素に直接対処するのではなく，2つのことを行うことでそれに対応した。まず，治療者は，Qさんになぜ自分が遅れたかを正直に話すことにした。治療者は，息子が腕を骨折し救急外来に連れて行かれたため，その朝学校に呼ばれていた。このような事実の暴露は，より転移的基盤に基づく治療においては禁忌であるが，IPTにおいては，Qさんの怒りの発言に対する反応について，Qさんに率直なフィードバックを与えることを可能にする効果があった。

　次に，治療者は，不当に扱われたとするQさんの即座の思い込みに怒りを覚えたことを率直に述べた。治療者は，Qさんにその場を去ってほしい，治療をやめたいとも思った旨を述べた。しかしながら，治療者は，そのことについてさらに考えた後，自分の反応は，Qさんが職場で他の人たちに怒ったときに彼らがどう感じるかについてQさんに理解させるのに役立つことに気づいたことも述べた。

　Qさんはいくらかきまり悪そうに自分の怒りの発言について謝罪し，治療者はそれを快く受け入れた。治療者は，患者と治療者のやりとりを，次の質問の土台として利用し，Qさんが憤慨し，他者がそれに対して怒りの反応を示した職場でのやりとりについてさらに詳細に尋ね始めた。セッション中のやりとりは，治療外の人間関係についての問題に関する情報を提供するとともに，Qさんが他人にどう見られているかについての異なる見解を発達させ始めるきっかけとなった。その後の数回のセッションで，Qさんと治療者は，Qさんの怒りの表現が時には正当なものであっても，他者に怒りの反応をさせてしまうことになるという仮説を立てた。彼の衝動的な怒りは，彼の望む他者との親密な関係を築くのを

妨げていた。

　治療終了時には，Qさんは職場の人たちと以前よりうまくやっていると報告した。彼の上司もその変化を認めた。Qさんは，引き続きいくらかの怒りの問題が出てくることはあったものの，治療前の行動とは対照的に，たいていの場合いったん間をおいて他者から受けがちな反応について考えることで自分の怒りを「抑制」できると感じていた。

問題領域

　IPTは，治療の対人的特質を反映する4つに特定された問題領域（悲嘆，対人間の不和，役割転換，対人関係過敏）に焦点を当てている。いかなる問題領域における心理社会的なストレス要因も，社会的支援が乏しいなかで愛着の問題と組み合わさると，対人関係問題，精神医学的問題につながりうる[14]。

悲嘆と喪失

　多くの種類の喪失は，悲嘆の問題として系統立てて説明するのが有用である。重要な他者の死の他，身体的健康の喪失，離婚，および失職は，患者が悲嘆として経験しうる対人的ストレス要因の例である[14]。一般に，治療者は，患者が最も直感的に問題だと思う領域に患者の問題を位置づけるのが最善である。悲嘆が「正常」か「異常」かを区別する必要はない。治療者の課題は，患者の経験を理解するよう試みることであって，病的なものと考えることではない。

　悲嘆の問題が治療の焦点として確立すると，治療者の課題は，患者の服喪の過程を援助し，患者がより多くの社会的支援を得るために新たな対人関係を築いたり，あるいは現在の関係を修正したりするよう援助することとなる。新しい関係や現在の関係は，失われた関係の代わりには

なりえないが，患者は，過去の関係に向けていた自分のエネルギーと対人資源を，時間が経過するとともに他に再配分できるようになる。

　悲嘆の問題に対処するためにはいくつかの有益な戦略がある。そのうちの主要なものとして，患者から感情を引き出す方法がある。これは喪失やそれにまつわる状況について話し合うことによって促されるが，患者が現実的にその関係を再構成するのを助ける役割をする。処理感情と内容感情の活用は，この種の話し合いにおいては極めて有用である。悲嘆の問題は一般に，失われた人をめぐる幾層もの相反する感情を含む。患者が，失われた人の良い面と悪い面を現実的に評価し，その人物の立体像を構築するのを援助することは，悲嘆の解決において必要不可欠な過程である。患者ははじめのうちは，亡くなった人を「すべて良い」あるいは「すべて悪い」と描写し，この理想化（あるいは価値下げ）が，患者にとって受け入れ難いもう1つの相反する感情を覆っていることに気づいていないことが多い。亡くなった人に対してバランスのとれた見方を発達できると，服喪の過程が容易になる。

　これと同じプロセスが，他の喪失（失職，離婚，身体機能の損傷）にも活用できる。その場合，患者はその喪失を深く悲しみ，新しい社会的支援を確立する方向に向かう必要がある。喪失に対してより現実的な見解を築くように患者を奨励することも有用である。

対人間の不和

　対人間の不和に対処するための最初のステップは，その対立がどの段階にあるかを同定し，両者が積極的に問題解決に取り組んでいるかどうか，行き詰まっているのか，あるいは関係の解消もやむを得ない段階に到達してしまっているのかを判断することである[9]。治療の成功には必ずしも関係の修復が必要ではないことを肝に銘じておくことが大切である。大事な点は，患者がその関係について，積極的かつ十分に情報を考

慮したうえで決断を下すことである。

　対人間の不和に関する主要な目標の1つは，患者が自分のコミュニケーションパターンを修正するのを援助することである。特に，より長期の関係においては，患者が重要な他者との，誤解や感情のエスカレートにつながるようなコミュニケーションのパターンに陥ってしまっていることが多い。治療者は，どうすれば患者が自分の要求をより明確に，敵対的な反応を招くことなく，望むものが得られるように伝えられるかを示すようにする。治療者は患者に対して率直なコミュニケーションの模範となるべきであり，新たなコミュニケーションを強化させるためのロールプレイを患者にしてもらうこともできる。IPTは，個人療法ではあるが，数回の合同セッションに重要な他者を呼び入れることは，患者の現実のコミュニケーションを観察し，カップルが自分たちのやりとりに変化を起こすための援助を提供するうえでも貴重なものとなりうる。

役割転換

　役割転換の問題領域には，人生において起こりうる膨大な数の変化が含まれる。そこに含まれるのは，思春期，出産，身体機能の衰弱などのライフサイクルの変化と，結婚，離婚，仕事上の変化，定年退職などの社会的な変化がある。典型的な問題としては，かつての慣れ親しんだ役割の喪失に対する悲しみだけでなく，新しい役割に対する適応の低さ，および拒絶などがある。役割転換には重要な社会的支援や愛着の喪失が関わっていることが多く，新しい社会的スキルやその他のスキルを必要とすることもある。その結果，自尊心の低下や抑うつが生じることもある。

　治療者は，患者がかつての役割を手放す援助をすべきである。それには，悲嘆の問題に対処するための技法をいくつか用い，患者がその喪失への悲嘆を経験することを助けることも必要となる。患者が，かつての

自分の役割に対して，ポジティブな側面とネガティブな側面の両方を含めた現実的でバランスのとれた見解を構築するように援助することは必要不可欠である。患者が新しい社会的支援とスキルを発達させるように支援することも治療の必須要素である。

対人関係過敏

　患者の中には，性格特性，回避型愛着スタイル，あるいはその他の要因のせいで対人機能が乏しいことが問題である人がいる。対人関係過敏[14]（訳注：「対人関係の欠如」と表現されることもある）とは，対人関係を構築し，維持するうえでの患者の困難のことである。結果として，対人関係過敏の患者に対しては，より望ましい社会的スキルを持つ患者の場合とはいくらか異なるアプローチが必要となる。

　対人関係過敏の患者は，治療で話し合う対人関係が非常に少ない可能性がある。家族との関係が崩壊していたり，それでもその家族との関係が患者の持つ唯一の人間関係であったりすることもある。そのような患者にとっては，治療関係も希少な人間関係の1つであるため，より重要な意味を持つことになる。治療者は，患者の治療でのコミュニケーションについてフィードバックを与え，スキル訓練の方法として患者とロールプレイをする準備をしておくべきである。それに加えて，治療者は患者が適切な社会グループ，あるいは地域活動に参加するのを援助することにも積極的でなければならない。治療者と患者が何よりも留意しておかなければならないのは，治療は社会における困難を「修正」するようデザインされているのではなく，患者に新しい関係を構築し続けるためのスキルを教え，患者の社会における苦痛を軽減するようデザインされているということである。

対人問題領域のまとめ

　上記のような分類は，患者に特定の対人問題に焦点を当てさせる方法として極めて有用であるが，それらを用いる際には柔軟であることが大切である。IPT においては，当然ながら利用可能な時間が限定されているため，治療者はどの分類に該当するかを「診断」するというよりも，主に1つか2つの対人問題に焦点を当て続ける参考のために問題領域を利用すべきである。一般に，患者が問題と考える認識を認めるべきである。例えば，患者が，最近の自分の離婚を役割転換というよりも悲嘆の問題と感じているのであれば，悲嘆の領域を採用すべきである。問題領域についての「正しい判断」をめぐって治療同盟を犠牲にすべきではない。

　患者が経験する対人問題は，急性の対人ストレス要因と，患者を支えるのに十分でない社会的支援システムとの組み合わせから生じているという点でどれもよく似通っている。特定の問題に対応することに加えて，患者の社会的支援を向上させることに常に努力を注ぐべきである[14]。

対人関係療法と薬物療法

　薬物療法と IPT の両立は全く問題なく，実際に，最初の IPT 研究でも薬物療法，ないし精神療法の，どちらか一方のみの場合と比べて，両者の併用療法の方がより奏功し，患者にもより受け入れられたと報告されている[15]。IPT で用いられる疾患の生物心理社会的素因のストレスモデルを仮定すると[14]，薬物療法は理論的にも正当化することができる。実証的裏づけにはまだ多くのデータが必要ではあるが，精神疾患の治療に IPT と薬物療法を併用することは一般的になっている。

まとめの症例：Ｒさん（女性）

　Ｒさんは27歳の女性で，出産後3カ月であった。「比較的」支援的な夫とは，結婚して4年経っていた。彼らは，ここ1年の間に，夫が地元の病院で内科の研修を始められるよう引っ越しをし，その過程で家族や友人と離れてしまっていた。Ｒさんは，妊娠が計画的であったと説明していたが，彼女と夫が子どもを持つことにしたのは，彼の研修中であれば医療費が提供されるという理由によるところが大きいとも報告していた。

　彼女の主訴は，睡眠困難，エネルギー不足，食欲不振などであった。彼女は落ち込むことはあるが，むしろ神経過敏になっていると述べた。そのことは夫との関係において特に明白であった。彼女は自傷念慮や，赤ん坊に対する他害の考えは否定した。そのような考えについて尋ねられたとき，彼女は，唯一自分が満足している関係は自分の娘である赤ん坊とのものであると答えた。

　Ｒさんに精神科既往歴や一般身体疾患の問題はなく，妊娠と出産後の経過にも取り立てて問題はなかった。唯一の複雑な要因は，彼女が母乳を与えていて，少なくともあと1年はそれを続けたいと考えており，有害な可能性を持つ薬剤に赤ん坊をさらしたくないため，薬物療法を受けたくないということであった。彼女は，経口避妊薬は服用していなかったが，「今のところ，避妊は問題ではないのです。夫に触れてほしくもないのですから，そんなことができるわけがありませんよ！」と笑いながら言った。

　彼女は精神科家族歴については否定したが，彼女の母親は，治療を受けることはなかったものの，産後うつ病であったかもしれないと何度か言っていたことがあった。Ｒさんには2人の子を持つ姉がおり，その姉はどちらの子の出産のときにも問題はなかった。Ｒさんは，時折お酒を飲む以外は薬物の使用について否定し，妊娠中は一切アルコールをやめ

ていたので，最近になって1年以上ぶりにワインを飲んだだけだと述べた。

　彼女の幼児期の発達に特記事項はなかった。彼女は，両親が教育を大切にしており，彼女の教育にもかなり厳しい要求をしてはいたが，今考えてみてもそれは正常の範囲を超えるものではなかったとも報告した。両親は2人とも，彼女の現在の住まいから離れたところにある大学の教授であった。Rさんは心理学の修士課程を終え，博士課程をスタートしていたが，彼女と夫は，別の都市に引越すことと，赤ん坊の世話をするために彼女の学業を保留にすることに決めていた。彼女は学業を再開するつもりではいるものの，それがいつになるかははっきりしていなかった。

　Rさんは自分自身について，勤勉で，誠実で，そして対立を避けるタイプであると表現した。彼女は学校では極めて優秀で，その知性と洞察力は治療者を感心させた。彼女には以前住んでいた都市に何人か仲の良い友人がおり，度々電話で話はするものの，会って支援を得るのとは違うと感じていた。そのうえ，彼女はこの前の引っ越し以来，親しい友人ができていないことを指摘した。彼女は，新しい人間関係の構築には時間が必要だが，赤ん坊と家にいる必要があるためにそれができないと考えていた。

　治療者は対人関係尺度を記入し終えると，Rさんと共同で2つの主要問題を同定した。最初の問題は役割転換であった。彼女は新しい母親の役割に直面しており，それは慣れない役割でもあり，そのことに関して相反する感情も抱いていた。第二の問題は，夫との対立であった。彼女は，彼が感情的に支援的でなく，子育ての援助においても彼女の期待を満たしていないとはっきりと言った。治療者は，それらの問題に加え，社会的接触と支援を向上させることが大いにRさんのためになることを強く感じてもいた。彼らは，数カ月にわたる12回のセッションを行うことに合意した。

　その後数回のセッションで，治療者はRさん夫妻のいくつかの詳細な

やりとりを導き出した。Rさんはそのことを説明するにつれ，自分のコミュニケーションが明確でなく，特定の援助を求めなくても夫が自分の要求を文字通り「予期」してくれるのを期待していたと気づいた。彼女は，それまで彼の側の不足を感情的支援の欠如と解釈する傾向にあったが，ある出来事によってそのコミュニケーションスタイルが浮き彫りになった。

治療者：Rさん，あなたとご主人の，子育ての責任に関する最近の対立のエピソードを1つ話してください。

Rさん：2日前のことはよくあることでした。夫が夜8時ごろ帰宅したのですが，彼は遅くなるという電話をしてくれていなかったので，私は気分を損ねていました。私は彼のために夕食を待っていて，そのことでさらに苛立っていました。彼は本当に思いやりがないのです。

治療者：どんな会話をしたのか正確に話してください。

Rさん：私は「また遅いのね，電話して知らせてくれることもできたと思うけど」と言いました。

治療者：それに対してご主人は何と？

Rさん：彼は何も言いませんでした。彼はただ家に入ってきて，ソファに座り，テレビをつけました。

治療者：それで？

Rさん：私は娘のジェニファーをテーブルに連れて行き，食事を始めたのです。夫はやがてこちらに来ましたが，食事中はお互いにずっと黙っていました。

治療者：では，そのやりとりはどのようにして終わったのですか？

Rさん：終わったというか，彼は早く寝てしまい，翌朝早く病院に行ってしまいました。［いくらかきまり悪そうに］私は次の日になって，彼がその晩はずっと手術をしていて，手術室を抜け出して私に電話することなどできなかったことを知りました。

治療者：そのやりとりのなかには多くの非言語的なコミュニケーションがあったようですね。あなたが夫に伝えようとしていたのは正確にはどのようなことだったのですか？

Rさん：私はフラストレーションを感じていました。1日中ジェニファーと家に閉じこもっていたので，いくらか助けと大人の会話が必要だったのです。彼は私のしていることがどれほど大変かわかっていないと思います。それと，彼は他の人たちとも多く関わっていますが，私は1日の終わりぐらいは誰かと話をしたくてたまらないのです。

治療者：あなたのコミュニケーション，特にあなたの説明にあった出来事のなかであなたが用いた言葉にしないコミュニケーションと沈黙から彼はそれをどの程度理解したと思いますか？

Rさん：彼は何も理解しなかったと思います。私は，彼が私の欲求に気づいてくれたらと願うだけです。

治療者：彼が仕事から帰ってきたときの2人の要求がかみ合っていないように思えるのですが。彼はおそらく人から少し離れていたいのでしょうが，あなたはとても人と関わり合いたがっている。最終的にはその結果，2人とも怒って，引きこもり，そしてどちらも自分の欲しいもの，また，必要なものを得られない。

Rさん：そんなふうに考えたことはありませんでした。

治療者：そのことに，より率直に対応するための方法は何か思いつきますか？

Rさん：そうですね，今週末は彼の臨床業務が休みになるので，2人で話し合う時間があります。私としては本当はそうしたくはないのですが，彼とこのことに直接的に取り組み，私が彼に何を必要としているかを知らせなければ，物事がよくなっていかないのは明らかです。

　その後数週間かけて，Rさんは，夫との時間，コミュニケーション，そして子育てへの物理的な援助の必要性について彼と長い話し合いを持った。彼女が驚いたことに，彼は彼女の要望に対して極めて受容的であ

った。彼の仕事は多忙だったため，彼女は子育ての責任は自分にかかっていることを感じはしたものの，彼が努力し，手助けしたいと思っていることは彼女にもはっきりとわかった。治療が完結する前に，彼らは2度ほどベビーシッターを頼み，赤ん坊抜きで一緒に外出したりもした。

　さらに，治療者は，Rさんが社会的ネットワークを拡大するためにもっと努力を始めるよう提案した。それを達成するために，治療者は，Rさんの夫の病院に勤める研修医の妻たちによる支援グループに試しに出てみることを提案した。はじめのうち，彼女はその女性らが「母親であることだけに関心があり，教育など知的なことに関する自分の興味を理解してくれないだろう」と懸念し抵抗していた。4回目のセッションの後，彼女は気乗りしないままあるグループに参加したが，そこにはむしろ極めて自分と似通った状況の女性がたくさんいて，そのうちの多くは小さな子どもを持ち，他の土地から引っ越してきていたことを知った。彼女は翌週に2人の女性と会ってお茶をする約束もしていた。治療を行っている間に，彼女は，小さな子どもを持つ数人の女性らと友人関係を確立した。彼女は，その女性らが彼女の状況を理解し共感し，大人の社会的接触という彼女の欲求のほとんどを満たしてくれるため，それらの関係が極めて役に立っていることを認識した。

　それら2つの問題に加えて，治療の焦点は，問題となっていた役割転換にも当てられた。Rさんは極めて洞察力に富んでおり，娘に対する複雑な気持ちを容易に表現した。彼女は明らかにジェニファーにとても愛着を感じており，彼女を心から愛していたが，彼女のために自分が学業を続行する計画を保留にし，自発性を断念していることも認識していた。彼女は，それらの相反する気持ちを言葉にすることが，似たような状況にある他の女性らとそのことについて話すのと同様に大いに役立ったと述べた。彼女は，2年以内にはパートタイムで学校に戻りたいという希望について夫とも話し合った。

　治療過程を通して，Rさんは，夫もストレスで参っており，関係を維持するためには，2人が一緒に過ごす時間を予定しておく必要があると

わかった。彼らがかつて持っていた多くの時間と奔放さはもうなくなってしまったが，時間を予定することでそれに近いことをするのは可能であった。そのうえ，彼女が築いた友人関係は，彼女の社会的要求の多くを満たし，彼女に共感的支援を提供した。

10回目のセッションでRさんと治療者は，彼女の進歩を再考し，何が彼女の問題につながったのかについて，彼女がどのように理解しているかを話し合った。Rさんは，赤ん坊を抱えているストレスに加え，研修医の過密スケジュールのせいで夫の援助が得られなくなったことと，慣れ親しんだ社会的支援から引き離されることになった引っ越しとが重なり，物事への対処をいっそう困難にしていたのだと説明した。彼女は，ストレス要因が存在し続けてはいても，それらにはよりよく対処できていると感じた。彼女は，夫との関係が大いに改善され，「再び生活を楽しんでいる」ことを強調した。

最後の2回のセッションは，間隔を空け，2カ月おきに行われた。Rさんは引き続き順調で，治療の終了時に，将来問題が生じた際には治療者に連絡を取ることに同意した。

まとめ

IPTは3つの必須要素によって特徴づけられる。対人関係に当てられる焦点，治療期間の制限を定めた契約，転移関係ではなく治療外の人間関係に焦点を当てること，である。IPTで使用されるアプローチは愛着理論に裏づけられ，患者の愛着スタイルは，その患者の治療に対する適合性，予後，そして治療中に起こりうる問題について治療者に教えてくれるはずである。さらに，それほど安定していない愛着スタイルの患者に対して，治療をより効果的に修正しうる方法についても情報を与えてくれるはずである。

対人問題や精神医学的症状は，生物心理社会的状況で発達するものとして概念化される。喪失，対人的な不和，困難な人生の転換期など，急

性の対人的な危機が人に問題を生じさせるのは，2つの理由による。①重要な関係における対人コミュニケーションのスキルが適応的でない，②社会的ネットワークが対人的な危機を切り抜けるのに十分でない。IPTは患者が自分の愛着要求を満たすために，より有益にコミュニケーションをはかり，自分の期待を現実的に評価し，全般的な社会支援を向上させることを支援する。IPTの目的は，患者の愛着スタイルを考慮したうえで，患者がより効果的に自分の愛着欲求を満たすことを援助することである。それによって，対人問題は解決し，苦悩が軽減されるはずである。

　IPTは，安定型の愛着スタイルの患者や，特定の対人問題を有する患者に最も適している。しかし，IPTが様々なDSM-IV-TRの診断に対しても有益で，パーソナリティーの障害を抱える患者にも有益な可能性があることは臨床経験とエビデンスが明らかにしており，この治療のより多くの適用についての研究が行われている。

　最後に，IPTは，3つの支柱をもとにしていなければならない。第一に，IPTの実践は，実証的研究をもとにその用途を決定すべきである。第二に，その用途での臨床経験を参考にすべきである。第三が最も重要で，IPTの実践には，臨床判断を用いるべきである。治療者は，治療者と個々の患者との関係性の性質を認識していなければならず，常にマニュアルの厳守よりも患者のニーズを優先させなければならない。これらの基礎的支柱を踏まえれば，IPTは対人関係問題に対する，有効で，効率的で，極めて有用なアプローチとなる。

第6章

期間限定力動的精神療法
——フォーミュレーションと介入——

Hanna Levenson, Ph.D.

　　我々は「治癒」とは言わない。「修正感情体験」(corrective emotional experience) をしたと言う。
　　　　映画"Analyze This"（邦題：「アナライズ・ミー」）にて，治療者（ビリー・クリスタル）からやくざである患者（ロバート・デ・ニーロ）へ

　期間限定力動的精神療法（time-limited dynamic psychotherapy：TLDP）は，様々な状況において人との関わり方に慢性的な問題を抱えている患者への，期限に配慮した対人的アプローチである。その前提と技法は，期間の制限にかかわらず広範に適用できる。しかしながら，そのフォーミュレーション（定式化されたアセスメント）と介入の方法は，短期ないし期間限定の精神療法で出会う，いわゆる難しい患者に特に適

本章の一部は，Time-Limited Psychotherapy: A Guide to Clinical Practice (copyright©1995 Hanna Levenson, reprinted by permission of Basic Books, a member of Perseus Books, LIC) および Time-Limited Dynamic Psychotherapy: An Integrationist Approach, Journal of Psychotherapy Integration 13:300-333, 2003 より引用した。

している。治療期間が短いことによって，治療者の実用主義，柔軟性，そして責任が促進される[17]。さらに，時間的な制約があることで，治療者は積極的かつ指示的な姿勢で限定された目標に向けて調律を合わせ続けやすくなる[16]。焦点は症状そのものの軽減ではなく（そのような改善は期待されはするが），植えつけられている対人関係のパターン，ないし人格様式のパターンを変化させることに当てられる。TLDPは，治療者と患者との間に発展する関係を利用し，他者や自分自身と相互作用する仕方に根本的な変化を起こす。本章では，TLDPに関する理論，研究，そして訓練について概説し，その実践を事例とともに解説する。

概　要

　TLDPが初めて形式化されたのは，難しい患者へのより短期の介入方法を調査していた研究プログラムのために作成された治療マニュアルだった。このマニュアルはやがて単行本として出版された（Psychotherapy in a New Key: A Guide to Time-Limited Dynamic Psychotherapy[26]）。その後に出版された臨床ケースブック，"Time-Limited Dynamic Psychotherapy: A Guide to Clinical Practice" において，Levenson[11] は，TLDPの原理と戦略を，専門家のために実用的に役立つ考え方と介入方法に書き換えた。Levensonのテキストは，解釈を通した洞察よりも，経験的学習を通した行動の変化のほうに重点を置いている。しかしながら，TLDPは，過去の問題パターンを喚起し解決するうえで治療関係の役割を強調するという点で，精神分析的な様式とのつながりを維持している。

　歴史的にTLDPは，対象関係論の枠組みに根差している。対象関係論によれば，自己と他者のイメージは，生物学的なメカニズムで生じた緊張というよりも，人間の交流に端を発している。人間関係を探し求めたり維持したりすることは，すべての人間における主要な原動力である

と考えられている。特に自己は，重要な他者との交流が内在化したものと見なされる。この関係論的な見解は，古典的精神分析が本能的衝動と社会的抑圧の葛藤を仲立ちする生得的な精神構造の役割を強調するのとは著しく対照的である。実際に，TLDPの対人関係論的観点は，精神分析の理論と実践のなかで起きている一者心理学から二者心理学へのもっと大きなパラダイムシフトを反映している[19]。

　Sullivan[27]の初期研究によって例証されるように，TLDPは対人関係論的観点を包含し，現代の対人関係論の理論家らの見方に一致する。StruppとBinder[26]は，「我々の目的は人格形成についての新しい理論を立てることでも，既存の理論の体系的な統合を試みることでもない。むしろ，我々は，対人関係論的概念に仮定される関連性と有用性を理由に，この形式の精神療法の枠組みとして対人関係論的概念を選択した」という点を明らかにした（p.28）。TLDPの関係論的な見解が焦点を当てているのは，治療者が「関与しながらの観察者」として治療関係に組み込まれている交流パターンである。転移（治療関係における過去の葛藤の再現）は，歪曲した認識ではなく，むしろ治療者の行動と意向に対する患者の妥当な認識として考えられている。同様に，逆転移（治療における治療者の患者に対する情動パターンの出現）は，治療者側の落ち度を示すものではない。むしろ，それは患者との相互作用によって生じる両者の押し引きに対する治療者の自然な反応を表している。

　興味深いことに，精神療法の他の理論も，その概念化と実践に対人関係論的観点を組み入れている。認知療法，行動療法，およびゲシュタルト療法に見られる。子どもの発達研究によるデータ（例えば文献25など）は，人の世界が本来いかに対人的であるかを指摘している。神経生物学の分野からの最近の情報によると，「人生初期の人間関係は，経験の表象を創始し首尾一貫した世界観を可能にする**構造そのもの**を形作る可能性がある。対人的経験は，いかに我々が精神的に現実を構築するかに直接影響する」（強調を付加．文献24, p.4）。このように，対人関係の重要性へ

の認識が増すことによって，意義深い精神療法の統合が可能になり，様々な理論的および戦略的な観点の間の適合性が高まる（Greenberg, 本書の第8章を参照）。

基本的前提

TLDPモデルには，治療に多大な影響を与える5つの基礎的前提がある。

1. **不適応な人間関係のパターンは過去に学習されている**。――成人の対人関係における混乱は，一般的に人生初期の養育者との誤った関係性から生じており，通常は親との関係性においてである。Bowlby[4]は，親的存在との初期の経験が，これらの関係の心的表象ないし個人の対人世界の作業モデルに帰着するとの詳細な説明をした。これらのモデルないしスキーマは，人間関係の性質や，他者との情動的なつながりを維持し保つために一般的に必要となる事柄について，情報を与えてくれる。子どもたちはこれらスキーマのレンズを通して世界をフィルターにかけ，それによって現在を解釈し，過去を理解し，未来を予想する。

2. **そのような不適応パターンは現在においても維持されている**。――そうした幼児期初期の体験の重視は，精神分析的な考え方の多くと一致する。しかしながら，TLDPの枠組みからすると，個人の性格は，ある一定の時点で固定したものではなく，むしろ他者と関わりあいながら変化し続けるものとして考えられる。神経生物学研究によるデータは，人間関係が初期の段階で重要な役割を果たすものの，この「形成のプロセスは生涯を通じて起き続ける」ことを確証しているようである（文献24, p.4）。人の機能不全

の相互作用スタイルは，人生初期に学習されるが，対人困難が持続するには現在の成人後の人生においてもそのスタイルが維持されていなければならない。例えば，ある子どもは権威的な両親のもとで育ったために，怒りをしずめたり，丁重であったりすることを学んだとすると，その子どもは，無意識に，知らず知らずのうちに，大人になっても自分に対して他者が厳しく振る舞うように仕向けることにより，その役割を維持することを試みるであろう。

この焦点は，ある状況の文脈とそれを取り巻く円環的プロセスを強調するシステム論的アプローチと一貫している。「病理」は，個人のなかに備わっているのではなく，むしろ（病理的）システムのなかのあらゆる構成要素によって作り上げられる。問題ある過去におなじみだった反応を他者が無意識のうちに繰り返すと，不適応なパターンは，現在の社会システムのなかで再演されることを通して維持される。

3. **機能不全の関係パターンは精神療法のなかで実際に再演される**。
——第三の前提は，患者が重要な他者との相互関係を特徴づける機能不全の方法で治療者とも関わり（すなわち転移），治療者に相補的役割を演じさせようとすることである。この再演は理想的な治療的機会である。なぜなら，治療者が，不適応な相互作用パターンが演じられるのを観察でき，その患者と関わりを持つということがどのようなものであるか体験できるためである。現在の患者と治療者の関係を含め，機能不全の相互交流はおそらく現在も維持されているから，患者の機能不全の相互交流スタイルを変えるために，治療者は現在に集中することができる。子ども時代の葛藤に取り組み，歴史的真実を発見しなければならないという前提がないため，現在に取り組むことで，より敏速な変化が可能

になる。このように現在を重視することは，短期の時間枠において対人困難の治療をするうえで多大な意味を持つ。

4．**治療関係は二者関係的性質を持つ**。──TLDP の転移概念から必然的に想定されることは，治療者もその関係に足を踏み入れ，機能不全の対人的相互作用の再演の一部となることである。Sullivan [27] の表現で言うと，治療者は「関与しながらの観察者」となる。TLDP の関係的相互作用論者（relational-interactionist）は，治療者は患者に反応せざるをえないと見ている。すなわち，治療者は必然的に患者の機能不全のスタイルによって押し引きされ，それに従って反応している。このような交流型の相互性や相補性（著者らはこれを**相互作用的逆転移**と呼んでいる）は，治療者側の落ち度を意味するのではなく，むしろその治療者の「役割応答性」，あるいは「対人共感」を意味する [26]。治療者は，必然的に患者の硬直した不適応パターンに一致した反応を行動化するように「引きこまれる」，あるいは Wachtel [29] の表現で言うと，患者は治療者に「共犯者」を演じるように誘導する。

　何度も舞ってきた不適応ダンスのパートナーになるように，治療者が繰り返し患者から（無意識に）誘われることには，精神発達における回帰的側面との類似性がある。例えば，深刻な家族機能不全を経験した子どもは，その結果として混乱した内的精神構造と内的精神過程を持つと考えられている。それらの混乱したプロセスは，その子どもの他者との行動を阻害し，それによって他者がその子どもに対して共感的な対応をしなくなり，結果的に精神の発達をさらに混乱させる。

　そこから「解放される」ために，治療者は，自分がその機能不全パターンの繰り返しをいかに助長しているかを認識せねばならない。TLDP の治療者は，この情報を用いて，その相互作用の

性質をポジティブに変化させることを試み，それによって患者をより健全な関わり方へと引き込む。加えて治療者は，機能不全の再演が起きている間にそれに注目させるか，あるいは，機能上より適応的な相互作用プロセスに続けて新しい体験的学習をしっかり固めるかのどちらかを行いながら，自分と患者との間で何が起きているのかを検討する（すなわち，メタコミュニケーション）よう患者に協力的に求めることができる。

5. **TLDPでは問題となる主要な関係パターンに焦点を当てる。**
——患者は様々な対人関係パターンのレパートリーを持っている可能性があるが，TLDPで重視するのは，最も広汎にわたり，かつ最も問題のある関わり方を識別することである（これには自己と他者についていくつかの異なる見方を取り入れる必要があるかもしれない）。これは，それ以外の関係パターンは重要でないと言っているわけではない。しかしながら，最も頻繁に困難をもたらす相互関係のタイプに焦点を当てることは，他のそれほど主要でない対人スキーマにも波及効果があるはずであり，また期限が重要な場合には現実的に必須である。明確な対人関係的焦点の存在は，期間限定の精神分析的療法を，パーソナリティの再構成に向けた長期の精神療法と区別する重要な要素である。

目　標

　TLDPの治療者は，**新たな体験**と**新たな理解**という最も重要な2つの目標を患者と共に追求する。

新たな体験

　TLDP を実行するうえで最初の，そして主となる目標は，患者に新たな関係性の体験を提供することである。**新たな**，ということは，その人が慣れてしまっている不適応なパターンと異なる，より機能的な（すなわち，より健全な）ということを意味する。また，**体験**は，それまでと異なる行動をしたり，その異なる行動を情緒的に認識したりするなど，変化における情動-行動的要素を強調する。TLDP の観点からは，具体的な内容に基づく行動（例えば，1人で映画に行くなど）よりも，新しい相互作用の様態（例えば，より柔軟に，より自立してなど）を象徴する行動が奨励される。実際に，新たな体験とは治療全体を通した一連の集中的体験から成り，それによって患者は，自己，治療者，およびお互いの相互関係についての異なる認識を獲得する。これらの新たな体験が患者に体験的学習をもたらすため，かつてのパターンが手放され新たなパターンが生まれる可能性がある。

　これらの新たな体験の焦点は，治療者のケース・フォーミュレーションに基づき，患者にとってとりわけ役立つものを中心とする（本章で後述の「フォーミュレーション」参照）。治療者は，（治療者の役割の範囲で）患者の不適応な相互作用のスタイルを覆す，あるいはさえぎる可能性が最も高い自分の発言，ないし振る舞いを同定する。治療者の行動は，患者に自分の対人スキーマを反証する機会を与える。患者は精神療法のなかで（意識的，ないし無意識的に）積極的に新たな行動を試し，それがどんな感じかを確かめて，治療者がどう反応するかを知ることができる。そうして，この情報によって患者は，自分の内的表象が自己と他者に何を予期できるとしているかを知ることができる。このような生の学習は，TLDP の実践において決定的に重要な構成要素である。

　患者にとって恐怖の領域であったことへ，このように実験的に進出することが，喚起された情動下での学習に寄与する。患者の表出に対して，

慣れ親しんだ（しかし，有害な）反応が提供されないと，緊張が生み出される。この緊張から，新たな学習が起きる。そのように情緒的に強烈な「今，ここ（here-and-now）」のプロセスは，治療的プロセスを「加熱」させ，（たいていは解釈や明確化を通した）より抽象的な学習のみによる治療よりも，迅速に進歩をとげられるようにすると考えられている。私は，この体験的学習が短期療法を行ううえで重要であり，治療同盟を確立するのが困難な患者と取り組むときや，あるいは「今，ここ」における関係的問題を探索したりする際には不可欠になると考える。ちょうどFrieda Fromm-Reichmannが言ったとされているように，「患者に必要なのは，体験であって，説明ではない」のである。

新たな体験の目的と，いくつかの行動技法で用いられる手法（例えば暴露療法など）には明確な類似が見られる。それらの行動技法では，クライエントは恐怖の刺激にさらされることが予期されるが，ネガティブな結果は生じない。現代の認知的理論家らも，経験的な反証につながる対人的プロセスについて似たような観点を述べている。また，患者が病原となる信念を治療関係の文脈の中で検証するときに変化の機会が生じるとするプラン・フォーミュレーション法（plan formulation method）においても類似点が見られる[22]。

50年以上前に述べられた**修正感情体験**の概念も適用できる[1]。代表作である"Psychoanalytic Therapy: Principles and Applications"において，AlexanderとFrenchは，当時一般的であった，抑圧された記憶を露にすることや発生論的再構成を提供することが治療的に重要であるという仮定に疑問を投げかけた。彼らは，体験的学習の重要性に焦点を当てることによって，変化は問題の原因に対する患者の洞察がなくても起こりうることを提案した。

数十年に及ぶ心理学の臨床的，および実験的データがその結論を明確に裏づけている[5]。ところで，神経生物学的データは，ほとんどの学習が自覚意識のないまま行われることを示唆しているようである[24]。こ

の見解は治療者の技法の選択に大きく影響する。これは，必要不可欠な目標として洞察を追求することに疑問を投げかけており，よって精神力動的技法の基礎としての解釈の活用を問題にしていることになる。Henryら[9]は，経験的見地から，特に転移解釈が有効でない可能性があること，そして反治療的でさえありうることを示唆するデータを提示した。

AlexanderとFrench[1]の修正感情体験の概念は，治療者が患者の予想と全く正反対の対応をすべきだと示唆しているため，転移の操作を促しているとして批判されてきた。例えば，患者が押し付けがましい母親に育てられたなら，治療者はより控え目な姿勢を維持すべきだということになる。TLDPの**新たな関係性の体験**の概念は，転移の直接的操作を含んでおらず，また，「ほど良い」治療関係を提供することだけでは達成されない。具体的に言えば，治療者は，（セッションにおける有益で，成熟した，敬意を表するあらゆるあり方の中から）患者の特定の機能不全スタイルの土台を最も効果的に壊すような特定のものを選択的に選ぶことによって，新たな経験を提供できるということである。例えば，押し付けがましさを予想していた患者に対しては，患者の自立を支持する温かみのある姿勢は，控え目な姿勢と同じくらい反証の効果があるかもしれない。

新たな理解

第二の目標，すなわち新たな理解を提供することは，先述の第一の目標が情動と行動の領域を重視するのに比して，認知的変化へより特異的に焦点を当てている。たいてい患者の新たな理解には，自分の機能不全パターンの同定と理解とが含まれる。そのような新たな理解を促進するために，TLDPの治療者は，過去の重要な他者，現在の重要な他者，また今この場での治療者との体験によって繰り返されるパターンを指摘す

る。患者の行動に対する治療者自身の反応を思慮深く開示することも有益でありうる。建設的で繊細なやり方で自己開示がなされれば，患者は自分の人生において様々な人々と似たような関係パターンを持っていたことを認識できるようになる。この新しい見方によって，患者は，機能不全の相互関係が永続するのに自分が積極的な役割をとっていることを検討できるようになる。

　新たな体験と新たな理解という概念を識別することで，治療者は，可能な限り効率的および効果的に見立てて介入するうえで最も有用となるような変化のプロセスの側面に注意を向けやすくなる。それに加えて，精神力動的な訓練を受けた治療者は，解釈を用いた介入にあまりにもなじんでいるが，新たな体験を前面に押し出すことで，「全体像」（いかに患者と機能不全のシナリオを再演しないようにするか）を再編成し，そこに焦点を当てやすくなる。元来のTLDPモデルにおいては解釈を通した理解が中心的役割を持っていたが，新たな体験を重視することは，そこからの新たな発展である[26]。現在の私の考えでは，体験的学習は，短期療法から利益を得られる患者の幅を広げ，専門外の人たちへのさらなる普及につながり，役立つ可能性のある様々な技法や戦略を治療者が統合することを可能にする。

選択基準と除外基準

　TLDPが発展してきたのは，生涯にわたる対人関係機能上の困難のせいで治療同盟を結ぶのが難しい患者に治療者が対応するのを支援するためである。しかしながら，TLDPは，自己や他者との関わり方に影響を及ぼす問題（例えば，うつ，不安，空虚感など）を抱えるいかなる人に対しても適用することができる。以前，私[11]は，StruppとBinder[26]が概説したTLDPの選択基準を支持していた。現在では，私は，患者がそれらの基準を完全に満たさない場合でも，彼らの対人交流について

十分な詳細が引き出されうる限り，TLDP は患者にとって有益でありうると考えている。

以下の5つの主要な選択基準が，患者の TLDP に対する適合性を判断するために用いられる。

1. 患者は，**情緒的に苦痛な状態にあり**，そのために，困難で苦痛であることの多い変化のプロセスに耐え，治療に必要とされる時間，労力，金銭をつぎ込むことに意欲的になっていなければならない。
2. 患者は**予約時間にやって来て，治療者と共に治療に取り組まなければならない**。あるいは，少なくとも話をしなければならない。最初のうちは，そのような姿勢は，好ましい結果への希望，ないし信念によって促進されるかもしれない。後には，それは実際に治療者を助けになるパートナーとして体験することから生じるかもしれない。
3. 患者は，苦痛な症状，ネガティブな姿勢，および行動上の問題に**自分の人間関係のあり方がいかに寄与しているのかを進んで考慮しなくてはならない**。ここで重要な意味を持つ言葉は「進んで」である。患者は，治療にやって来る時点でその関連を理解していることを示している必要はない。むしろ，治療的なやりとりのなかで，その可能性について進んで考えてみようとしているのがわかることが大事である。ここで留意すべきは，この選択基準を満たすうえで，患者が対人困難の性質を理解したり，あるいはそれらに対する自分の責任を認める必要はないという点である。
4. 患者は，うまくいっている関係を妨害しうる，あるいは機能不全の関係を促進しうる**感情について進んで吟味しなければならない**。Strupp と Binder [26] は，「治療者と一緒にこれらの感情を吟味するのに十分なほど，それらから情緒的に距離をおける能力」を患者は備えていなければならないと詳述している (p.57)。私の場合

には体験的な目標に重きを置いているため，感情から一歩引いて見る能力や，何が起きているかのメタコミュニケーションができる患者の能力は，従来のモデルに比べてさほど重要でない。
5. 患者は，治療者と**意義ある関係を持つ能力**を備えているべきである。この場合も，はじめから患者が協力的な態度で関わることは期待されていない。しかし，そのような関係を築ける潜在能力は存在しているべきである。患者は，現実との接点を失っていてはならないし，また，治療者が自分とは異なる存在であることを理解することが難しいほどの障害があってはならない。

フォーミュレーション

循環的不適応パターン

過去においては，精神力動的短期療法の治療者は，ケース・フォーミュレーションを立てるのに自らの直感，洞察，臨床的経験を用いていた。こうした方法は，才能や経験のある治療者の場合はうまくいくかもしれないが，明示的に教えることはできない。この状況で，1つの救済策として，精神力動的な対人関係上の焦点（循環的不適応パターン）を導き出すための手法が開発された[3]。

簡単に言えば，循環的不適応パターンとは，患者と他者との間で見られる不適応的な相互作用の独特な悪循環のことである[30]。これらのサイクル，ないしパターンには，他者との機能不全で不適応的な相互作用につながるような，柔軟性のない自滅的な期待や行動，およびネガティブな自己評価が関係している。

治療において循環的不適応パターンを構築し活用することは，TLDPに不可欠である[30]。必ずしもそれを患者と共有する必要はないが，その題材を扱う患者の能力によってはうまく共有できるかもしれない。内

省と抽象化の能力をわずかしか持たない患者では，問題のある対人関係の筋書きそのものが語られることはないかもしれない。むしろ，その内容は生じている問題や患者の心配に極めて近いままかもしれない。他方，自己の永続的な対人パターンに対するかなりの理解をもって治療に入る患者もいる。この場合には，治療者と患者は共同でそのような行動を助長する要因を明確にし，適用されうる他の状況に一般化し，その行動が治療で発生するのをすぐに認識することができる。

いずれの場合にしろ，循環的不適応パターンは，治療計画を立てるうえで臨床家を導く重要な役割を果たす。それは，大量の情報を理解可能にして有益な仮説につなげる組織的枠組みを提供する。循環的不適応パターンは，隠された形の真実と見なされるべきではなく，むしろその人の現在と過去が相互作用する世界の主要な要素を一体化させた信憑性のある物語として考えられるべきである。それは，その領域の地図であり，領域そのものではない[26]。望ましいTLDPのフォーミュレーションでは，治療の青写真が提供されるべきである。それは，問題の本質を説明し，目標に輪郭を与え，介入のための指針となり，治療的相互作用の状況の中でどのような再演が生じるかを治療者に予期させてくれる。循環的不適応パターンは，終結時における結果とセッションごとの短期的結果の両方に関して，治療が正しい方向に向かっているかどうかを評価する手段も提供する。循環的不適応パターンによって定められた焦点があることで，治療者は最も治療的になる見込みが高い方法で介入することが可能になる。こうして，治療がより短く，より効果的になる可能性があるのである。

【循環的不適応パターンの構築】

TLDPのフォーミュレーションのために，初回面接で治療者は，患者の返答を情報の分類（例えば，発達歴，教育など）に組み入れていくような従来の精神科面接に頼るのではなく，患者に自分自身のことを自

由に語らせる（ステップ1）。治療者は，その内容だけでなく，患者がどのように自分の話を語るか（例えば，丁重に，用心深く，劇的に，など）を聞くことによって，患者の対人スタイルについて多くを学ぶことができる。その後治療者は，患者の症状や問題の対人状況を探求する（ステップ2）。その問題が始まったのはいつか？　そのとき，患者の人生には他に，特に対人関係の性質に関して，何が起きていたのか？

　臨床家は，循環的不適応パターンの構成要素となる情報を集める（ステップ3）。この過程は，臨床的情報を収集し，整理し，精査するための4つのカテゴリーを利用することで促進される。

1. **自己の行為**——このカテゴリーには，対人関係に関わる患者の思考，感情，動機，知覚，行動が含まれる。例えば，「見知らぬ人と出会ったら，その人は私と一切関わり合いたくないと思うだろう」（思考），「昇進を受け入れるのが怖い」（感情），「自分がパーティーの主役だったらいいのに」（動機）。それらの行為は，上述したように意識的であることもあれば，自分の姉妹の功績に対して自分がどれだけ嫉妬しているかに気づいていない女性の場合のように，意識されていないこともある。

2. **他者の反応の予期**——このカテゴリーは，ある対人的行動（自己の行為）への反応として他者がどう対応するだろうかという患者の想像に関するすべての発言が関係する。「私が間違いをしたら，上司は私をクビにするだろう」，「ダンスに行っても，誰も私に声をかけてこないだろう」。

3. **自己に対する他者の行為**——この第三のカテゴリーは，他者の実際の行動に関する，患者による観察（もしくは，想定），解釈である。「私が仕事でミスをしたとき，上司はその日1日中私を敬遠した」，「ダンスに行ったとき，男性たちに声をかけられたが，それは単に私を哀れに感じたからだ」。

4. **自己に対する自己の行為（取り込み）**――このカテゴリーに属するのは，患者の自己に対する行動あるいは態度（すなわち，自己が対人パターンの対象であるとき）すべてである。患者はいかに自分自身を扱うだろうか？「私は仕事でミスをしたとき，自分をひどく非難してしまい夜眠れなかった」，「誰も私にダンスの誘いをしなかったとき，私は自分が太っていて，醜くて，愛嬌がないからだと自分自身に言った」

ステップ4として治療者は，患者の交流パターンにおける人，時間，場所に関する共通性と反復性に気を配りながら，新たに出てくる題材のなかにテーマがないか耳を傾ける。患者との相互作用の一環として，治療者は相補的な形で反応するように，いわば患者と機能不全のダンスを再現するように引き込まれるだろう。治療者は，「今，ここ」における相互作用のパターンを検討することによって，また循環的不適応パターンの中の「他者の反応の予期」の要素と「自己に対する他者の行為」の要素を利用することによって，自分の逆転移的な再演をより認識するようになる（ステップ5）。

各治療者の患者への反応は，患者の対人パターンを前提として理解すべきである。当然ながら，各治療者は独自の個性を持っており，そのため患者によって引き出される反応にも治療者によって微妙な違いが生じるかもしれない。しかしながらTLDPの観点では，治療者の行動は，大部分が患者の引き起こすパターンによって形作られていると見ている（すなわち，治療者の個人的な葛藤の影響は，治療の土台を壊すほど決定的なものではない）。

循環的不適応パターンの4つのカテゴリーと，患者との間に発展してくる交流関係に対する治療者自身の反応を用いることによって，患者の主要な機能不全の相互作用パターンを表すような循環的不適応パターンの物語が構築される（ステップ6）。循環的不適応パターンは，治療の

進展を阻止する可能性のある転移-逆転移の再演を予見するのに利用できる。治療者は，患者の抵抗，治療同盟の決裂，その他の様々な事柄を予想することによって，適切に計画を立てることが可能になる。よって，治療的に行き詰まっても，治療者は不意をつかれることなく，むしろその状況を利用し，その臨床的効果を最大限にするための準備ができているべきであり，これは期限がある場合に必須のことである。

循環的不適応パターンのフォーミュレーションの後，治療者は治療目標を見極める。最初の目標のためには，新たな体験の性質を決定する必要がある（ステップ7）。この新たな体験には，既存のネガティブな期待を反証するような特定の転移-逆転移の相互作用が含まれるべきである。新たな体験の性質を決定したら，治療者は循環的不適応パターンのフォーミュレーションを使って，第二の治療目標，すなわち，人間関係のなかで起こる患者の機能不全パターンに対する新たな理解を決定する（ステップ8）。

フォーミュレーションの過程における最後のステップ（ステップ9）として，治療全体を通して循環的不適応パターンを継続的に改善していくことになる。短期療法では，治療者が見立てて介入するのに，すべての「事実」が得られるまで待ってはいられない。治療が進むにつれ，新たな内容と相互作用的な情報が使えるようになってきて，それによって取り組み中のフォーミュレーションは強化，修正，あるいは否定されるかもしれない。これらのステップは，直線的で厳格に適用される個別の技法と捉えるべきではなく，むしろ治療者が流動的で双方向的に用いるためのガイドラインであると考えられるべきである。

その他のフォーミュレーションの方法

循環的不適応パターンは，対人関係志向の治療者がパターン化された反復的な対人交流を記述する形式的な方法の1つにすぎない。その他に，

中核的葛藤関係テーマ（core conflictual relationship theme）[18]，計画診断法（plan diagnosis method）[32]，社会的行動の構造分析（structural analysis of social behavior）[23]，および役割関係モデル構成（role-relationship models configuration）[10] などがある。このようにパターン化された反復的対人プロセスに焦点を当てることによって，フォーミュレーションと介入の段階において治療的な統合を進める意義深い機会が得られる。

治療戦略

　TLDPの実施は，一連の技法に頼るものではない。むしろ，**より大きな対人関係に組み込まれている**範囲内でのみ有用な**治療戦略**による。体験的対人学習に焦点が当てられているため，理論上はこの目標を促進するどんな介入でも用いることができる。しかしながら，そのようにTLDPに組み入れられた介入が，元々の状況から切り出されて，その意味と効果がいかに変化しうるかを治療者が理解することは決定的に重要である。さらに，いかなる介入であっても（明確化や解釈などの精神力動的な手段でも），それがどれほど対人交流を望ましくない方向に変えたり，あるいは患者の循環的不適応パターンを再演する可能性があるかを判断しておかなくてはならない。また，短期療法では，治療者はより指示的，能動的である。治療者は，より意欲的で，（願わくば）役立つ可能性のある様々な戦略を作業手段として組み込むことができ，そして患者はこのより実利的な姿勢を期待するようになる。

　ここで，行動的，体験的，および対人的要素を組み入れたある治療戦略に焦点を当ててみたいと思う[*1]。特に，治療者は，患者の循環的不適応パターンを崩して，書き換えて，そして改善するようにデザインされ

[*1] より伝統的なTLDP介入の情報に関しては，Vanderbilt Strategies Scale（文献11，付録）を参照されたい。

た新たな体験の機会（患者自身に関する体験，あるいは治療者に関する体験，またはその両者に関する体験の機会）を患者に提供する必要がある。以下の例は，一見似たような行動を伴うものの，体験的目標の異なる２人の患者に対する介入法を示している。

　　女性Ｓさんの不適応な対人パターンは，彼女がチャーミングで快活で純粋な女性の役割を維持しない限り自分は評価されないという深く染みついた信念を持っていることを示唆していた。彼女が５回目のセッションの大部分を冗談を言って通そうとしたとき，治療者は，彼女の冗談と不安そうにねじっているハンカチとの対比に彼女の注意を向けさせた。（新たな体験：治療者は，たとえＳさんが不安な状態で，楽しませてくれなくても，彼女に関心を持てるという可能性を体験させている）

　　一方，女性Ｔさんの生涯にわたる機能不全のパターンは，アルコール依存症の父親からの度重なる冷笑によって助長された控えめな態度であった。彼女も５回目のセッションで不安げにハンカチをねじりながら冗談を言おうとした。Ｔさんの治療者は積極的に関心を持って冗談を聞き，話を中断しなかった。（新たな体験：治療者は彼女が主役になることを高く評価し，彼女が傷つきやすいときに屈辱を与えない）

どちらのケースにおいても，治療者の介入（非言語的行動の観察，傾聴）は，十分に精神力動的治療者が容認できるレパートリーの範疇にあった。何かのふりをする（例えば，Ｔさんの冗談に爆笑するなど）必要もなければ，どちらの状況にも同様の治療姿勢で対応することを要求されてもいなかった。

　これらのケースにおいて，治療者の行動は患者に新しい対人経験（彼ら自身の対人スキーマを反証する機会）を与えた。質的および量的に十分にこういった体験をすることによって，患者は，以前とは異なる，内

在化された人間関係の作業モデルを発達させることができるのである。このようにして，TLDP は，患者の交流世界の基礎基盤を修正することによって変化を促すと考えられており，さらにそれが自己概念に影響を及ぼすようになる。

治療の終結

　TLDP は愛着理論と対象関係論にルーツを持つ対人関係モデルに基づいているため，喪失の問題は治療全体を通して織り込まれており，終結の段階だけに現れるものではない。治療の終わりに向けた TLDP の治療者への最善のアドバイスは，喪失と分離の問題が最も顕著なときに，それらのパターンがどのように出現するかを検討しながら同時に，力動的焦点と治療目標を維持するということである。

　TLDP の治療者は，患者に「十分な」治療がなされたとどのようにしてわかるのだろうか？　TLDP を行うにあたり，私は，治療者が適切な終結時期を判断するため 5 つの質問を用いる。

1. 患者は自分の生活で重要な他者との相互作用の変化を経験したか？　患者はより実りある交流を報告しているか？
2. 患者は，治療のなかで自分自身に関する新たな体験と治療者に関する新たな経験をしたか？
3. 治療者と患者の関わり方のレベルに変化はあったか？（親と子の関係から，大人同士の関係へ）
4. 治療者の患者への逆転移反応は変化したか？（通常は，ネガティブなものからポジティブなものへ）
5. 患者は自分の精神力動とそれらを維持するために自分が担っていた役割とについてある程度の理解を示しているか？

もしこれらの質問に対して2つ以上「いいえ」という答えがあったなら，治療者は患者が十分な治療過程を経たかどうかを真剣に検討すべきである。治療者は，その原因を熟考し，次に述べる方法で考えられる利益を比較検討すべきである。他の精神療法，TLDP をもう1コース，別の治療者，精神療法以外の代替策，などである。

ほとんどの短期療法と同様に，TLDP は最終的または決定的な介入としては考えられていない。将来のある時点で，患者は，似たような，あるいは異なる問題のためにさらなる治療の必要性を感じるかもしれない。追加で治療が必要となるとしても，TLDP 治療の失敗の証拠とは見なされないだろう。実際に，患者が自分の TLDP を有益なものと考え，時間が経っても再び戻ってくることのできる資源として考えるようになることが望まれる。生涯で短期療法を何回も受けられるとするこの見解は，治療者の立場を家庭医のようにとらえる考え方と一致する。

訓　練

サンフランシスコのカリフォルニア・パシフィック医療センター（California Pacific Medical Center）における短期精神療法プログラムでは，精神科研修医と心理学インターンのための包括的で構造化された訓練プログラムが臨床サービスと組み合わせて行われている。短期精神療法プログラムの訓練は，6カ月間にわたって，毎週1時間の講義形式のセミナーと，毎週2時間のグループスーパービジョンが5～7人の訓練生に対して行われる。講義形式部分の訓練は，TLDP の理論的および臨床的な側面を扱っている。実際の治療セッション（スーパーバイザーや訓練生によって行われたもの）のビデオテープを用いて，重要な基礎的原理，戦略，そして一般的な治療上のジレンマが例証される。市販の教育ビデオも用いられる[*2]。

訓練生らはセッションのビデオテープを静止させて見ながら，その場

面で何が起きているかを説明し，適切な要素・不適切な要素を識別するよう求められる。彼らは，介入を提案し，自分の選択理由を声に出して考え，それらの要素に自分がいかに反応しているかを開示し，そして，場面場面での患者と治療者の行動を予想する。各訓練生は，1人の患者のTLDPモデルによる全治療（最大20セッションまで）を録画するよう指示される。実際のセッションの平均数は，（休暇，病気，祝日，およびキャンセルのため）約14回である。訓練生らは，治療開始時に循環的不適応パターンと治療目標を書き上げ，授業のなかで他の人たちとそれらを共有する。このようにすると，治療の推進力が明示的に顕著になり，スーパービジョンは，そのフォーミュレーションに一致する目標を促進するための戦略をいかに考案するかに集中する。

各訓練生は，自分のその週のセッションのビデオテープ全体を自分で見直し，グループスーパービジョンで見せる部分を選択する。この形式によって，訓練生は自分の技法に対して仲間や指導者から意見を得られるだけでなく，他の患者と治療者の短期療法の過程を観察できるようにもなる。このようにして，訓練生は，それぞれのケースに特有の精神力動に対応するため，そのモデルをいかに適用するべきかを学ぶ。また彼らは，TLDPについて様々な患者の間で一般化できることは何であるかも学ぶ。

講義とスーパービジョンの両方において，ビデオテープがTLDPの訓練に不可欠であると私は確信しているが，それはビデオテープによって，治療で実際に起こる事柄の生き生きした報告が得られ，微妙な治療関係のニュアンスを検討できるようになるからである。そのうえ，ビデ

[*2] 教育的TLDPのビデオテープに関する連絡先は，Levenson Institute for Training, 2323 Sacramento Street, Second Floor, San Francisco, CA 94115（510-666-0076）；American Psychological Association, 750 First Street NE, Washington DC 20002（800-374-2721）；Psychological and Educational Films, 3334 E Coast Highway #252, Corona del Mar, CA 92625（888-750-4029）．

オテープによって提供される現実的な状況は，関係する題材に能動的に取り組むのを促進するために利用することができ，受動的知識のネガティブな影響が中和される．最も大事なのは，相互作用の連なりを例示するためにビデオテープの極めて短い一部分を使うことで，特定の治療者-患者の相互作用に焦点を当てることである（短期力動的精神療法の訓練に関する具体的な提案については，文献15を参照）．

研　究

　TLDPを研究するプログラムは1970年代からいくつか実施されており，この短期間の治療アプローチの過程と結果の両面に関する経験的所見を着実に増加させている．

　精神療法過程という観点から，1970年代のヴァンダービルト大学での一連の研究（Vanderbilt I）が示唆するのは，患者が否定的および敵対的であると，治療者は消極性や敵意，無礼さをもって，概して非治療的に反応することに陥ってしまうということである．さらに，治療者に対する患者の行動と，患者に対する治療者の行動の性質は，治療成果の質と関連することが明らかにされている．QuintanaとMeara[20]は，患者の精神内界の活動は，短期療法において自分が治療者にいかに扱われているかについてのその患者の知覚と似てくると報告した．同様に，Harristら[7]は，患者は，自分自身と治療者の双方が治療的相互作用に対して果たしている貢献を内在化しており，これらの内在化がより良い結果に関連していることを見出した．関係性の変化を調査した最近の研究[28]は，TLDPの結果，患者が愛着スタイルを（不安定型から安定型へ）有意に変化させ，安定型愛着のテーマの数が有意に増加したことを発見した．

　VASTプロジェクト（VA Short-Term Psychotherapy Research Project）は，パーソナリティー障害の人の集団においてTLDPの過程

と結果を調査した[13]。それによると，89人の男性患者のうち約60％がTLDP（平均14回のセッション）の結果，対人関係ないし症状の良好な成果を達成したことがわかった。終了時には，71％の患者が自分の問題は軽減されたと感じていた。患者の5分の1においては，対人関係問題の尺度のスコアが正常範囲に移った。

VASTプロジェクトの長期追跡研究では[2]，患者らはTLDP終了から平均して3年後に再評価された。その結果（症状と対人関係に関する質問紙によって評価された）によると，患者が治療から得た進歩は維持されており，そしてわずかに強化されていたことが示された。さらに，再評価の時点で，患者の80％は，自己の問題に対してより効果的に対処するのに治療が有益であったと考えていた。別の分析では，セッションがTLDPに適合した戦略に焦点を当てている（すなわち，人との関わり方の典型的なパターンを理解しようとする，子ども時代の人間関係を探求する，そして治療者と新しい，より良い関わり方をしようとする）という認識が高ければ高いほど，患者が治療の価値を認める傾向があったことが示唆されていた。

HartmannとLevenson[8]は，VASTプロジェクトのデータから，患者の循環的不適応パターンと，臨床過程および結果の側面との間に重要な関連性を発見した。特に，（患者の循環的不適応パターンのみに基づいて）治療で話し合うべきだったと評価者が感じた対人関係問題と，実際に話し合ったと治療者が述べた話題との間に統計的に有意な相関が認められることを彼らのデータは示した。おそらく最も意義があるのは，それらの精神療法が患者の循環的不適応パターンに関する焦点を維持したときにより良い成果が達成されたという所見であろう。したがって，これらの予備所見によって示唆されるのは，TLDPのケースフォーミュレーションが，臨床家に信頼できる対人関係情報を伝え，治療のなかで話し合われる問題の指針となり，そして，治療者がそれらに焦点を当て続けることができた場合にはより良い結果をもたらすということであ

る。

まとめの症例：Uさん（男性）

　Uさんは74歳の男性で，精神科病棟からまもなく退院するところであった。私は，最初のセッションで会うまで彼についてほとんど知らなかった。私が告げられたのは，彼が大うつ病の診断を受けており，4人の成人した子どもを持つ退職後の男やもめであるということだった。1カ月間の入院治療では，精神科医との個人面接，抗うつ薬，および環境療法が行われたが，Uさんはその入院治療には協力的であった。

　Uさんの経歴は治療同盟が強化されるにつれ断片的な形で明らかになり，Uさんは自分の生い立ちとの関連性をより認識するようになった。私はやがてUさんの父親がアルコール依存症で，母親が「聖人」であったことを知った。Uさんは自分が10歳の頃に父親が母親を殴るのを見るまでは父親に対して愛情を感じていたと話した。Uさんは成人早期を孤独に過ごし，大学で教育の学位を取得し教師になった。その後，彼は，入院記録で「暴君的なアルコール依存症」とされている女性と結婚した。2人は絶え間ない結婚生活のストレスを抱え，一時，離婚寸前にまでなって，Uさんが精神科病棟に入院したことがあった。Uさんの妻が突然癌で亡くなったとき，Uさんは1人残され，4人の子どもを育てることになったが，末の娘スー・エレンはまだ10歳であった。長女は結婚するために家を出て，10代の息子たちは漁船で働くために家から出て行ってしまった。

　Uさんは，家が立ち退きさせられるまで，スー・エレンと12年間の相互依存関係にあった。スー・エレンは自分自身の住まいを見つけるために去って行った。その後Uさんは，下の息子とその恋人と一緒のアパートに移り住んだ。約1年後，Uさんは再び入院し，その後，外来治療のために紹介されて私のところにやって来た。彼の目標は「うつにならないこと」であった。

フォーミュレーション

　紙幅の制約のため，私がいかにＵさんの根本的な循環的不適応パターンに関する情報を引き出したかをここで十分に述べることはできない*3。私は循環的不適応パターンの4つのカテゴリーの周辺に，反復するテーマが築かれていないかと探していた，と言うにとどめておこう。さらに，私は自分自身の逆転移にも注意していた。Ｕさんの相互作用的テーマの物語を得るために，私は循環的不適応パターンの要素に私自身の反応を結び付け，彼の役割関係のパターンについての話を構成した。それらのテーマは，様々な状況において異なる人との間で少しずつ現れてきて，そして突出したものになっていった。

　最初のセッションで，Ｕさんは，いわば人生という大海に漂うコルク栓のような姿で現れた。彼は孤立し，抑うつ的で，自分がすべきことは他人が一番よく知っていると考える依存的な男性であり，自分の人生の責任を他人が負ってくれるのを待っていた。初めは彼を哀れに感じて彼に関わって指示を与えてくれる人たちもいたが，彼の不平不満に疲弊していたり，あるいはこれ以上何もしたくないと感じる自分に罪悪感を感じたりしていた。やがて彼らは欲求不満を感じるようになり，彼の敗北主義者的姿勢に苛立ちを覚え，彼に対して憤慨したり，拒否したりするようになった。Ｕさんは最初のうちは他人の指示や要求に従ったかもしれないが，最終的には助けられていると感じるよりも，自分が拒否され，好かれておらず，価値がないと感じるようになってしまった。これによって，彼の孤立と抑うつが増長されるという循環をたどった。彼の周囲の人の態度と同じく，私も自分がＵさんに対して否定的な感情を持っていることに気づいた。彼が自分のことを話すとき，私は自分自身がいくらかうんざりし，苛立ち，そして感情的につながりを絶ってしまって

---

*3 Ｕさんの循環的不適応パターンの詳述を含む，循環的不適応パターンの形成に関する詳細は，文献11を参照。

いるのがわかった。私は，子どもたちに見捨てられたと感じる高齢の男性ということで，彼の苦境にいくらか哀れみを感じてもいた。

　この最初の循環的不適応パターンから，私は，どのような**新しい相互作用**を我々が**体験**すればUさんの通常のパターンに健全な崩壊をもたらすかと熟考した。私は，より自信のある行動を私との間でもたらすような，より力ある能動的な彼の自己感が，依存や落胆といういつもの状態から彼が抜け出す助けになるかもしれないと推論した。また，孤立無援の状態から救出されもしないが，自立して決断することで罰せられもしないという体験が，新たな人間関係モデルを内在化し始めるのをさらに促すかもしれないと考えた。

　新たな理解に関して，私は，感情が（より活力を与えてくれるものは特に）重要であるとUさんが認識すれば，彼が自分自身の人生を導いていくのに役立つであろうと判断した。さらに私は，彼がすでに人々に影響を与えるような決断を下し，行動をとっていることを理解できればと期待した。また，私は，彼が習慣的な受身のパターンを変えれば，必ずしも見捨てられはしないだろうと，いくらかでも気づいてくれればさらによいと考えた。実際に，多くの意味で彼が彼自身の最大の敵であった。最終的には，Uさんが自分の強さと能力を評価し，自分がなぜ，そしてどのように，そのような関係のスタイルを発達させなければならなかったのかということについて，いくらか思いやることが決定的に重要となるだろうと思われた。

　Uさんは5つの基礎的選択基準を満たしていたが，彼の具象的な思考スタイル，貧弱な人間関係の描写，そして自分自身の行動を内省する能力が限られていることから，それに対応してより教育的で指示的に改変されたTLDPが必要になるであろうと私は結論した。最初のセッションの終了時に，私はUさんに20セッションの短期療法を提案し，彼が孤立無援で憂うつに感じることを軽減する方法に焦点を当てることを提案した。心理学的に考える能力（psychological mindedness）の欠如や，

入院させられても当然なほどの重度の抑うつにもかかわらず，彼の相互作用パターンが比較的明瞭であることに私は勇気づけられた。彼の依存へのニーズと喪失の困難さを考慮すると，明確な期間制限をすることは，それらの問題を際立たせ，ゆえに作業を促進すると期待された。

　私が治療の焦点と時間枠を提案したとき，Uさんはいかにも彼らしく従順に身を委ねた（「先生が言うことなら何でも，おっしゃる通りに」）。私は，自分が過度のコントロールと指示をとり，それによって，自分ではどうすることもできないという彼の態度と共謀するような逆転移的再演にすでに陥ってしまっているのではないかと考えた。Uさんの循環的不適応パターンを考慮すると，例えば私が彼の受動性に耐えられなくなったり怒ったり，彼の服従に対して指示的になったり，また彼と同様に絶望的になったりするような，いくつかの筋書きを彼と再演することに陥ってしまう可能性があると考えた。

　最初のセッションの終了時までに，私は，ケース・フォーミュレーション，目標，および治療での行き詰まりの予測からなる精神療法の基礎的な青写真を持っていた。2度目のセッションで，Uさんは，娘と21年間共に住んだアパートから娘が引っ越したことに責任を感じていると話した。

治療経過

治療者：では，それがあなたを悩ませ続けているのですね。スー・エレンが出て行ってしまったことと，その一因となったかもしれないあなたの役割が。

Uさん：ええ。それから私たちが不動産屋に繰り返し不当に扱われてきたことです。私たちは引っ越さなくてはなりませんでした。何度もというわけではありませんが，引っ越さなくてはならなかったんです。私たちは途方に暮れました。今スー・エレンには何も残っていないので，

彼女の給料にしては高すぎる家賃を払っています。それから……よくわかりません。私たちには十分なお金があり，結構幸せな生活を送っていたんです。でも突然，ほとんど路上生活者のような苦境に陥っているんです。

治療者：スー・エレンは引っ越したことを後悔していると思いますか？

Uさん：わかりません。［悲しげに］彼女はまだ私をパパと呼ぶんです。でも出て行ったとき，彼女は友人と一緒でした。彼女は私のことを忘れつつあるんだと思います。それがつらいんです。［力強く］つらいんです。彼女には会ってません。彼女は「パパ，私は他にやることがあるのよ」と言います。私は彼女に来てくれるよう頼みます。「会って午後を一緒に過ごそう」と言って。［娘の真似をして］「他にやらなくちゃいけないことがあるの」と彼女は言うんです。彼女の友達の1人がカレッジビューにボートを持っています。彼らは湾に出かけるんです。［軽蔑して］湾に出るんですよ。そして私はただ除け者にされた気がするんです。

治療者：［事もなげに］そうですか。

Uさん：そうなんです。［悲嘆的に］ええ，私は本当に除け者なんです。だから，わかりません……。［諦めた調子で，声が悲しげに次第に小さくなる］

治療者：あなたが様々な苦労をして育て，いろいろと与えてきたんですから，少なくとも彼女は一生あなたのそばにいてあげるくらいはできただろうに。

Uさん：とにかく，これらのことが……。

治療者：［割って入って］私が今言ったことについてどう感じますか？

Uさん：何て言いました？［間］少なくとも彼女は私のそばにいることができた？［間］私はそれほど独占欲が強くありません。本当に，私は彼女にそばについていてほしいと思うほど独占欲は強くないんです。ただ彼女に同じ家の中にいてほしいだけです。私が本当に望むのはそれです。

治療者：［頷いて］ええ。彼女ができたであろう最低限のことが引っ越さないことだと私が言ったことについてどう感じますか？

Uさん：わかりません。もしそれに答えれば，自分勝手な答えになってしまうでしょう。もし「ええ，彼女のしたことは不当だ，ずるい」とだけ言ったら，それは私の側の自分勝手な答えになります。子どもたちは成長し，自分の道を行かなくてはならないのはわかっていますから。

治療者：ええ，あなたは頭の中ではそうわかっていますが，腹の中ではどう感じるかを私は尋ねているんです。

Uさん：［泣き出して］彼女に出て行ってほしくないんです。彼女と一緒にいたいんです。彼女は私のかわいい娘です。［間］ああ，神様。妻と私はかなり喧嘩をし，彼女がいつも勝っていました。彼女は完全に私を支配することができました。そして私たちはお互いから引きこもるだけでした。ですから彼女が亡くなったとき，普通であれば妻に対して持っていたであろうすべての愛情を，私を見捨てなかったあの小さな子に注いだんです。2人の息子が私を見捨て，上の娘が私を見捨てました。子どもたちが皆そばにいてくれたら，家を売るなんてことはしなかったでしょうが，彼らは私にいろいろな問題を持ちかけてきました。また，私は妻に対してあらゆる欲求不満の感情を持っていたのだと思います。彼女は，自分がボスだと強く言い張っていましたから。それによって私は実に嫌な思いをしました。私は彼女に対して常に内心怒っていました。私はこの若い娘にすべての感情を向け注いだのです。つまるところ，私はスー・エレンを愛しているということです。彼女にそばにいてほしいのです。父親としての愛情ですが，本当に親密な愛情なのです。そしてそれが壊れてほしくないのです。［間］もしスー・エレンが行ってしまえば，本当に私には誰もいません。［間］自分に対して哀れに感じますが，それが本当のところなのです。［ため息］私は自分自身に怒っています。［間］私たちみんなを一緒でいさせてくれることができたであろう家を手放してしまったことに対して。

その時間のはじめに私が考えたのは，Ｕさんが，特に娘が子どもの頃には自分がそばにいてあげたのに自分が必要とするときに一緒にいてくれないことに対して娘に怒っているのだろうかということだった。私の発言（「少なくとも彼女は一生あなたのそばにいてあげるくらいはできただろうに」）は，彼が娘へ切望していると私が感じたことと，暗黙のギブ・アンド・テイクに彼女の方が応えていないことに対する怒りとに，共感的につながろうという意図があった。私の直感は，数秒後にＵさんが「彼女に同じ家の中にいてほしいだけ」と言ったときに確証が得られた。私の介入は，「語られない思考を声に出して明言し，（それによって）患者が治療的に適切な手がかりにさらされ始める可能性を高める」(文献31, p.340) ように計画されていた。しかしながら，私は共感的であろうと意識的に意図していたにもかかわらず，私の声は皮肉な色を帯び，言い回しは見下しているようだった。

　私は，Ｕさんの循環的不適応パターンについてのその時点での理解に基づき，自分の挑発的な発言は彼の自己憐憫への私の苛立ちとフラストレーションを表す逆転移的再演であったと判断した。TLDPの観点では，患者との相互作用の網にからめとられるのを回避せず，むしろこのもつれを利用して治療的プロセスを促進することが目標である。幸いにも，私はそれらの言葉が口から発せられるなり，この再演に気づいた（関与しながらの観察者）。それに加え，Ｕさんが話題を変えたこと（「とにかく……」）は，何か重要なことが起きたという別の手がかりにもなった。私は，彼に対する娘の義務について私が挑発的に発言したことに，Ｕさんはおそらく何らかの内的な反応をしていたと推測した。それゆえに私は，私が言ったことについてどう感じるかと彼に尋ねたのである。

　Ｕさんは，（私に対してであれ，娘についてであれ）怒りを表現する機会を利用し，そして悲惨な結果になるかどうかを見極めることができたであろうか？　私が１歩引いて，我々の間に起きたことを検討するよ

うUさんを誘ったことは，彼にとって新たな対人関係の体験（特に，彼の否定的な感情をはっきりと自己主張するという体験）をする機会であった。さらに私は，私の厳しい意見が，我々の間に発展しつつある治療関係を引き裂いてしまったかもしれないと気にしていた。治療同盟における決裂を修復する方法の1つは，治療者と患者の間に起きていることについて患者が抱いている，問題となる感情に取り組むことである。短期療法においては，ネガティブな転移に寄与しているおそれのある事柄については何でも，治療の場（「今，ここ」）ですぐに話し合うことが特に重要である。しかしながら，Uさんは，彼特有のスタイルで，自分がどう感じているかを率直に私に伝えることはしなかった。この時点で私は，この全体のやりとり（彼の受身で犠牲者ぶった態度が私のフラストレーションと無神経さを引き起こし，おそらくそれによって彼は批判されていると感じて引きこもってしまう）は，治療外で起きていることの小規模な再演であるとする仮説を立てていた。

　私は，このような治療同盟における決裂は，認知療法の対人関係プロセスについて記述するなかでSafranとSegal[21]が「患者の主観的世界への有用な窓口」(p.89)と呼んでいるものに一致すると理解している。TLDPの観点では，患者が根底では自己と他者をどのように特徴的に解釈しているかという性質がそこに暗示されるため，それによって患者の循環的不適応パターンの裏にあるスキーマを治療者がより完全に理解するための機会が得られる。この情報によって，治療者は，患者の循環的不適応パターンを維持している不適応スキーマを修正するにあたり，小規模な新しい体験をいかに患者に提供するかを知ることができるのである。

　このやりとりに続いて，Uさんは妻との口論のときに起きたことを描写した。「彼女がいつも勝っていました。彼女は完全に私を支配することができました。そして私たちはお互いから引きこもるだけでした」。おそらく，私は彼が妻との間に持っていたような相互作用のパターンに

陥っていたのだろう。Uさんは，私が威圧的になりすぎていることを直接私に言うのではなく，自分がいかに妻に支配されていたのかをほのめかした。相互作用的精神分析の理論家らは，この行動を「転移へのさりげない言及」と呼んでいる。Uさんは，そのようにして無意識に（そしてより安全で，間接的に），そのときの我々の相互作用について彼がどのように見ていたかを私に伝えていたのかもしれない。患者が他の人について述べるときには，彼がどのように治療関係を体験しているかとか，どのようななりゆきになりうるかといったことについて，偽装させた形で伝えてきているかもしれないので，TLDPの治療者はそうした可能性に対して常に配慮していなければならない。「もし私が彼の受動性に『支配的な』形で対応し続けたら，彼は怒りを『常に内心』にとどめ，我々の治療作業から『引きこもる』ことになるのだろうか？」というふうに。

　Uさんは3度目のセッションに（朝食をとらず）空腹で，（緩下剤のせいで）ズボンを汚した状態でやって来た。彼はほとんど幼児のように「食べさせてちょうだい，着替えさせてちょうだい，世話してちょうだい」と言っているようなものだった。私は，さらにますます自分のフォーミュレーション（Uさんの遠回しで子どもっぽい態度は，自分の要求を述べたり怒りを表したりする危険を冒すことよりはよいのだろう。なぜなら，より直接的なやり方は身体的または情緒的に見捨てられる結果になるだろうと彼は恐れているからだ）に確信を得た。そのセッションの後半で，Uさんは，家族に3日間放っておかれて悲しかったと述べた。しかしながら，私は，この場合もやはり彼は見捨てられたことに怒りも感じていたかもしれないという仮説を立てた。再三にわたり，私は，彼が怒りを感じたり他者と対決したりするのではなく，悲しいと感じたり自分を非難したりするという同じテーマを目にしていた。暴力的なアルコール依存症の父親との幼児期の体験を考えれば，そのような対人パターンは全く理解可能である。私がUさんを，放っておかれたことに対

する彼の感情についての話し合いに持ち込もうとするたびに，彼は，朝何も食べていないので集中できないという訴えに話を切り替えた。

Uさん：[中途半端に笑って][間]ここにはトマトジュースか何か買えるところはありませんか？

治療者：ここにはありません。

Uさん：[困って]どうしよう。

治療者：Uさん，あなたは2つの異なることを言っていますよ。あなたは，朝食をとっていないのでここに座ってセッションを続けるのが難しいということを言っています。それから，それだけではないとも言っています。あなたがここに座って話すのが難しいのは，今週起きたことについてうろたえているからだとあなたは言っているのです。それだけでもこのセッションは困難になります。

Uさん：えっと，子どもたちは人を訪ねてオレゴンに行くことにして，出かけてしまい，私は家で3日間もひとりぼっちで，全然出かけていません。

治療者：でも，今ここに座っていて，私と話をすることが難しいのは私たちが何かうろたえるようなことについて話をするからだと感じますか？　それとも，ここに座って私と話すのが難しいのは，あなたが今朝，朝食をとらなかったからだと思いますか？

Uさん：朝食をとらなかったからだと思います。

訓練のクラスなら，私はこのセッションのビデオテープを見せてここでテープを止め，訓練生らにこの時点で何と言うか，あるいは何をするかと尋ねる。長期の精神力動的精神療法で訓練されてきている場合にはほとんど，彼らは様々な解釈を発表するだろう（例えば，「私は，家族があなたを置き去りにしたので，あなたは怒りを感じているのかもしれないと思っています」，「あなたはうろたえるような事柄について話すのを避けたがっているように見えます」，「このことはあなたに家族とのや

りとりを思い起こさせますか？」など）。これらの様々な介入について聞いた後，私は訓練生らに，Ｕさんがより活発で能力があると感じられる方向（すなわち，この症例のフォーミュレーションから生じる経験的目標）に進んでいくうえで，そのようなコミュニケーションが役立つことになるかどうかを評価するよう求める。通常，訓練生らは，彼らの（正しい）解釈が非難のように受けとられてしまいやすいため，患者の気分をさらに害するだけであることを容易に見出す。このことは対人関係の研究者らによって得られた結論でもある。

　私の治療目標は，Ｕさんがそれほど依存的に感じ従順であるかわりに，自信を感じ，より自己主張的な行動を示すようにさせることであったため，私はその目標に沿って介入を導き出した。したがって，私は，セッションにいるのが苦痛なのは，空腹のせいなのか，それとも我々が何かうろたえるようなことについて話すだろうとわかっているせいなのかを明確にするよう彼に求めたのである。彼が空腹のせいだと答えたとき，私は彼の反応を抵抗の現れとしては解釈しなかった。むしろ，彼の反応を真剣にとらえ（だからといって必ずしも私が自動的に彼の言ったことを信じたわけではないが），彼がそのとき何か食べることを何が妨げているだろうか，とだけ尋ねた。私は，Ｕさんが自分自身のために決断を下す（彼が**自分に必要だと思うものを自分で面倒をみる**）機会を提供しようとしていた。

　TLDPの観点から見た抵抗は，治療者と患者の間の多くの交流のひとつとして，対人関係の領域内で考慮される。この患者は，個人としてのまとまりや，自己や他者に対する身に染みついた感じ方を保持しようとしている。対人的な結びつきと安全を維持するのに何が必要だと理解しているかは，この患者の感じ方によって支持されている。このように見ると抵抗とは，この患者が解釈する世界のあり方において，患者が最善を尽くそうとする試みである。

Uさん：もし何かお腹に入れさえすれば，気分がよくなるだろうに。

治療者：なるほど。では，あなたが今ここで何かをお腹に入れることを妨げているのは何なのでしょう？

Uさん：向こうのカフェテリアまで行かなければなりませんから。

治療者：そのとおり。

Uさん：[ため息]

治療者：そして，あなたがそうするように決断するのを妨げているのは何ですか？

Uさん：[ため息] そうですね，私たちが面接をしているという事実，それと私は無礼でありたくないということです。

治療者：それで無礼であるよりも，そこに座って1時間居心地の悪い思いをしようと。

Uさん：ええと，わかりません。そうじゃないかと思います。あなたが私を行かせてくれるのでなければ。

治療者：**私が**あなたを行かせるのでなければ？

Uさん：[まごついて] えっと，あなたが私を助けてくれているので，私はあなたに会いに来る義務があると感じます。

治療者：[間] Uさん，あなたはジレンマに直面しているようですね。まさに今ここで，私とこの部屋の中でです。そしてそのジレンマというのは……あなたが集中して時間を本当に有効に利用できるか？　あるいは，そうするためには何か食べ物が必要か？　あなたのジレンマは，**あなたの**世話をするのか，それとも**私の**世話をするのかということです。

このひとこまのあと，Uさんはただ話し続けることによって，その場で積極的な決断を下すのを避けようとした。数分間彼の話を聞いた後，私は彼の話に割って入り，そこにとどまることにしたのか，あるいは何かを食べに行くことにしたのか，彼がどう決断したのかがはっきりわからないと告げた。Uさんは気分が良くなったので，そのままそこに居ら

れると言った。

　彼がもしセッションから立ち去り，私が不快になるかどうかを試したなら，私は，彼が本当に新たな体験をしたと，もっと確信したであろう。それは，明らかにより危険な選択であっただろうし，彼がなじんだパターンの意義深い中断であっただろう。しかしながら，この朝食の問題に関する我々のやりとりでは，彼は自分の決断を述べ，他者が望んでいると思うことを優先して自分自身が必要とすることを否定するという彼の習慣的なやり方が際立つことになった。

　Uさんがなぜ何かを食べに行くことにしなかったのかと探索する過程で，私はその現場で我々の間に起きていた対人力動の一面を指摘した。「あなたのジレンマは，**あなた**の世話をするのか，それとも**私**の世話をするのかということです」。患者と治療者の間の機能不全の交流を構成するパターンを探求することは，患者が新たな理解を得るための援助をするという第二の目標を達成するうえで決定的に重要な過程である。

　4回目のセッションで，Uさんは下の娘にお金を貸すことについて話した。このお金によって彼女はUさんと離れて暮らせるようになったのだが，彼がそれを嫌がっていることを，私は2回目のセッションから知っていた（「彼女に同じ家の中にいてほしいだけなのです」）。これによって，私は，より能力と権利を感じる一手段としてUさんがより否定的な感情をいくらか表現できるかどうかを見極めるために，彼女にお金を貸すことについてどう感じるかを彼に尋ねる機会を得た。

　意外でもなかったが，Uさんが自分の怒りを表現するのはかなり難しかった。私はまだUさんの感情に関心があったけれども，彼の私との関わり方（この場合は，彼がいかに怒りを見せまいとしているか）の方により興味を抱くようになった。

　数回にわたってUさんに感情を直接的に明らかにさせようとして失敗した後に，私はそのプロセスについてコメントした（「これは難しい質問のようですね」）。そうするとUさんは，自分の感情がわからない

のだと主張した。さらに探索していくと，彼は自分の感情が隠されているのだと言うことができた。私はそれから，彼の視点からすると感情を隠しておくにはもっともな理由があるのではないだろうかと（すなわち，その抵抗に協力して）彼に尋ねた。私が「もっともな理由」の話題を取り上げることにしたのは，Ｕさんの循環的不適応パターンを考えると，感情を出すのを差し控えていると私が不快に思ったり，とがめたり，あるいはより深く徹底的に掘り下げるようにあおったりするだろうと彼が恐れているのではないかと思ったからであった。

　私の次の介入は，心理教育的なものであった。私は人が（自分自身にさえも）感情を隠しておくのはなぜかを説明した。私は，Ｕさんに自分が感じることを認識せずに人生を過ごしているかもしれない理由を探索するように誘っていた。しかしながら，彼は，私とこのレベルで進んで関わろうとはせず，動揺しはじめた。実際に感じていることに彼が注意を向けられるようにと，私は彼に身体的な感覚に集中するように言った。彼がしばしば自分の情緒的苦痛を身体化することを考え，私は彼に慣れ親しんだ方法でコミュニケーションをとるように求めたのであった。彼の応答（「ひどく便秘しています」）は，文字通り（私は生理的に詰まっている）と，象徴的に（私は心理的に詰まっている）と，2つのレベルで当を得ていた。それに応じて私は，彼は感情的感覚よりも身体的感覚について話すほうが気持ちが楽なのだと解釈した。

　そのセッションの後半で，私はある観察をＵさんと共有した。「私があなたにこうした類いの質問をしたとき，あなたが涙をため，声が震えてきたのに気づきました。あなたもそれに気づきましたか？」。私は，このコメントを最小限の描写にとどめておくことによって，彼が非難されていると過敏にならないことを願った。それから私は彼にそれらの瞬間に何を感じていたかと尋ねた。ここでの私の目的は，彼が自分の感情と他者への影響を理解するための指標として自分の行動に好奇心を抱くようにすることであった。それに対してＵさんは，自分の感情は隠し

たままにしておきたい，それについては話したくないと，どもり声で答えた。彼が人に自分の欲求とニーズを率直に知らせるリスクを負うのを促すという目標を踏まえて，私は（彼が差し控えていると解釈するなどして）彼を非難しなかった。そのかわり，私は彼の言ったことを強調した（「Uさん，あなたが言っているのは非常に大事なことだと思います。あなたはその感情を隠しておきたいと言っていますね」）。このやりとりに続いて，私は彼が望むのであれば話題を変えてもかまわないことを伝えた。

このセッションが終わりに近づくと，Uさんは再び便秘をしていると訴えた。彼は車に緩下剤があることについて述べ，それを服用するためにセッションを早めに切り上げたいといった。生理学的に見れば，彼が緩下剤をすぐに服用しても，セッションが終わったときに服用してもさほど違いはないと思われた。しかしながら主観的には，このことはUさんにとって大きな進歩であるように見えた。彼をセッションにとどめておこうとする私の願望と対立するかもしれないことを予期しているにもかかわらず，彼は自分の要求を押し出そうとしていた。

前回のセッションで，Uさんは何かを食べに出て行かないことにした。このセッションで，彼が早めに切り上げたいと言っているのは，私が本当に「彼を行かせるか」を見ようと無意識に試しているように見えた。私は，自分がどうしたいかをUさんが率直に発言したのを聞いて勇気づけられた。これは，彼が治療において自分自身と私について今までと異なる体験をするための好機の1つだった。私は，何が起きているかを解釈するのではなく，次週いつもの時間に会えるのを楽しみにしているとだけ告げた。

残りの治療期間を通して，私は治療目標に焦点を当て続けた。私は，彼がより自己主張的で能力があると感じ，それほど受身でないと感じるように促進しうる様々な介入を自由に使えると感じた。例えば，私は，行動リハーサル（想定される新しい生活場面で，自分の要求を強く主張

することがどのようなものかを感じる）を用いたり，母親を守るのに「失敗」したことに関して彼自身により同情的になれるようにゲシュタルトの空椅子（empty-chair）の技法（少年の頃の彼自身と話をする）を用いたりした。この独特な症例においては，そのような技法の利用がUさんの神経に障ることはないようだった。治療期間の短さを考えると，Uさんは，私が使った，実臨床上の戦略にかなりなじめていたといえるだろう。そのうえ，介入はすべて1つの主要な目標を達成するために計画されていたため，それらには共通のテーマがあり，一貫性を持っていた（すなわち，現象学的に筋が通っていた）。

　しかしここで言っておかねばならないが，私は，Uさんの依存要求を考慮し，私が舵取りすると彼が安心してしまうことを考えて，これらの技法を用いることは，慎重かつ協調的にするよう配慮した。もしUさんの反応が良からぬ方へ向かったり，あるいは彼の循環的不適応パターンの再演になるようであれば，私はそれらの使用について手を加える準備もしていた。しかし，そのような注意深い観察を必要とするのは，他の学派の技法を採用するときだけではない。いかなる介入に対しても，TLDPの治療者は，その適切さと有効性を判断するために，現在の治療関係という文脈に留意する必要がある。決定的に重要なのは，その介入がその患者に特異的な新たな体験を促進する可能性があるかどうかということである。

　Glickhauf-Hughesら[6]は，クライエントに「ノーと言う」ことを奨励するゲシュタルト技法を説明した。彼らは，「クライエントが治療者の提案にさえもノーと言うことを選択できると本当にわかるように援助することが大切である」(p.50)と指摘した。彼らは，この技法の例として，遠まわしにノーと言っているクライエントに対して，治療者は，「私の勘では，あなたはその質問に本当は答えたくなかったのだと思います。『いいえ，私は今その質問に答えたくありません』と私に言えますか？」と述べるべきだとしている (p.51)。しかしながら，Uさんには，

そのような介入は逆効果だったであろう。彼はノーと言うようにとの私の指示に従順に従ったかもしれないし，あるいは，そのような「自己主張的な行動」が私を喜ばせると学習したかもしれない。いずれにしろ，Uさんは，ノーと言えば私から非難を受ける危険を冒さなくてすみ，よって私と対決する十分な体験が持てなかったであろう。彼自身の病理的信念を反証する機会は失われてしまったであろう[32]。

治療終結

Uさんは，最後のセッションでは，自分の子どもたちがより頻繁に訪ねてきたり，彼を誘ったりしてくれていることから話し始めた。TLDPは一般化されるものと考えられるが，その根拠となる主要な原理を，彼の子どもたちとの関係が改善したことが例証している。理想的には，短期療法での患者の体験は，彼らの染みついた機能不全の対人関係の期待を反証し，自己と他者に関して内在化された彼らの見解を変化させる。これによって，彼らは他の人々との新しい，しかしまだ安心はできていないような行動を試すことに勇気づけられる。Uさんのケースでは，彼は私に対してより積極的に主張する危険を治療の中で冒した。自分で自分のニーズを満たす能力があるのだという彼の自信が深まることによって，不安がったり，他者を懐柔しようとしたり，憤慨したりすることが減少した。結果として，彼の子どもたちは，彼と一緒にいてより楽しいと体験し，そのため彼をより自分たちの生活に招き入れた。これはUさんが一番に求めていたことだったので，彼はより幸せになり，さらに自立して生活しようという気になった。こうして，私とのセッションが終わりを迎えたとしても，Uさんは普段の彼の環境においても治療的取り組みを続けられるだろうと期待された。そのような継続的な治療的取り組みは，TLDPにおいて最も重要である。なぜなら，たいてい短期療法は患者が希望する方向に向けて動き始めるのを援助するだけで，彼

らを最終目的地までは連れて行かないのだから*4。

まとめ

　本章では，TLDP の概観を提示した。TLDP は伝統的な精神分析理論と精神分析的精神療法にその起源を有するものの，古典的精神分析とは異なる点を強調する有益なアプローチを持つ。そのアプローチでは，不適応な対人行動様式と性格パターンを引き出して変化させるうえで治療関係が決定的要因になるとして，その重要性が強調されている。TLDP モデルの基礎的前提を概説し，それに続き，（新たな体験と新たな理解に焦点を当てた）治療目標について考察した。最後に，患者の選択基準ならびに，ケースフォーミュレーションのガイドライン，治療的介入のための戦略，および具体例を考察した。精神力動的な枠組みを基にした比較的短期の治療形式で意義ある変化が得られることを，このアプローチは示している。

---

*4 このケースのセッションごとの解説（ビデオテープによる描写と，1 年後と 6 年後に U さんをフォローアップした情報を含む），に関しては，文献 12 を参照されたい。

第7章

短期カップルセラピー

Donald H. Baucom, Ph.D.
Norman B. Epstein, Ph.D.
Laura J. Sullivan, M.A.

　関係性の問題を体験しているカップルを援助するために，いくつかの理論的に異なる短期療法のアプローチがある。これらのうち3つのアプローチ——認知行動的（cognitive-behavioral）カップルセラピー[10]，情緒焦点型（emotion-focused）カップルセラピー[17]，洞察志向的（insight-oriented）カップルセラピー[19]——は，結婚生活に問題を抱えたカップルとの取り組みにおいて有効性を示す実証的裏づけがある[*1]。4つ目のアプローチ——統合的行動（integrative behavioral）カップルセラピー[8]——に関する実証的所見は未だ分析中であるが，同等に効果的なようである（さまざまな形態のカップルセラピーについての実証的状況の詳しい説明に関しては文献3を参照のこと）。本章の焦点であ

[*1] ほぼすべての実証的な治療研究は既婚のカップルを対象に行われてきたが，本章において**カップルセラピー**という言い方は，法的には結婚していなくても，問題を抱え，これらの介入戦略による援助を受けている多くのカップルを含めて用いられている。

る認知行動的カップルセラピーは，その有効性のエビデンスは1970年代にまでさかのぼり，世界各地の約20の対照研究で報告されている[5]。

理論的背景

行動，認知，情緒

認知行動的カップルセラピーは数十年をかけて発展してきており，関係性の問題を理解するための，より厳密に行動的なアプローチにその起源を持っている。初期の行動的カップルセラピーの理論的および治療的な戦略は，いくつかの原理によって特徴づけられる。伝統的な行動モデルによると，それぞれのパートナーの行動は，周囲の出来事，特に相手方パートナーが関係する出来事によって形成され，強化され，弱められ，そして修正されると仮定される。それに加え，婚姻関係外での影響力の強い出来事（例えば，とても魅力的な人との出会いなど）も，そのパートナーがその婚姻関係を維持できるか否かや，その人の主観的な満足感に影響を及ぼす[15]。結果として，結婚の満足感は，結婚していることで得られる見返りと，背負っている犠牲との比率を表す機能を持つと考えられる。多くの研究と臨床経験によって，苦悩を抱えるカップルの方が，苦悩のないカップルに比べて，否定的行動がずっと多く，肯定的行動がずっと少ないという確証が得られている[10]。

また，行動的カップルセラピーが基づいている仮定には，カップルが苦悩する理由の一部は，現在の婚姻関係で要求されることを満たすために必要となる技能を彼らが発達させていないか，あるいは維持していないからだというものもある。この技能には，決断のための技能や，行動の変化を起こしたり，建設的にコミュニケーションをとったりするのに必要となる技能が含まれる。そのような技能に関する問題は，「技能の欠如」あるいは「実行力の欠如」の結果であると考えられている。後者

が意味するのは，機能不全な相互作用パターンを持つカップルが，より建設的な技能を実行する能力を持ってはいるのに，何らかの理由で実行できないでいる場合である。例えば，パートナーの否定的行為に仕返しするために否定的な行動を選択する場合などがこれにあたる。伝統的な行動的カップルセラピーでは，婚姻関係における役割と機能を実行するのに必要な技能をカップルに教えることにかなり重点をおいている。

技能を学ぶことは苦悩を抱える多くのカップルに有益であるが，さまざまなカップルの関係改善を，コミュニケーション技能の改善のみで説明することはできない[12,14]。さらに，行動的カップルセラピーを行動技能訓練に重点をおかない他の治療アプローチと比較した結果，それらの他の治療アプローチも苦悩を緩和するのに同等に有効であり，よって技能訓練が必ずしも肯定的な治療成果に必要あるいは十分でないかもしれないということがわかってきている[3,4]。

これらの所見を合わせて考えると，行動技能の欠陥というモデルはカップルの苦悩を説明したり治療したりするには狭小すぎるということが示唆され，パートナーの行動だけでなく，自分自身とお互いの行動を個人がどのように**解釈**し，**評価**するのかに注意を向ける必要性が浮き彫りになる[1]。個人の精神病理の認知的モデルによって，認知的要素が臨床的現象において重要な役割を果たしていることに関心が向くにつれて[6]，婚姻関係の研究者らは，カップルの行動と結婚の苦悩との関係を理解するうえでの重要な要素として，認知的要素に焦点を当てるようになった[2]。

このようにして，認知行動的カップルセラピーは，行動的カップルセラピーが徐々に拡大し，カップルの苦悩と治療における認知要因への焦点づけを治療戦略に含むようになったことからできてきたのである。このアプローチの主要な前提は，婚姻関係における出来事に対する患者の機能不全の情緒的および行動的反応は不適切な情報処理の影響を受けており，それによって，その出来事の認知的評価は歪曲されているか極端

かのいずれかであったり（例えば，「あなたが友達とフットボールの試合を見に行って遅くなったのは私をそんなに愛していないからよ。あなたにとってはフットボール，友達，そして人生のその他すべてのものが私よりも大事なんだわ」など），もしくは，婚姻関係がどうあるべきかという極端または不合理な基準によって評価されていたりする（例えば，「もしあなたが私を本当に愛しているなら，あなたは自由時間のすべてを友達とではなく私と過ごしたいはずよ。それが結婚というものだわ」など）ということである。パートナーらは自分の思考が歪んだり，あるいは極端になったりしてきていることにしばしば気づいておらず，それどころか，自分自身の意識の流れに任せた主観的な思考あるいは自動認知を絶対的真理として信頼している。これらの歪んだ思考は問題のある関係においてほぼ常に否定的な方向に歪められているため，パートナーの思考はその関係の苦悩を維持したり，悪化させたりする。よって認知行動的カップルセラピーの治療者の主要な課題は，カップルが，彼ら自身の自動認知（例えば，因果関係の捉え方など）や彼らの関係についての長年の前提や基準を，より能動的に観察したり評価したりできるようになるのを援助することである。認知行動的アプローチは，著しく歪曲した，あるいは極端な認知を持つパートナーにおける情報処理と認知を修正すれば，その結果として情緒と行動が肯定的に変化すると想定している[10]。

　パートナーが，お互いに相手に対する行動のあり方やお互いの関係についての考え方を修正することは，時としてお互いに対する感情を大きく変えうるが，場合によっては，パートナーの一方あるいは双方の情緒のほうが中心的な重要性を持ち，介入の焦点となることがある。その連続体の一方の端には，情緒へアクセスしたり，情緒を体験したり，情緒を表現したりすることが難しい人がいる。これには，情緒に気づくこと，情緒を識別すること，ある情緒を危険ないし許容できないものとして体験すること，情緒的体験を内的および外的出来事へ関連づけること，そ

して，こうした情緒をパートナーに対して表現するための技能を持つことにおける問題がある。このような感情領域で苦闘する人のパートナーは，その人を理知的で，非情緒的で，冷淡な人として体験することが多い。連続体のもう一方の端には，情緒を抱えておくのが困難で，加減せず破壊的なやり方で情緒を表現する人がいる。彼らはしばしば，情緒が容易に刺激され，強いレベルで体験され，より適度なレベルになかなか戻らないといった情緒調節不全を体験している[18]。この情緒調節不全は，その人自身やパートナーに向けられた破壊的行動へとつながりうる。そのような人のパートナーは，その人の気分を害さないように「薄氷を踏む思い」だと報告することが多い。認知行動的カップルセラピーの治療者は，幅広い層のカップルを支援できるように，連続体の両方の端の重要な情緒的要素に注意を向けていなければならない。

個人，カップル，環境

　健全な関係とは，その関係がパートナー同士の個人としての成長と幸福に貢献し，パートナー同士が1つになって，チームとしてうまく物事に取り組み，2人が適応的なやり方で周囲のより広い世界と関わっている（周囲に対して社会的および物理的に貢献し，カップルの幸福のために周囲の資源を活用する）ような関係である。婚姻関係の苦悩は，これらの領域のいくつか，あるいはすべてにおける問題の結果として生じる。

　苦悩を抱えるカップルに典型的に見られる否定的な行動，認知，情緒は，部分的には技能や実行力の欠如と説明できるが，この説明は婚姻関係の不調和に寄与する多数の要因を理解する方法としては部分的すぎる。EpsteinとBaucom[10]は，婚姻関係の困難は，個人，両者の関係性，そして環境の3つの異なるレベルの要因から生じうると提案した。

【個人的要因】

　個人のレベルでは心理学的に健全で社会によく順応したパートナー同士であっても，2人がその関係から求めるものや必要とするものが異なれば，婚姻関係の苦悩を経験しうる。EpsteinとBaucomは，カップルの関係においてしばしば問題となる重要なニーズと動機を列挙した。それには関係性が焦点となる以下のような重要なニーズが含まれる。①カップルの関係を含め様々なグループに所属する，あるいはその一員となるニーズ，②パートナーとの親密さ，あるいは距離感のニーズ，③パートナーに対して愛他的になりたい，あるいは与えたいという願望，④パートナーに注意を向けてもらうニーズ，である。例えば，2人が望む距離感と親密さの程度，あるいは親密さの表現方法が異なっていると，婚姻関係の苦悩が生じることが多い。より近い距離感を求める方はパートナーに接近しようとするが，そのパートナーはより距離をおくことを望み，そして引きこもってしまうことが多い。すると相手が引きこもることによって，その人はさらになんとかして近づこうとするようになり，それに応じてそのパートナーはもっと引きこもろうとする。時間が経つにつれ徐々にこれは「求める／引きこもる」というパターンへと進展しうるが，このパターンは多くの困窮した関係に見られる。

　個人に焦点があるニーズで，婚姻関係の苦悩の元となりうるものもある。すなわち，パートナーらはそれぞれ，自律性，コントロール，業績に関するニーズが異なっている可能性があり，それらの相違は多くのカップルに問題をもたらすことがある。例えば，コントロールに関するニーズが強いパートナーは，家庭環境をきっちり整理整頓しておいたり，定期的に詳細な計画を立てたがったりするかもしれない。もしこういう人の結婚相手が，ざっくばらんで，のびのびしていて，それほど計画的でない人だったら，その2人は，異なる傾向を調和させカップルとして仲良く暮らそうとするなかで，日常的に欲求不満を経験する可能性がある。

上記の2つの例のように，お互いが望んでいる親密さが異なるパートナー，または，コントロール，整理，計画性に関する個人的な好みが異なるパートナーは，お互いの欲求不満に対して，情緒的に動揺することで反応したり，パートナーの行動に対する解釈を歪めることで反応したり，自分の要求を満たそうとしてお互いに否定的な振る舞いをすることで反応したりするかもしれない。別の著書で我々は[10]，**一次的苦悩**と**二次的苦悩**を区別した。前者は，未解決の相違点と満たされないニーズとをパートナーが体験することから生じるもので，後者は，それらの未解決の問題に反応してパートナーが機能不全な相互作用を起こすことによって生じるものである。すなわち，人が対人関係のなかで自分の重要なニーズと願望を満たせないとき，それはその関係に対する不平不満が一次的な原因になりうる。さらに，彼らは自分のニーズが満たされないことに対して破壊的なやり方で反応することが多く，それが苦悩の二次的な原因となる。例えば，「求める／引きこもる」というパターンにはまり込んでしまうことは，親密さのニーズがパートナーで異なることに反応した二次的な苦悩の原因になりうる。しばしばこれらの二次的な苦悩の原因は，一次的原因とは独立してそれ自体が問題になるため，認知行動的カップルセラピーの治療者は一次的苦悩と二次的苦悩の両方（この例では，求める親密さの相違と，そのカップルが進展させた「求める／引きこもる」というパターンの両方）に対応しなければならない。このように，本来であれば正常で健全な個々の相違をパートナーたちが理解し，折り合いをつける方法を見つけるように援助することが，カップルセラピーの重要な部分である。本章には収まりきらないが，片方または双方のパートナーが深刻な精神医学上の問題，パーソナリティー障害，あるいは長期にわたる未解決の個人的問題を持つ場合には，治療状況はますます複雑になる。関係性の問題に対する治療と，個人の精神病理に対する治療とを，カップルセラピーのなかでどのように統合するのかについては他で解説した[10]。

【カップル要因】

　関係性は，そこに関わる個人2人の合計という以上のものである。そこには，その関係そのものを象徴する独自の特徴がある。重要な相互作用のパターンは，婚姻関係の不和に寄与する可能性があり，認知行動的カップルセラピーの焦点となりうる。これらのパターンは，何年にもわたって記録されており，特にChristensen らによる研究[7]によく記述されている。1つ目のパターンは，双方がその相互作用に深く巻き込まれるようにして，お互いに関わり合うようなカップルである。このような2人が相互作用する際に建設的な行動とコミュニケーションで関わる場合，それは大いに実りある相互作用のパターンになりうる。しかしながら，貧弱なコミュニケーション技能や否定的感情がある状況では，お互いに関わり合おうとすると，破壊的な口論や争いが頻繁に起こりうる。2つ目に，前述したような「求める／引きこもる」というパターンで関わるカップルがいる。このパターンでは，一方が関与を強要し，もう一方が距離をおこうとする。これは苦悩を抱えるカップルの間では特によくあるパターンである。最も典型的なパターンは，男性側にとって特に重要な話題について話し合っているのでない限り，女性が要求する役を担い，男性が引きこもる役を担ってしまうというものである。3つ目に，お互いに避け合って，あるいは引きこもって，パートナーの双方の距離がかなり離れたままになるようなパターンがある。そのようなカップルは，その関係性に活気がなかったり，お互いに関わらないという雰囲気があったりするために，治療者の援助を求めることが多い。認知行動的カップルセラピーは，カップルが，それらの不適応な相互作用のパターンを認識したり，それらのパターンの根底にあるものを理解したり，より建設的な関わり方を発達させたりするのを援助する。

【環境要因】

　カップルは孤立して暮らしているわけではなく，より広い社会的およ

び物理的環境の中に存在している。そうした環境には，家族，地域社会，より広範にわたる社会構造，文化などが挙げられる。カップルの外側にあるそれらの環境要因は，カップルが適応することをしばしば要求してくるが，カップルの能力がそれに及ばないことがある。例えば，不況はパートナーの失業あるいは不完全就業をもたらし，さらに様々なストレスが伴う可能性がある。同様に，義理の家族やパートナーの原家族と付き合うとなると，異なる家族の儀式，期待，役割などに対応することになり，パートナーにとって大きな苦難の源になりうる。その一方で，そうした環境は，実用的支援（例えば，ベビーシッターなど）や情緒的支援など，カップルにとって重要な資源も提供してくれる。カップルも治療者も，そうした外的ストレス要因の影響を見落としたり軽視したりすることが多いが，そうすると関係が最適に機能することが著しく妨害される可能性がある。

治療の焦点

　カップルが短期療法において進歩するためには，治療者とカップルが治療のための重要な焦点に同意し，それらの焦点を維持することが大切である。ほとんどの場合において，治療者は，2つ，またはそれ以上の主要なテーマを同定し，そこを中心にして介入計画を構築することができる。それらのテーマは，前述した3領域（個人，カップルの相互作用，環境）に分類される。例えば，治療者は，カップルの主要な問題の中心にあるのは，求める親密さがそれぞれ異なっていることだと結論づけるかもしれないし，あるいは，仕事をするにあたってどれくらい業績を重視しているかの度合いが個人で異なっていることだと結論づけるかもしれない。ほとんどの場合において，苦悩を抱えているカップルは，これらの個人における相違に対して不適応なやり方で反応している。そのため，治療者は，カップルがそれらの相違を認識するように，そして，そ

れらの問題を巡って不適応な関わり方（例えば，強要したり，引きこもったりするなど）をするのをやめるように援助し，こうした個人における相違に対応するためのより適応的な方法を探索する。また別の例では，治療者とカップルは，不適応な相互作用のパターンの根底にはコミュニケーション技能の欠如があると結論づけて，本章で後述するようなコミュニケーション訓練（後述の「技能に基づいた介入」を参照）を行うに至るかもしれない。あるいは，カップルは環境からの圧倒的なストレス要因に反応しているのだと断定し，そのカップルが可能な部分で環境を変化させたり，困難な時期にお互いを支え合ったり，適切なときに外部からの援助を求めたりできるように支援することに介入の焦点を合わせるかもしれない。

　時として，駆け出しの治療者は，苦悩を抱えたカップルが多数の問題を持ち込んできて，どのように事を進めたらよいのかわからずに，圧倒されたように感じてしまうことがある。カップルにとっての主要なテーマが何なのかを決定するためのアルゴリズムは存在しない。カップルは通常，自分たちの中心的な問題を治療者に幾度も提示するだろう。そして主要なテーマが様々な具体的状況において見えてくる。テーマが複数存在しているときには，治療者は最初にどれに対応するかを決定せねばならない。その決定をするにあたって，少なくとも2つの要素が重要になる。第一に，治療を求めてきた時点で多くの悩めるカップルが絶望的に感じていることを考えれば特にそうだが，治療者は，関係を改善しようとする彼らの努力が奏功する経験をさせたいと望む。したがって，治療を始めるのは，カップルにとって成功する可能性があり，自分たちが関係を改善させる能力があるのだという感覚を向上させうる領域からにすべきである。第二に，パートナー間の否定的行動は，特に破壊的で，カップルの体験の中心となると多くの研究が示している（最近のレビューは，文献10を参照）ことから，治療者は，パートナー間で嫌悪感を引き起こすような相互作用を低減させるように治療の早期段階で熱心に取り組

むべきである。肯定的な相互作用を増強させることも大事であるが，治療の早期段階で破壊的な相互作用を減らすことは決定的に重要な意味を持つ。

多数の研究によって，短期認知行動的カップルセラピーは，苦悩を抱えたカップルに有効であることがわかっている[3]。このアプローチの特徴は，具体的な問題に焦点を当てること，そしてカップルがセッションで学んだ介入を日常生活で利用することで自分たちの問題を管理できるように教えることである。

カップルの機能の評価

カップルに短期療法を提供するには，カップルの機能を妨げている，あるいは婚姻関係から得られるはずの満足感を損なっている主なテーマをいくつか，治療者とカップルで同定しなくてはならない。同時に，認知行動的カップルセラピーの特徴は，カップルの関係における特定の行動，認知，情緒に焦点を置くことである。それらの具体的な要素を慎重に思慮深く理解することによって，治療者は，それらをより幅広いテーマへとまとめ上げられるようになり，そしてセラピーでそのテーマに取り組むことができる。本章で先述したように，カップルの機能を理解するには，個人的要因，カップルの相互作用，およびカップルの周囲の状況を考慮することが不可欠である。それらの要因を評価するカップル・アセスメントの方法について詳しく考察することは本章の範囲を超えるため，アセスメントをどのように実行するかについては，他で詳しく記述した[10]。初期のアセスメントで用いられる基本的ステップと戦略の簡単な説明を以下に記す。

カップル・アセスメントを実行するには，いくつかのステップを要する。

1. 現在の問題と，治療におけるパートナーの目標とをはじめに同定すること。
2. 関係の経歴と，現在の関係の機能のアセスメント。これには，カップルの相互作用のパターンを観察することが含まれる。
3. 個人の経歴と，各パートナーの現在の機能のアセスメント。
4. カップルに対して，治療者のアセスメントを要約してフィードバックすること。

通常，アセスメントはカップルの合同インタビューで始まり，ここで，現在の心配事，問題，およびカップルセラピーを受ける理由について簡潔に説明してもらう。アセスメントのこの時点では，彼らの心配事を明らかにするのに費やすのはほんの短い時間だけにして，カップルが長々とした口論へと悪化したり，お互いを責め合ったり，自分自身を弁護したりする事態に陥らないようにする。

ひとたびカップルの心配事について全体的な理解が得られたら，治療者はそれを時間的経過に沿って読み替えて，現在の問題がいかに起きてきたかを理解することが有益である。それに続いて治療者は，主要なテーマ，肯定的および否定的な方向に変化した時期，そしてカップルがいかに現在の関係機能の状態に到達したかに注意を向けながら，カップルの関係のより詳しい経過を調べる。治療者はその経過全般にわたり，2人の苦悩に寄与している個人的要因，カップル要因，そして環境要因に注意を向ける。カップルが自分たちの経過を説明する際に，彼らの関係における重要なテーマで，介入の焦点となるようなものを同定できることが多い。そうしたテーマには，パートナー同士がお互いを避ける，一方がもう一方よりも高度の親密さを必要とする，あるいはカップルが重大な環境的ストレスにうまく対処できないなどの，長期的な相互作用のパターンがあるかもしれない。

カップルが2人の関係の経過を説明し終えたら，アセスメントは現在

の関係機能についてのより徹底した検討へと戻るが，その際に，その関係の問題点と長所の両面を重視する。カップルは，お互いがいる前でそれぞれが，自分の懸念と，その関係において比較的強みとなる点は個人的に何だと理解しているかを述べる機会を与えられる。現在の懸念と相対的な強みについてそれぞれのパートナーがこうして詳しく説明することで，治療者は関係の経過を観察しやすくなり，重要なテーマと，それがその関係のなかでどのように具体的に現れるのかについてまとめ上げることが可能になる。

　治療者によって様々な見解はあるものの，パートナーのそれぞれとの個人面接は役立つことが多い。これらの面接の間，治療者は，それぞれの個人の経歴を聴取したり，カップルの合同アセスメント面接の際に出てきた問題について追加情報を得たり，それぞれのパートナーと建設的な治療関係を発達させるように試みたりできる。これらの個人面接のあいだ，一方の側にとって損害となるような忠誠をもう一方のパートナーとの間で発達させないようにすることが重要である。つまり，治療者は一方の側と秘密を持ったり，あるいは共謀したりすべきではない。こうした個人面接によって，それぞれのパートナーが関係機能にいかに寄与しているかについて詳しい情報が得られる。

　アセスメントでは，次に，そのカップルの相互作用のパターンを直接的に観察する。この相互作用のうちのいくらかは，その前の段階のアセスメント戦略の間に生じているが，ここでの焦点は，治療者の介入ぬきでのパートナーらのやりとりを治療者が観察できるように，カップルに一連の会話に取り組んでもらうよう求めることである。パートナーがお互いに対して持つ肯定的な考えや感情を話し合ってもらうこと，関係上の困難について彼らが考えたり感じたりしていることを表現してもらうこと，その関係とは別のところに焦点がある問題を一方が述べたときにその人を支えようと試みてもらうこと，2人の関係において重大な懸念があるときに決定を下したり，問題を解決したりするカップルの能力を

試してもらうことなどが挙げられる。

　このような，カップルの関係の経過や，彼らの現在の心配や長所についての話し合い，それぞれの個人史や現在の機能についての理解，カップルの相互作用の行動的観察を基にして，治療者は，初期のアセスメントの定式化（フォーミュレーション）とそれに関連した治療計画を構築する。最後の段階では，重要と思われる個人，カップル，環境の要因を指摘しながら，これらの理解をカップルと共有する。それらが時間とともにどのように起きてきたか？　カップルが適切な変化を起こすのを援助するのに治療者はどのような提案をするのか？　このフィードバックと話し合いは，治療目標や使われる戦略への共通理解を生み出すうえで大切である。このフィードバックの間，治療者が選別した問題について各パートナー自身の見方を言ってもらう。また他に治療で対応する必要のある追加領域があればそれについても言ってもらう。カップルの関係の苦悩についてのフォーミュレーションとそれに関連した介入戦略が合意に達すると治療が開始される。

治療者の役割

　先のような話し合いの場面で，認知行動的カップルセラピーの治療者は，個人，カップル，および環境的な要因のうち，関係不和に寄与しているものだけでなく，資源として力になっているものについても探索する。それらすべての領域において，取り組むべき重要な行動的，認知的，情緒的な要素に治療者は注意を向けておく。前述の例で続けると，パートナーの間でその関係に求める距離感と親密さに相違がある場合，行動的には，彼らは「求める／引きこもる」というパターンを発達させるかもしれない。認知的には，カップルのうちで要求する側は，相手がより距離をおこうとするにつれ自分が愛されていないと考えるかもしれず，また，情緒的には，要求する側は自分の求める距離感が得られないこと

に憤慨するかもしれない。

　カップルを支援する際に，認知行動的カップルセラピーの治療者は，後で述べるような様々な認知的，行動的，情緒的介入を用いる（「行動を修正するための介入」を参照）。個人と関係性の両方における発達的および歴史的な観点が，カップルの現在の関係の苦悩を理解するうえで考慮されるが，主要な焦点は，カップルの現在の機能と，将来お互いにより適応的に対応する方法とに当てられる。ときには，治療者は教育者の役割を担い，必要に応じて心理教育を提供する。例えば，カップルがお互いに望んでいるよりも距離を感じていて支援を求めている場合，治療者は，言語的に，身体的に，行動的に結びつくことによって2人の関係に親密さを育みうる様々な方法について話したり，またそれらの原理がいかに彼らの関係にあてはまる可能性があるかについて話したりするかもしれない。教育者のこの役割には，カップルがよりオープンになろうとしたり，お互いに自分をさらけ出そうとしたりするときに，新しいコミュニケーション技能を学んだり適用したりするのを援助することもあるかもしれない。

　治療者は世話人でもあり，カップルが困難な問題に取り組めるような安全な環境を創りだす。安全な環境を創りだす方法は，激しい情緒的爆発を頻繁に起こすカップルに対して，情緒表現のコントロールを維持させることから，お互いに隔たりができているパートナーに対して，2人の間に思いやりのあるやりとりの機会を創りだすことまで様々である。認知行動的カップルセラピーは，カップルがセッション内だけでなくセッション外でも新しい行動の仕方，考え方，感じ方を再演することを習得しなければならないとする考えを前提に持っている。したがって，治療者は，カップルが新たに学んだことを彼らの日常生活に一般化できるようにするために，セッションとセッションの間にどの新しい戦略を用いるかをカップルが決めるのを手助けする。

　本質的には，認知行動的カップルセラピーの治療者の役割は，他の状

況の認知行動的セラピーの治療者のものと似ている。前回のセッションで出たカップルのホームワークを振り返り，今回のセッションでの協議事項を設定し，その協議事項に従って様々な行動的，認知的，情緒的介入をセッションで行い，そして次回のセッションまでに取り組む新たなホームワーク活動をカップルが設定するように誘導する。治療期間の長さは，そのカップルの特徴に応じて変化するが，大部分の効果研究が8～26回の治療セッションを報告している。最近では，Christensenら[9]が，およそ26回のセッションを通してカップルらが等速度的に改善し続けることを見出した。すなわち，進歩は治療全体にわたって起こり，介入の初期ないし後期の段階のみで起こるわけではないようである。

行動を修正するための介入

　苦悩を抱えたほぼすべてのカップルは，お互い，相手の自分に対する振る舞い方に不満を抱いている。この文脈のなかで，彼らの懸念は様々な形をとる。多くの人は**パートナーの**行動がいかに受け入れられないかに焦点を当てており，パートナーが敵対的すぎる，あるいは否定的すぎる，またパートナーが建設的ないし協力的な行動をあまりとらない，といった訴えをする。その他には，ひとまとまりとしてのカップルの問題に焦点を当てる人もいる。例えば，お互いにうまくコミュニケーションがとれないとか，あるいは一緒に楽しむことができなくなってしまっている，などと訴える。その他，自分自身についての懸念を表明する人も多い。例えば，「この関係のなかで変わってしまった自分に耐えられない。この関係は最悪の自分を引き出す。私は人に対して卑劣になったり，意地悪になったりしたくない」などと訴える。認知行動的カップルセラピーにおいては，カップルのメンバーがお互いにより建設的に振る舞うように援助することが常に重視されてきたが，これは概念化を行う際にも同様である。治療者は，多くの利用可能な特定の行動的介入をカップ

ルに用いるかもしれないが，それらは大きく2つ——誘導による行動変化（guided behavior change）と技能に基づいた介入（skills-based interventions）——に分けられる[10]。

誘導による行動変化

　誘導による行動変化（以下，行動変化誘導と記載）では，パートナーらに具体的な技能を教えずに，特定のタイプの行動を変化させることに焦点を当てた介入を行う。時に，これらの介入は**行動交換介入**（behavior exchange intervention）と呼ばれてきたが，これらの介入には何かをしたから何かをやり返すといったような明白な行動の交換は含まれないので，この言い方では誤解を招きうる。実際のところ，それぞれの個人が相手の行動に関係なく建設的な行動変化を起こすことに専念するのがいかに重要かを，治療者とカップルとで話し合うことが役に立つことが多い[13]。苦悩を抱えたカップルは，お互いに相手が努力をしないかぎり自分も変わろうとしないというやり方で動いていることがあまりにも多い。それぞれの個人に対して，適切な変化を起こし，自分自身だけに責任を持つように求めることによって，この「誰が先にやるのか？」という考え方が緩和されやすくなり，そして関係を改善する際に自分でコントロールしているという感覚を各個人に与えられる。

　このタイプの介入を以下のように導入することもある。

　　お2人それぞれにしていただきたいことは，もし自分が本当になりたいと思うようなパートナーになっているとしたら，自分はどのように振る舞うだろうかと考えることです。あなた方がそうすると，またそうしないと，どうなるでしょうか？　もしあなた方がそのように振る舞えば，2つの極めて肯定的な結果がもたらされる可能性があります。1つには，あなたのパートナーがもっと幸せになり，あなたに対して肯定的に対応

してくれるようになるでしょう。2つ目としては，あなたは自分自身をより好ましいと感じやすくなるでしょう。ですから，お2人に，この関係で自分がこんな人間だったら楽しいと思うような人に戻っていただいて，お2人の個人として最善のものをこの関係が引き出してくれるようになることを私は望んでいるのです。

そういうわけで，行動的カップルセラピーの初期の頃には，ルールで管理する行動交換（例えば契約など）が一般的であったが[15]，そうした介入を現在我々が試みることはほとんどない。そのかわりに，我々はカップルと一緒になって，両者のニーズを満たすためにその関係において彼らがどのように変わりたいかを決めていったり，その二者関係が効果的に機能するように支援したり，周囲の環境と肯定的に関われるように取り組んだりする。

これらのタイプの行動変化誘導は，2つの特定のレベルで，また様々な理由で，実行されうる[10]。まず，カップルと治療者は，その関係の全体的な情緒的トーンを変える必要があると判断し，それゆえ広範にわたる全般的な行動変化誘導の戦略を選択するかもしれない。多くのカップルが訴えるのは，その関係の全般的トーンが不満足なものになってしまったため，単純にもはやお互いにそばにいて心地良くなくなってしまったということである。彼らの間では肯定的な相互作用はほとんど起こらず，否定的，中傷的，あるいは批判的な相互作用が過剰に生じる。この肯定性と否定性の全体的な比率を変化させるために様々な介入が開発されてきた。「愛の日（love days）」[21]や「思いやりの日（caring days）」[20]などである。これらの介入では，一般的に，相手をより幸せにしようとする肯定的な行動に従事することをパートナーのそれぞれに決断させることが必要となる。選択される行動には，朝コーヒーを淹れるなどの小さな課題や雑用，あるいは，勤務時間中にちょっとした電話を入れるなどのより直接的で思いやりのある愛情のこもった行動などが

挙げられる。通常，これらのタイプの介入が用いられるのは，パートナーがお互いに思いやりと愛情をもって行動する努力をあまりしなくなってしまったとか，生活でしなければならないことで頭が一杯になってしまったとか，自分たちの関係を後回しにしてきたなどと，治療者とカップルが判断したときである。

いくぶん広範にわたるこれらの介入は，本質的には，カップルが，敬意と思いやりのある思慮深い態度で関わり合う感覚を取り戻すように援助することを意図している。求愛行動の目印の1つは，肯定的な関係の環境を創りだそうとしたり，相手を幸せにしようとしたりすることに，パートナーがつぎ込む多大な時間と労力である。セラピーでは求愛行動を再燃させようと長期にわたって試みるわけではないが，肯定的で思いやりのある持続的雰囲気をカップルが再建するように援助することは理にかなっている。これらの広範にわたる全般的な行動変化誘導は，雰囲気に変化を生み出すことのみを意図しており，カップルの関係における長期的で複雑な問題に対応することを意図してはいないことを認識することが重要である。それらに対応するのは，本章で後述する様々な補助的介入である。以下の事例で，治療者は，Vさん夫妻に行動変化誘導を用いて，彼らが自分たちの関係のなかにより肯定的なトーンを作り出せるように援助している。

> **治療者**：Vさん，お2人がおっしゃったことの1つは，お2人ともお互いを幸せにしようとしたり，家庭内でポジティブな雰囲気を作り出そうとしたり努力することからかなり遠ざかっていると思っているということですね。私が思うに，それはカップルの間では非常によくあることで，お2人がおっしゃったように，生活に忙しくなると自分たちの関係よりもその他すべてのことが優先されてしまいやすいものです。再び軌道に乗せるには，2人が再び支持的で思いやりのある姿勢でお互いに接し始める特別な努力をするとよいかもしれません。お互いに

再びより肯定的なやりとりに戻れるように多くのカップルに役立ったいくらか構造化された方法をご説明しましょう。私がおすすめするのは，お2人それぞれが，普段はしない，小さな，思いやりのある，または助けになる行為を相手に対して少なくとも毎日1つ行うというものです。そして，長期にわたって継続できるように，それを本当に小さなことにとどめておいてもらいたいのです。例えば，相手のために朝食を作るとか，お使いに行くというのでもいいでしょう。2人ともそれを行うのですが，相手が実行するかどうかにかかわらず，それぞれが独立して行ってもらいたいのです。これまで話し合ったように，お2人それぞれが関係をより良いものにするために個人としての責任を持つことが大切です。このことに関してお2人はそれぞれいかがでしょうか？

V氏：大丈夫だと思います，そうするのを私が憶えていられるうちは。妻に対して思いやりを持つようにすることは全くかまわないのです。ただ，私たちにはその習慣がなくなってしまっているのです。私はそれについて考えることもしません。ですから，数日して私がそれを実行するのを忘れた場合に妻が怒るのではないかというのが私の主な心配です。

治療者：わかりますよ。そして，実際にそうなることもあります。特別な努力をするという習慣から遠のいてしまっていると，やろうとする意思を持っていても実行するのが難しいのです。忘れないようにするために皆さん様々なことを試しますから，あなたも自分にそれを思い出させるようなことを少し実験してみる必要があるかもしれません。例えば，お2人がそれぞれパートナーに対してより肯定的に振る舞うために毎日とる具体的な行動を書きとめ，その記録を次のセッションに持ってきてほしいのです。そうすれば，私はお2人がどんなことをしているかがイメージできます。自分がしたことを書きとめると，ポジティブな行動を増やすという目標を心に留めておくのに役立つかもしれません。また，なかには自分に思い出させるために付箋を貼ってお

いたり，カレンダーに覚書を書いたり，あるいは時計のアラームをセットしたりする人もいます。何か役に立ちそうなことを思いつきますか？

V氏：それは考えたことがありませんでしたが，私は電子手帳を持っているので，毎日，1日の始まりにメモが飛び出してくるようにすることもできます。でも，自分のパートナーに対して何か好意的なことをするのにメモが必要なんてかなり情けない状態ですよね？

治療者：ある意味そうでね。そして，私はあなたにこれを永遠にやることを勧めているのではありません。これは，2人が変化を起こしたり，はまり込んでしまったなじみの習慣を壊したりするのを手助けする1つの方法です。ほとんどのカップルは，いったんこれを定期的に実行し始めると，やりがいがあることに気づき，これほどのシステムを利用し続ける必要がなくなるのです。奥さん，お2人への私の提案に対していかがでしょうか？

V夫人：いい考えだと思います。そして，私は夫に対して何か好意的なことをするように憶えているのは問題なくできると思います。私が思いますに，私はすでにそれをかなり頻繁に行っています。私が困っているのは，彼がそれに気づいていないようで，それで私がそれを続けようという気があまりしないことです。

治療者：それを話していただけて良かったです。実は，私の提案には第二の部分があるのです。私はそれを「パートナーが良いことをしているのに気づき，ありがとうと言おう」と言っています。人はパートナーが自分のしていることに気づいたり，感謝したりしていないと思うと，やる気をなくし努力するのをやめてしまいます。したがって，認めることは与えるのと同じくらい大事なのです。感謝を表現すること，あるいは相手がしてくれたことを認めることに関しては，それぞれどうしていますか？

行動変化誘導は，より焦点を絞ったやり方でも利用することができる。

初期のアセスメントの結果，治療者とカップルは，そのカップルの苦悩のもとになっている重要な問題とテーマに焦点を当てる。下記の例では，治療者は23年間の結婚生活の末，お互いに親密に感じなくなってしまったというカップルの主な訴えに対応する。彼らが口論することはめったにないが，彼らの結婚には活気がほとんどない。

治療者：Wさんご夫妻，23年間経てば，生活にマンネリを感じ始めて，親密さや盛り上がる感じがあまりなくなるというのもうなずけます。お互いにより親密な感じを生み出すために何ができるかについて考えてみましょう。お互いが親密に感じるために行うことにはいろいろあります。それはその人ごとに，カップルごとに異なるのです。なかには，お互い話をして，様々なことについての考えや感情を分かち合うときに親密感を体験するカップルもいます。実際に，心の中で考えていたことや感じていたことを打ち明けることは，2人の間の親密さを高めるのに最も効果的な方法の1つです。ですが，親密感を育てる方法はそれだけではありません。なかには，パートナーと一緒に楽しいことをしたり，冗談を言ったり，ふざけたりするときに，お互いに親密に感じる人たちもいます。他にも，一緒に学んだり，講習を受けたり，あるいは様々な事柄について自分たちの考えを話し合ったりするときにお互いに親密に感じる人たちもいます。部屋の中で一緒に静かに座り，別々の本を読んでいるときに親密に感じるというカップルも知っています。他には，屋外で一緒に自然を楽しんでいるときに親密に感じる人もいます。家の周りの共同作業に取り組むなど，チームとしてうまく機能しているときに親密に感じるカップルもいます。その他にも，貧困者のための給食施設で一緒に働いたり，環境のためのボランティアをしたりして，自分たちの関係以外のところで人のためになることをするときに親密に感じる人もいます。お2人ご自身のことを考えたとき，過去にお互いを親密に感じるのに役立った関わり合い方と

はどんなものだったでしょうか？　私が述べた方法のうちで良いと思われるものはありますか？　以前に自分たちの関係では関心を向けたことがなかったものでもかまいません。

技能に基づいた介入

　行動変化誘導とは対照的に，技能に基づいた介入では通常，特定の行動スキルの利用法をカップルに教えるために，治療者が講義形式のディスカッションやメディア（例えば，1人で学べる本やビデオ，DVDなど）を活用する。この指示に続いて，カップルが新しいやり方で行動するように練習する機会を持つ。**技能に基づいた介入**という言い方は，パートナーらにはお互いに建設的に，また効果的にコミュニケーションをする知識ないし技能が欠けていると見なしているように思われるが，実際はそうでないことが多い。多くのカップルは，関係の初期の時点でのコミュニケーションは率直で効果的だったが，欲求不満が募るにつれ，お互いに破壊的な方法でコミュニケーションし始めたり，あるいはコミュニケーションの量が大幅に減少したりしたことを報告している。また，多くの人が，自分のパートナーよりも他の人とのほうがより良いコミュニケーションがとれるとも報告している。それが技能の欠如であれ，実行力の欠如であれ，建設的なコミュニケーションのための指針について話し合うことは，カップルが建設的に関わり合うために必要となる骨組みを提供するうえで有益となりうる。我々はしばしば，パートナー間のコミュニケーションに関して，2つの主要な目標を区別する。考えや感情を分かち合うことに焦点を当てた会話と，意思決定や問題解決のための会話である[1, 4]。考えや感情を分かち合うための会話では，パートナーらがお互いを理解したり，それぞれの観点を共有する機会を持ったりすることが目的である。会話は，日常的な活動に関する話題のこともあれば，カップルの人生の目標に関する重要な話題のこともある。それに

比べて意思決定の会話はもっと目標指向であり，決断を下したり，問題を解決したり，対立を解消したりするといった特定の目標を伴っている。

　これら2つのタイプのコミュニケーションのためのガイドラインが表7-1と表7-2に提示されている。これらの指針は，厳格なルールではなく提案である。治療者は，そのカップルのニーズによって，一部の点を重視したり，指針を変更したりしてもよい。例えば，感情表現のための指針は思考と情緒の両方を分かち合うことに重点を置いているが，もし情緒を避けて知的レベルの話ばかりするカップルに対する治療であれば，情緒表現に重点を置くことが最も重要となるだろう。

　同様に，意思決定の会話において，解決策の様々な選択肢を話し合う前に，どんなカップルにもそれらをブレインストーミングするように求めるわけではない。なぜなら，相互に容認可能な解決策を容易に同定できるカップルもなかにはいるからである。しかしながら，カップルの通常のパターンが，それぞれが自分の好む解決策を提示して，その2つの提案について口論になるというものであれば，ブレインストーミングは，敵対的なアプローチや特定の解決策にこだわることを避けるのに役立つかもしれない。さらに，意思決定のガイドラインでは，合意した解決策の実行についても配慮している。相互が合意する解決策に至るのは至難の業であるが，いったん解決策に合意してしまえばそれを実行することにおいては効率的であるようなカップルもいれば，解決策にはより敏速に至るが，自分たちの取り決めをほとんど実行することがないカップルもいる。カップルが自分たちの合意したことを実行するのが困難であれば，彼らが解決策をより効果的に実行できるように援助することに治療者はよりいっそう配慮する。実際，カップルには，双方がその週に行うと同意した行動を思い出す方法だけでなく，実行にあたって存在しうる障害についても話し合ったりして，解決策が実行される可能性を高めるような問題解決方略が必要かもしれない。以下の対話で，治療者はXさん夫妻とともに，彼らがそれぞれの家族と休日をどう過ごすかを決め

表7-1　カップルの話し合いのための指針

思考と情緒を共有するための技能

1. 自分の意見は絶対的真理としてではなく，自分独自の感情や思考として**主観的**に述べましょう。また，パートナーが考えたり感じたりすることではなく，あなたが考えたり感じたりすることを話しましょう。
2. 考えだけでなく，情緒や気持ちを表現しましょう。
3. パートナーについて話すとき，出来事や状況についてだけでなく，パートナーについてのあなたの気持ちを述べましょう。
4. 否定的な感情や懸念を表現するときには，その人や状況についてあなたが持っている肯定的な気持ちも含めましょう。
5. 情緒と思考の両方に関して，自分の発言をできる限り**具体的**にしましょう。
6. 「小項目ごと」に話しましょう。すなわち，よく考えて1つの主な考えを表現したら，その後はパートナーが返答できるようにしましょう。休みなく長い間話すと，パートナーは話を聞きにくくなります。
7. パートナーがあなたの言っていることを防衛的にならずに聞けるように，**機転**を利かせて**タイミング**を選んで，自分の感情や思考を表現しましょう。

パートナーの話を聞くための技能

パートナーが話しているときの対応方法

1. パートナーの発言をあなたが理解していることを示し，相手がそうした考えや気持ちになる権利を認めましょう。あなたの声の調子，表情，姿勢を通してそれを示しましょう。
2. 自分をパートナーの立場に置いてみるように努力しましょう。その問題について相手がどのように感じたり考えたりしているかを判断するために，相手の立場からその状況を眺めてみましょう。

パートナーが話し終わった後の対応方法

3. パートナーが話し終わったら，パートナーの最も重要な感情，願望，葛藤，そして思考を**要約**し，もう一度述べましょう。これを**映し返し**（reflection）と呼びます。
4. 聞き役であるあいだ，してはならないのは，
    a. （相手の言わんとすることを明確化する以外の目的で）質問をすること。
    b. あなた自身の見方や意見を述べること。
    c. パートナーの発言の意味を解釈したり変更したりすること。
    d. 何か問題について話している場合，その解決策を提供すること，あるいはそれを解決しようとすること。
    e. パートナーが言ったことを審査したり，批評したりすること。

表7-2　意思決定の会話のための指針

1. 何が問題かを明確かつ具体的に述べましょう。
    a. その問題を，(現在起きている，あるいは起きていない) 行動に関する言い表し方，あるいは何が決定されなければならないのかという表現にしてみましょう。
    b. 大きくて複雑な問題をいくつかの小さな問題に分割し，それらに1つずつ対処しましょう。
    c. 双方がその問題を話すことに同意し，それについて話し合う意思があることを確認しましょう。
2. なぜその問題が重要なのか，そしてあなたのニーズは何なのかを明確にしましょう。
    a. あなたにとってなぜその問題が重要かをはっきりとさせ，それに関してあなたがその問題をどう理解しているかを述べましょう。
    b. 解決の際にあなたが考慮に入れてほしいニーズについて説明しましょう。この段階では具体的な解決策を提示しないでください。
3. 可能な解決策について話し合いましょう。
    a. 双方のニーズと好みを考慮に入れた，現実的かつ具体的な解決策を提案しましょう。あなた個人のニーズだけを満たす解決策に集中しないでください。
    b. 現在と将来を考えた解決策に焦点を当てましょう。過去のことにこだわったり，過去の問題の責任をつきとめようとしたりするのはやめましょう。
    c. あなたが限られた数の代替案だけに集中して考える傾向があるなら，ブレインストーミング (創造的に可能な解決策をいろいろと出してみること) を検討してみましょう。
4. 双方にとって実行可能で同意できる解決策を決定しましょう。
    a. 双方のパートナーとも満足できる解決策が見つからないのなら，妥協案を提案しましょう。妥協案が不可能なら，一方の人の好みに従いましょう。
    b. あなたの解決策を明確，具体的，かつ行動的な表現で述べましょう。
    c. ある解決策に同意したら，パートナーの1人がその解決策をもう一度述べましょう。
    d. その解決策に従ってやり遂げる気がないなら，受け入れるのはやめましょう。
    e. 自分が腹を立てたり憤慨したりするような解決策を受け入れるのはやめましょう。
5. その状況が繰り返し起きるものなら，その解決策の試行期間を決めましょう。
    a. 新しい解決策を何度か試みてみましょう。
    b. 試行期間の終わりにその解決策を振り返ってみましょう。
    c. それまでに学んだことを考慮に入れ，必要であればその解決策を修正しましょう。

ることに取り組んでいる。

治療者：さて，それでは，今年の感謝祭の休暇をどのように過ごすかについて決めることにしましょうか？　そしてそれに取り組む際，我々が以前の会話のなかで気づいたパターンに注意しておくようにしましょう。お2人はどちらも自分個人にとって理想的な解決策を提案する傾向があり，お互いに相手を説き伏せて自分の意見を受け入れさせようとし合います。その結果として，行き詰まりになるのです。ですから，今日は，お2人が，祝日についてと家族と過ごすことについてお互いが大事だと思うことを分かち合うという，意思決定の過程の第2段階に特に注意を払いましょう。お互いにとって大事なことを双方が理解したら，双方の願望とニーズを考慮に入れた戦略にはどんなものがありうるかを考え出すことをお勧めします。それでよろしければ，祝日に関してお2人が直面している問題を明確にすることから始めてください。

X夫人：問題は，結婚して3年経ってもまだ，私たちは感謝祭のような祝日をどのように過ごすかについて決めていないことだと思うのです。両方の家族が，できればすべての時間を自分たちと過ごしてほしいと思っていますが，彼らが違う地域に住んでいるので明らかにそれは無理です。夫も私も自分自身の家族といるのが本当に楽しいので，お互いを説得しようとしたり，自分自身の家族と一緒に過ごしたいと思うことについてお互いに罪悪感を持たせようとしたりすることになってしまっていると思います。ですから，問題は，私たちが感謝祭の休日を2つの家族とどう過ごすかを決めるための適切なアプローチを持っていないということだと思います。

治療者：奥さん，あなたはこの問題についての自分の考えをどちらを責めることもなく上手に述べましたね。ご主人，このままこの問題に焦点を当てて，あなたが同じように考えているかどうか，もし同じでなければ，お2人が抱えている現在の問題をあなたがどう理解しているか

を奥さんに伝えてください。

X氏：そうですね，基本的にはそういうことだと思います。問題は，私たちには感謝祭にどこに行くのかを決める良い方法がなく，その過程で2人とも欲求不満を感じて傷ついてしまうことだと思います。ねえ，この問題は，君がひとりっ子で，僕には結婚している3人の兄弟がいるということによっても複雑になっていると思うよ。君は僕たちが休暇の大部分を君の両親と過ごすべきで，そうでなければ君の両親が2人きりになってしまうと感じているみたいだね。僕の両親のところには，たとえ僕らが行かなくても，休暇には常に僕の兄弟の1人か2人かが訪ねて行っているから，と。過去に君が言ったことを考えてみると，君は僕たちが休暇のほとんどを君の家で過ごすべきだと考えているみたいだけど，僕は半分半分にすべきだと思う。

治療者：Xさん，あなたもこの問題についての自分の考えをうまく明確にしましたね。あなたは，奥さんが考えていることや，言っていることについてかなり話しました。一般的に，相手を代弁するときには注意してください。奥さんがこれらのことを過去にご主人に言ったのかどうか，あるいはご主人が奥さんの感情や好みについて推測しているのかは私にははっきりしませんが。

X夫人：夫は全般的に私が何を考えているかを述べようとする傾向があると思いますし，私にはそれが不快です。私は本当に自分で話したいのです。でもこの場合に関しては，私たちはこのことについて何度も話し合っていて，私が言ったと彼が言ったことはだいたい当たっていると思います。

治療者：それでは，感謝祭をどこで過ごすかというこの問題について，お2人とも共通の理解を持っていると感じるなら，次の段階に進んで，それぞれ自分にとって何が大事か，また何を好むかを明確にしてみましょう。具体的な解決策はまだ提案しないでください。ただ，それがなぜ自分にとって大事なのか，適切な解決策を考えるうえで何を考慮に入れる必要があると思うかということについて，考えと感情を分か

ち合ってください。

X夫人：私にとって最も重要なのは，私の両親が休日中，愛されていないとか，寂しいとか感じないようにすることです。感謝祭にいつも両親と過ごすのが無理なのはわかっていますが，彼らが2人きりでいるときに，あなたの両親の家ではこのお祭りごとのために20人もの人が集まっていると伝えるのはひどい気がするのです。

　思考と情緒を共有することに専念した会話と意思決定の会話のためのガイドラインは，話し合われている話題の**内容**には特に注意を払わず，主にコミュニケーションの**過程**に焦点を当てている。しかしながら，治療者とカップルは，彼らの心配事における主要なテーマあるいは問題の内容を，共同で概念化させることも重要である。こうした主要なテーマと問題は，カップルがどちらのタイプの会話に取り組んでいる間にも考慮に入れられるべきである。例えば，カップルの問題において親密性の欠如が最大のテーマであれば，彼らが自己表出的な会話をするときに，お互いに対するより個人的な感情について話し合うなど，思い切ってお互いをもっとさらけ出すやり方に重点を置くこともできる。

　基本的に，技能訓練の間，治療者はコミュニケーションの過程と，そのカップルが2人の関係における重要な内容のテーマや問題にどう取り組むかの両方に注意を向けるべきである。初期の認知行動的カップルセラピーでは，治療者の役割は一般的に指導者であることに制限されており，コミュニケーションの過程には焦点を当てるが，パートナーらが話し合っていることの内容にはほとんど注意を向けていなかった。コミュニケーションの過程とカップルの関係における重要な内容のテーマとを同時に取り扱えば，伝統的な認知行動的介入がより効果的に活用できると我々は考えている。結果として治療者は，カップルがある問題に対して特定の解決策を提案している場合，常に中立的な立場にいるとは限らないことになるだろう。もし提案された解決策が，カップルの全般的な

目標を達成するために必要となる変化に反しているようであれば，治療者はそのことを指摘したり，その解決策についての懸念を表現したりすることもある。例えば，それぞれが相手に尊敬されているように感じないと言うカップルが，別々に自分の友人たちと過ごす余暇時間を多くすることによって「お互いから離れて一息入れる」という提案をした場合，治療者はその提案に異議を唱えるかもしれない。その解決策は，カップルが痛ましい事柄に直面するのを一時的に避けるのには役立つかもしれないが，お互いの好みの違いについて，いつになってもお互いに認め合えていると感じられるような方法で話し合えないだろうという絶望感を高めることになりかねないと，治療者は指摘することができよう。

　カップルが意思決定の会話をする間に問題の内容にも取り組むために，カップルが解決策を考え出すのを指導するのに役立つような教育的情報を治療者が提供することもできる。例えば，挑発的な行動という問題を持つ子どもを抱えるカップルが育児問題について話し合っている場合，彼らの子どもの発達レベルに最適な育児方法に関して治療者が情報を提供すれば，意思決定の際にカップルはそれを考慮に入れられるだろう。こうして，カップルのコミュニケーションと相互作用のプロセスに取り組むことと，同時に，カップルの問題の内容に注意を向けることの両方の間で，必要とされるバランスが取れることになるが，これは認知行動的アプローチにおける重要な転換だと我々は考えている。

認知に対する介入

　深く関わり合っている人間関係において人々がお互いに対してどのように振る舞うかは，当事者らにとって大きな主観的意味を持っている。それらの意味はひとりひとりのなかに肯定的および否定的な情緒反応を強烈に喚起する力を持っている。例えば，個人は，パートナーが様々な領域でお互いに対してどのように行動すべきだと思うかについて確固た

る基準を持っていることが多い。もし，その基準が満たされなければ，その個人は不快に思う可能性がある。例えば，Y氏は，男性が女性に車のドアを開け，ディナーの席で椅子を引くことで女性への尊重を示す家庭に育った。彼は，妻への尊敬と愛情を示すにはそうすべきだと信じているのである。一方Y夫人は，そのような行動は恩着せがましく，女性をおとしめるものと考えられている環境で育った。彼女にとって人は人であり，性別にかかわらず同等に扱われるべきなのである。そのうえ，彼女は弁護士として男性の同僚のなかで同等に受け入れられるためにたいへんな努力をしなくてはならなかった。彼女とY氏が彼女の同僚との社交的な集まりに参加したとき，彼女は，自分が女性であることに焦点を当てるような伝統的な性別役割行動を夫にしてほしくなかった。それは，彼女の平等主義の基準に対する重大な侵害であった。Y氏にとって，彼女の基準は，自分の愛情と尊敬を自分が信じる方法で表現することが許されないということを意味しており，彼女の行動は，社交の場で彼女が彼を恥じているものと解釈された。男女の役割行動の基準が異なっていたために，Y夫妻は頻繁に口論するようになり，ついにカップルセラピーを求めることとなった。

　同様に，パートナーの行動に対する個人の満足度は，その個人がパートナーの行動に対してする理由づけ，あるいは解釈に影響されうる。よって，ある夫が妻のために素敵な夕食を準備したとしても，彼女がこれを肯定的に解釈するのか，それとも否定的に解釈するのかは，彼の行動に対する彼女の理由づけに左右される可能性がある。もしそれを彼が思いやり深く，愛情深くなろうとしているのだと彼女が考えれば，彼が夕食を準備したことを彼女は肯定的に体験する可能性が高いであろう。しかしながら，彼が何か悪いことをしてしまい，それを彼女に告げる前に機嫌を取っておこうとして夕食を作ったものと彼女が推測するなら，彼女は操られていると感じ，その同じ行動を否定的に体験するかもしれない。要するに，親密な関係におけるパートナーの行動は重大な意味を持

っており，こうした認知的要素を考慮しなければ，治療の有効性を制限してしまうことになりかねない。カップルの関係の質に影響しうる様々な認知的要素についての実証的エビデンスは別の文献に列挙し解説したが[1,10]，それに含まれるものを以下に示す。

- **選択的注意**…パートナーと2人の関係とについて，それぞれが目に留めること。
- **理由づけ**…2人の関係における出来事に対する原因および責任の解釈。
- **予期**…将来その関係に何が起こるかという予測。
- **想定**…個人が信じている，人々および2人の関係の現状。
- **基準**…個人が，人々および2人の関係においてあるべきと考えている状態。

これらの種類の認知は，個人が2人の関係をどのように体験するかを形作る役割をするため重要である。治療者は，パートナーらの認知が単に否定的だからというだけで彼らに自分たちの認知を再評価させようとはしない。そうではなく，治療者は，パートナーの一方または双方が著しく歪曲した，あるいは非現実的なやり方で情報を処理していないかどうかに注意する。例えば，ある人は，パートナーが忘れっぽい場合ばかりに注意を向け，様々な課題をうまくやり遂げた場合などにはほとんど注意を払わないかもしれない。また，その同じ人が，特定の課題をパートナーが達成し損なったことを，パートナーが自分の好みに対して敬意を持たないせいにしたり，明らかに愛情の欠如を反映するものだと考えたりするかもしれない。当然ながら，そのような認知は，怒りなどの否定的情緒と関係する傾向がある。そして，そのような状況下では，その人がパートナーに対して否定的な行動をする可能性が高い。

パートナーの一方または双方の歪曲した，もしくは非現実的な認知は

認知的なアセスメントと介入の焦点であるが，パートナーの双方が現実的な思考を持っているものの，世の中を違うふうに解釈あるいは体験するために関係の苦悩を経験するカップルもある。例えば，どちらのパートナーも，パートナー同士がどの程度の時間を一緒に過ごすべきかについて極めて現実的な基準を持っている場合でも，もしその基準が異なれば，一緒に過ごす時間と，1人で過ごす時間との間で，自分たちはどうするのか葛藤するかもしれない。

そのため，時には行動を変えることではなく，カップルの関係のなかで起きていることに対してより適切で釣り合いの取れた見方ができるように，彼らの認知を彼ら自身で再評価するのを援助することに治療の焦点が当てられることがある。様々な「認知的再構成」介入戦略が悩みを抱えるカップルの援助に用いられる。

- ある認知を支持している体験と論理を評価する。
- ある認知の利点と不利な点を評価する。
- 状況について起こりうる最悪および最善の結果を検討する。
- 教育的な小講義，読み物，ビデオ（DVD）を提供する。
- 誘導的質問（カップルの反応の根底にある意味を汲み取る質問）を利用する。
- 複数の状況に共通した反応からマクロレベルのパターンを同定する。
- 過去の関係におけるマクロレベルのパターンを同定する。
- カップルのやりとりにおいて繰り返されるサイクルを指摘することによって，2人の関係を図式的に考えるように促す。

EpsteinとBaucom[10]は，これら介入戦略のひとつひとつを詳しく説明した。これらの様々な認知的介入は，大きく2つのアプローチに分類することができる。①ソクラテス的質問と，②誘導による発見，である。

ソクラテス的質問

　認知療法はしばしばソクラテス的質問と同一視されてきた。ソクラテス的質問とは，個人が自分の思考の論理を見直したり，根底にある問題や当初は明らかでなかった懸念を理解したりするのを援助する一連の質問である。そのような介入は，苦悩を抱えるカップルと取り組む際に有益でありうるが，慎重に用いられねばならない。個人療法の状況は，カップルセラピーの状況とは極めて異なる。個人療法では，クライエントは1人で参加し，思いやりと気遣いのある治療者と共に取り組むので，認知を再評価するうえで自分をさらけ出し正直になることができる。しかしながらカップルセラピーではパートナーが同席している。カップルの関係上の問題について，考え方が歪んでいると言ってパートナーからあからさまに責められていることもしばしばある。そのため，もし治療者が批判的ないし敵対的なパートナーの前でもう一方の人の考えについて質問し始めれば，質問された方は防衛的になり，自分の思考が選り好みしていたり，幾分パートナーとは反対方向に偏っていたりしたことを受け入れたがらない可能性が高い。もしその人が極端な，あるいは歪んだ考え方をしていたと認めれば，後にパートナーがそのことをその人の不利になるように利用するかもしれない。したがって，ソクラテス的介入は，パートナー同士がお互いにそれほど敵対的および中傷的でない場合の方が成功する可能性が高い。以下の対話で，治療者は，Z夫人が夫の行動に対する自分の解釈を見直すのを助けている。

　　治療者：Zさん，ご主人はその夜，あなたが望んでいたとおり，あなたと話をすることにより多くの時間を費やしたようですが，結局あまり良い気分ではなかったようですね？
　　Z夫人：ばかげていると思われるでしょうが，彼が私に話しているとき，私は，彼が来週また2人でセラピーに行くのがわかっていて，自分を

悪く思われたくないからそうしているだけなのだと考えていました。彼は本当に私と話したいからそうしたのとは違うのです。夫はいつも優秀な「生徒」でしたし，先生（治療者）の前で恥ずかしい思いをしたくないのです。ですから，彼が私と話すことにより多くの時間を割いても何の意味もないのです。

治療者：あなたが彼の行動をそのように解釈したとすると，なぜ良い気分がしなかったのか，なぜあなたが望んだように2人が親密な気分にならなかったのかが確かに理解できます。よろしければ，このことについてもう少しよく考えてみましょう。お2人が自分たちの関係をどのように感じるかに影響するのは，お2人がそれぞれ何をするかとか，しないかだけではないことについてはすでに話し合いました。あなたのパートナーが何かをするとき，あるいはしないとき，あなたはそれを解釈し，それに意味を与えます。その意味がしばしば，その瞬間のあなたの満足度や感情を決定することになるのです。この場合あなたは，ご主人があなたと話をしたのを，彼が私に良い印象を与え，良い生徒でありたかっただけだと解釈しました。そのため，あなたは彼に対してあまり良い感じを持たず，当然彼をより親密に感じることもありませんでした。あなたの解釈は，確かに正しい可能性があります。しかし，お2人ともお互いの行動を否定的に解釈する傾向が強く，お互いに好意的に解釈することがあまりないことについても前に話し合いました。ですから，1歩引いて，ご主人の行動をもう一度見てみましょう。Zさん，今週ご主人があなたと話をするのに余分に時間を割いた理由について他に考えられることは何でしょうか？　彼があなたと話をした実際の理由が何か他の理由だと言うわけではありませんが，可能性としてどのようなものがあるでしょうか？

Z夫人：無理に何か他の理由を考えることはできると思いますが，今週は何も思い浮かびませんでした。例えば，彼が突然，私がやはり面白い人だと思ったのかもしれないとか？　それで，私と話すのを楽しんでいるとか？

治療者：その可能性はありますね。でも，あなたが皮肉でそう言っているのかどうかがよくわかりません。たとえそれがありえなさそうでも，1つの可能性だと了解できますか？

Z夫人：私は皮肉を言っていました。可能性はありえますが，私が何年も話をしてくれと頼んできてもだめだったのに，どうして突然私を面白い人だと思うでしょうか？　極めてありえない話です。

治療者：わかりました。それはありえないようですが，1つの可能性ではあります。なぜ彼が先週あなたといつもより話をすることにしたのか，他にどんな可能性がありますか？

Z夫人：そうですね，彼は，私と話をすることが特に刺激的だとは思わないにしろ，それが私にとって大事なことをわかっていて，私たちの関係をより良くしたいからそうしたのかもしれません。

治療者：そうですね，それも可能性がありますね。それがご主人の行動の意図だったかどうかはわかりませんが，確かにありえそうですよね。ここで気づいておくべき大切なことは，あなたの解釈が極めて主観的なものであるということだと思います。もし2人の関係で事態が悪い方向に行くと，無意識にお互いが相手の行動を否定的に解釈する傾向が実際にあるのです。あなたのおっしゃる通り，あなたはご主人の行動について他の可能性は考えてもみませんでした。お2人の間で物事がよりうまくいくようにするには，1歩引いて，無意識に否定的な解釈をしないようにすることが大事だと思います。あなたは，自分自身をチェックして，相手に対して公平かどうかを確かめて，他の解釈を考慮する必要があるでしょう。そのうえ，それらのことを単に自分自身で解釈するよりも，なぜそのように行動するのかを相手から聞き出すほうが役に立つことが多いものです。ここで，やってみませんか？ご主人，あなたが先週奥さんと話をすることにより多くの時間を費やした理由を話していただけますか？

誘導による発見

　誘導による発見では，治療者が様々な介入によってカップルのために体験を創りだして，カップルのうちの1人または両方が，自分の考えを疑問視し，パートナーや関係について異なる見方を展開させ始めることができるようにする。例えば，夫が妻の引きこもりに気づき，これを彼女が自分を愛していないものと解釈する場合，治療者は，この解釈に様々な方法で対応することができる。まず，治療者は，前述の事例にあったようにソクラテス的技法を用いて，夫に妻の行動についてあらゆる解釈を考えてみるよう求め，それら考えうる解釈のそれぞれを裏づける，あるいは反証する証拠を探すように求めることができる。対して誘導による発見では，夫が，自分の解釈を修正しうる補足的情報を得られるように，治療者がやりとりを構成することがある。例えば，治療者は，妻が引きこもったときに彼女が何を考え，感じていたかを，彼女が夫と共有できるような会話をするよう夫婦に求めるかもしれない。その会話のなかで，その男性は，自分のパートナーが引きこもったのは彼女が傷ついたからであって，実際には彼を大いに愛していたことを発見するかもしれない。彼への思いがなくなったのではなく，彼女の傷つきやすさが引きこもりの根底にあったのかもしれない。治療者が夫がどう考えるか直接尋ねなくても，この新たな理解によって彼の見方は修正されるかもしれない。

　同様に，妻の方は，夫は様々な事柄に関する彼女の意見には関心がないという予期または予測を立てているかもしれない。しかしながら，もし週1回のペースで会話を持ち始めることに夫婦が同意し，彼女が自分の考えを表現するときに夫が興味を抱くのがわかれば，彼女の予測は変わるかもしれない。よって，治療者は，どちらか1人の認知に直接疑問を投げかけるというよりは，それぞれの認知に問いかけるような補足的体験または情報を与えるやりとりをカップルが行うのを手助けすること

ができる。

　認知のなかには，論理に基づいていないがゆえに，論理を評価することで対応するのが最善とはいえないものもある。例えば，基準のなかには，個人あるいはカップルがどのようにふるまうべきかという信念がある。それらは何が正しくて何が間違っているかという価値観に関わっていることが多い。ある人の基準や価値観の論理あるいは真理を論議することは，不可能ではないとしても，難しい。それよりも，対人関係における基準については，それに従って生活することの利点と不利な点とに焦点を当てた方法のほうが，より適切に対応できる。カップルの認知的再構成の一例として，ここからは，関係における基準に取り組むことについての詳しい考察を提示する。これらの基準には，個人の行動（例えば，パートナーが異性との親密な関係を持つべきかどうかなど），パートナー同士の関わり方（例えば，お互いに反対意見を率直に表現することは許容可能かどうかなど），あるいは周囲との関わり方（例えば，どの程度の時間を病気の親に充てるべきかなど）などがあるだろう。一般的には，我々は対人関係の基準に対応するうえで以下の段階をたどる。

1．それぞれの個人が現在持っている基準を明確にする。
2．既存の基準の利点と問題点について話し合う。
3．もし基準に修正が必要であれば，許容可能な基準を新たに形作るように改訂作業を援助する。
4．新しい基準をどのように行動のなかに取り入れられるかについて，問題解決的に話しあう。
5．もしパートナーのお互いの基準が依然として異なる場合，相違を受け入れる能力について話し合う。

　基本的に，我々は，そのカップルに関係したある基準がいかに肯定的，および否定的な結果につながるかについて話し合う。まず，その関係の

特定の領域におけるそれぞれの基準を明確にすることが重要である。例えば，あるカップルでは，空いた時間をいかに過ごすべきかという基準に相違があるかもしれない。夫は，2人にはほとんど空いた時間がないことを考えて，空いた時間のすべてを一緒に過ごすべきだと結論するかもしれない。しかしながら，妻は，空いた時間のいくらかは一緒に過ごすべきだが，お互いのパートナーとは別々に過ごす時間も十分に持つことが重要だと信じているかもしれない。一緒に過ごす時間と1人で過ごす時間に関する自分の基準を両者が明確にできたら，その基準に従って関係をとりもつことの良い点と悪い点をそれぞれが述べるよう求める。すなわち，夫には，すべての，あるいはほとんどの時間を一緒に過ごすことで起こりうる否定的な結果と，良い結果を述べるように求め，妻には，彼の考え方に意見を付け加えるように求める。同様に，妻には，空いた時間のいくらかを一緒に過ごし，いくらかを別々に過ごすことの良い点と悪い点を挙げるように求め，続いて夫がそれに自分の考えを付け加える。介入がない場合，カップルはこの段階で両極に分かれて対立することが多く，それぞれが自分の考えの肯定的な影響を強調し，相手の考えの否定的な影響に注目する。それぞれが自分の基準の肯定的および否定的な影響の両方を共有することを促すことによって，その対立を避けたり，最小限に抑えたりすることが可能である。Aさん夫妻が一緒の時間と1人の時間の賛否両論を話し合うところを以下に簡略に抜粋する。

治療者：ご主人，夫婦関係においてお互いが一緒に過ごすか，別々に過ごすかに関連して，奥さんは夫婦関係がどのようであるべきだと信じているかをあなたに話しました。これまでの話し合いにもありましたが，この領域では夫婦が自分たちの関係を取り決めるのに，何が正解とか何が間違いということはありません。どのようにするにしても，いくらかの利点も不利な点も伴うことになるでしょう。あなたと奥さんは，

それぞれが相手の考えを理解しようとせずに自分自身の立場を主張しているようですね。それを変えるようにしてみましょう。それがあなた自身の考えとは違うのはわかりますが，あなたと奥さんがいくらかの時間を一緒に過ごすけれども，空いた時間のいくらかを別々にも過ごすとすると，どんな良いことが起こる可能性があるか考えてみるように努力してほしいのです。奥さんとの関係をそのように取り決めると，どんな良いことが起こりそうですか？

A氏：そうですね，確かに彼女は喜ぶでしょうし，それはいいことでしょう。でもそれだけでなく，私は，離れているときに自分が彼女とまた一緒に過ごすことを心待ちにするだろうと思いますので，私が彼女のありがたみを認識することにもなると思います。また，お互いに別々の経験が増え，それを夫婦関係に取り入れたり，それについて話したりすることもできると思います。仕事のとき以外は，私たちはほとんどいつも一緒にいます。ですからお互いに報告するような新しいことはそれほどないんです。これによって良いことが生じうることはわかりますが，私たちにはほとんど空いた時間がないので，そのうちのいくらかを彼女とは別に過ごすことは私にとっては想像しがたいのです。

治療者：Aさん，ありがとうございます。あなたはとても真摯に，奥さんの観点から理解しようとしたり，いくらかの時間をお互い別々に過ごすことでどんな好ましいことがもたらされうるか考えようとしたと思います。奥さん，まずあなたがご主人を正しく理解したかを確認してください。それから，ご主人の言ったことに対して意見を加えていただきたいのです。お互いが別々に過ごすことによって，お２人の関係に他にどのような好ましいことが起こりうるとお考えですか？

カップルが自分たちの相異なる基準とそれぞれのアプローチの賛否両論を十分に話し合った後，その中間くらいの基準であって，双方の観点に応じていて，それぞれにとって許容可能なものを考えてみるようにカップルを促す。人は通常自分の基準と価値観に強くしがみつくため，自

分の基準を完全に諦めることはめったにない。うまくいく可能性が高いのは，基準をそれほど極端でないものにする，あるいは相手の基準により近いものにするくらいのわずかな修正とした場合である。前述の事例では，Aさん夫妻は，何らかの合意に向けて奮闘し，その基準に沿って，お互いを親密に感じられる一緒の時間を十分に過ごすとともに，お互いが個人として成長し，夫婦関係に独自の経験を持ち帰れるような別々に過ごす時間もいくらか持てるようになるかもしれない。それは簡単な課題ではなく，数回のセッションを要することがある。カップルが新しい基準に合意したら，いかにその新しい基準を彼らの関係のなかで日常的に実行するかについて，それぞれが行う具体的な行為という形にして決めるようにカップルに求める。それによって，カップルの時間と個人の時間に関するAさん夫妻の基準が，特定の具体的な日常活動へと転換されるだろう。

情緒に焦点を当てた介入

　行動的および認知的な介入が夫婦関係における情緒的反応に影響することも多いが，ときには，夫婦関係における情緒的要因に直接的に対応することへ，もっとはっきり注意を向ける必要がある。特に，治療者は，パートナーの一方または双方の情緒的反応が狭かったり少なかったりするカップル，あるいは過剰なカップルと取り組むことがしばしばある。多様なタイプのカップルがいるが，そのそれぞれに，情緒について個人が抱えている特有の問題や，適切な特定の介入がある。

情緒の狭さ，少なさへの対応

　深く関わり合う関係にある多くのパートナー達は，情緒全般あるいは特定の情緒に対して心地良く感じないようである。このことは，様々な

形をとりうる．全般的に最小限の情緒しか体験したり表現したりしない人も，特定の情緒に触れることに問題がある人もいる．それは，その人の人生における体験全般の特徴を表しているかもしれないし，あるいはもっと現在の関係を中心としたことかもしれない．ある程度は，これは個人の気質を反映しているかもしれないし，あるいは特定の感情がほとんど表現されなかった家庭や文化のなかで育てられたことの結果であるかもしれない．他には，肯定的，否定的のどちらの情緒も体験はするが，情緒的体験のレベルが弱められているため，自分たちの関係のなかでの体験にあまり満足しない人もいる．そのような人のパートナーも同様に，そのように弱められた情緒的反応しかない人と一緒に暮らすのは報われないと訴えるかもしれない．その他にも，強い情緒体験をするものの，それがどのような情緒なのか識別するのが困難な人もいる．そういった人は，自分の気分が良いとか悪いとかはわかっていても，自分が体験しているその情緒を明確に表現する，あるいは識別することができない．情緒は多くの意味を持つため，そのような識別をする能力はその人とパートナーの両者にとって役立ちうる．例えば，自分は悲しみを感じているのだとはっきりさせられれば，喪失感を体験しているのだとその人自身もパートナーも理解しやすくなり，そうすればそれに対処もできる．より一般的に言えば，情緒と認知には強い関連がある．悲しみは通常何らかの喪失経験に伴って起こる．不安と恐れは危機感あるいは予測不能性に関連している．怒りはしばしば不当あるいは不公平な体験と結びついている．結果として，個人が感じている特定の情緒がわかれば，いかにその人がその状況を認知的に体験しているかについても重要な手がかりが得られることが多い．

　情緒は通常，思考や行動に関係しているが，自分の情緒と，自分の内的および外的体験とを結びつけるのが困難な人もいる．ある妻がそうだとすると，自分がかなり怒っているのはわかっていても，それを夫とのやりとりのなかで起きた自分の考えや体験と関連づけることができない．

こうした困難があると，自分の情緒は具体的な思考や行動に関連してではなく，むしろ予測不能なときに起きるように見えるので，カップルの双方がその関係に対して自分たちには何もできないと感じ，自分たちの情緒に翻弄されるがままになってしまう可能性がある。

　また，GreenbergとSafran[11]が一次情緒（primary emotions）と呼んだものを回避する人もいる。一次情緒は重要なニーズと動機に関連しているが，危険あるいは傷つきやすいものに見えるために，人はそれらの情緒を体験したり表現したりするのを避ける。人はそれらの一次情緒を，より傷つきにくく見える二次的な情緒で覆うのだとGreenbergとSafranは提唱した。したがって，恐怖や不安を体験したり，またそれらをパートナーに表現したりするよりも，怒りや敵意などの否定的な感情のほうを体験する人もいるが，その人は，それによってさほど傷つきやすさを感じなくてすんでいるのである。

　場合によっては，こうした情緒を体験したり表現したりすることの困難が，認知的あるいは行動的介入を必要とすることがある。例えば，一方のパートナーが怒りを体験したり表現したりするのは良くないことだと信じている場合，その人は怒りを感じたり表現したりすることを抑制するかもしれないし，パートナーが怒りを感じたり表現したりすることを激しく非難するかもしれない。このような状況では，治療者は，怒りの表現に関するその人の基準を再評価するように一緒になって取り組むだろう。そうしなければ，その人に怒りを認識し表現するように勧めても，その人がそれを悪いことと信じていれば否定的な結果をももたらしかねない。

　さらに，情緒体験に近づき，それを引き立たせやすくするために，JohnsonとGreenberg[16, 17]によって開発された情緒焦点型セラピー（emotionally focused therapy）における様々な戦略が利用できる。我々は，それらの介入を他で詳細に記述しているが[10]，それには以下のものがある。

- 肯定的な情緒体験も否定的な情緒体験も正常であることを伝える。
- 思考を明確にし，その後にそれを情緒と関連させる。
- 一次情緒を引き出すために質問，直面化，解釈を利用する。
- 情緒を隠喩やイメージで表現する。
- 情緒を体験することから自身の気持ちをそらそうとする試みを阻止する。
- 相手の体験を受け入れるように，パートナーを奨励する。

　これらの介入は，より大きな原理に基づいている。まず，治療者は，肯定的情緒と否定的情緒の両方とも，体験すること，表現することが正常であることを強調することによって，安全な雰囲気を創造するよう努める。さらに，治療者は，その人が様々な情緒を表現したときに，思いやりのある支持的な態度で，もしくは少なくとも受容的なやり方で応じるようにパートナーを促すことによって，その安全な環境を促進する。それでもなお，情緒を避けようとしたり，あるいはセッションで情緒に焦点が当てられ始めると逃げようとしたりする人もいるかもしれない。したがって，焦点をそらす人の場合，治療者が情緒体験と情緒表現に焦点を再度引き戻すことが必要かもしれない。当然ながら，それは，苦痛な情緒でその人を圧倒してしまわないように，適切なタイミングと節度をもって行われなければならない。

　安全な環境が創りだせたら，情緒体験を引き立たせるために様々な戦略が利用できる。これらの介入では，個人に特定の出来事を詳しく話すように求め，その体験の情緒的側面が呼び起こされるようにしたり，情緒を直接示すことが困難あるいは怖い場合には，情緒を表現するために隠喩やイメージを使うことを奨励したり，一次情緒を引き出すために，質問，直面化，解釈を用いたりする（例えば，「あなたとご主人が性的に親密な雰囲気になり始めると，あなたが10代の頃に虐待されたとき

のあの恐ろしい感情が丸ごと呼び起こされるようです。ただ触れられるだけでもとても恐ろしいのですね？」など）。その治療者の目標は，その体験が一時的には極めて苦痛かもしれないが，その人と2人の関係のためになるようなかたちで，自分の情緒体験と情緒表現を豊かにするように，その人を援助することである。

　この類の介入を行うという決定は，「健全な」人は最大限の範囲の情緒表現と情緒豊かな生活を持つべきだとする治療者の信念に基づいてなされるべきではない。そうではなく，そのような介入を用いるという決定は，情緒体験および情緒表現における制限が，そのカップルの，あるいはそのパートナーの幸福を妨げているという慎重なアセスメントに基づいてなされるべきである。以下のケースで，治療者は，夫との否定的なやりとりから生じた感情を再体験するようにB夫人を援助しようと試みている。この例では，治療者は，彼女にその出来事を詳しく話させることによって，彼女の情緒体験に光を当てようとしている。

治療者：Bさん，昨夜のご主人とのやりとりは，あなたにとって相当に気分を害するものだったようです。でも，あなたはご自身が感じていたことを的確に説明するのも難しいのですね。ご主人はあなたがどう感じていたかを理解していないようですから，あなたが考えていたことや感じていたことについてもっと詳しくわかれば，役に立つのではないかと思います。その方法の1つは，遡ってその体験をより詳しく見てみるというものです。大丈夫そうですか？

B夫人：もちろん，望むところです。もうがっかりなんです。私はとても気分を害していましたが，それを自分自身でもよく理解できなかったし，夫にも説明できなかったので，こんなに最悪になってるんです。

治療者：なるほど，じゃあ昨夜のことに戻ってみましょう。あなたは，ご主人が帰ってきたとき，家で夕食を支度したところだと言っていました。あなたが彼に上司からの留守電があるのを伝えると，彼はすぐに

電話をかけたのですね？

B夫人：そうです。彼は上司に電話して45分間ぐらい話していました。彼は電話を切るなり，その緊急事態について私に説明しましたが，私はそのときはすでに気分を害していたのです。怒る理由など何もないように感じたので，ただそれを自分自身のなかにとどめておきました。

治療者：では，あなたは彼が電話を切るころにはすでに怒っていたのですね。彼が電話をしている間，あなたは何を考えていたのですか？

B夫人：そうですね，いくつか違うことを考えていました。まず，私は美味しい食事を用意したのに，それが冷めてきていたのでがっかりしていました。それよりも気分を害したのは，彼にはいつも他にすること，私や私たちの関係よりももっと大事なことがあるみたいだってことなんです。それから私はそんなふうに考えたことを後ろめたく，愚かしいと感じました。私たちは，彼の仕事に支えられているし，それが9時─5時の仕事ではなく，彼が対応しなければならないことはわかっています。それでも，私は後回しにされている感じがするんです。

治療者：自分がご主人にとって大切でなく，後回しにされていると思うと，どんな気持ちを体験しますか？　大切でなく，後回しにされるという気持ちには，どんな気持ちが伴いますか？

B夫人：悲しさだと思います。悲しさと敗北感をまざまざと感じます。

治療者：わかりました。あなたは気づき始めていると思います。ご主人が多くのことに時間をとられているようなときに，それをあなたが情緒的にどう体験するかを，彼に直接伝えてみてはいかがでしょうか？

情緒体験と情緒表現を収め込む

　Bさんの例とは対極的に，自分の情緒体験と情緒表現を調節するのが困難なパートナーらと取り組むこともある。通常，それがカップルにとって問題となるのは，パートナーの一方あるいは双方が強度の**否定的情緒**を体験していたり，表現していたりする場合や，不適切な状況でそれ

らの情緒を表現する場合である。また，パートナーの一方の**肯定的**情緒が極端に豊富なことや，それを頻繁に表現することが問題となるカップルもいる。絶え間なくとても興奮し，陽気で，ハッピーな人のまわりにいると，圧倒されたように感じることもありうる。しかしながら，臨床家が直面することが多いのは，パートナーの一方が否定的情緒を体験したり表現したりするのを調節するのに困難を伴っているカップルのほうである。治療者は，そのようなカップルを極めて骨の折れるものに感じることがあるが，それは，彼らの生活が，情緒的危機，激しい口論，あるいは極端な行動（例えば，パートナーの虐待など）といった，極度に否定的な情緒に起因する一連の出来事を中心に展開しているためである。そのうえ，カップルが自分たちの関係の問題となる側面に直面すると，頻繁に情緒的な爆発が起こるため，治療セッションは極めてコントロールしにくいものになりうる。

　そのような状況でカップルを助けてくれる様々な戦略がある。前述したように，行動的および認知的な介入が役立つことが多い。例えば，ある人がパートナーの不快な行動のため頻繁に気分を害し怒っている場合，治療者はそのパートナーの受け入れがたい行動を修正するための行動的介入に焦点を当てるかもしれない。その一方で，ある人が頻繁に気分を損ねている理由が，たいていのパートナーが満たすことなど不可能な極端な基準を持っているためである場合には，それらの基準の修正に焦点を当てるのが適切である。さらに，極度の情緒体験に対応することに焦点を当てた介入もある。

- 情緒とそれに関連した思考についてパートナーと話し合うための時間を予定する。
- 「健全な区分化（compartmentalization）」を練習する。
- 感情を伝え，支援を引き出すための別の方法を探求する。
- 苦痛な感情に耐える。

有用な戦略の1つに，パートナーの一方あるいは両方の気分を害するような問題について話し合う時間をカップルが計画することがある。この介入の目的は，強度の情緒が表現される頻度と場面を制限したり囲い込んだりすることである。もし，カップルが問題に対応する時間をあらかじめ決めていないと，情動調節の苦手な人は，強烈な感情が湧き起こるたびにそれを表現する傾向が強くなる。その問題に対応する時間があらかじめ決められていれば，強烈な否定的情緒を表現するのを我慢できるという人もいる。この介入は，カップルの生活のあらゆる場面で，強度の否定的情動が表出されたり問題となったりしないように，その侵害を防ぐうえで有益となりうる。特に，強度の否定的な情緒表現が悪いタイミングで起こるために，それが一方の，あるいは双方のさらなるフラストレーションにつながる傾向がある場合には，それを阻止するのにこの介入が役に立ちうる。例えば，一方の人が仕事に出かけようというときに強い怒りを表出することや，カップルが電気を消して寝る段になってから強度の否定的情緒を話し始めることがあると，両者の気分はさらに悪くなるだろう。

　自傷傾向のある人や境界性パーソナリティー障害の人と取り組むなかで，Linehan[18]は，情動調節が苦手な人のための様々な介入を開発した。Linehanの介入は，対人的状況における強い情緒への対応に焦点を当てたものではないが，それらはしばしば適用できる。それらの介入の1つに，苦痛な情緒に耐えることを教えるものがある。自分が落ち着かなくなったときには即座に不快な情緒体験を軽減する何らかの行動をする必要があると決めつけているようである人たちもいるが，そうした決めつけが結果的にパートナーに向けた強烈な情緒表現となることも多い。パートナーに気分を害されても，必ずしも心配事に即座に対応しないことに慣れ，それを受け入れられるように援助することも有益となりうる。同様に，現時点に集中するように指導することが役立つこともある。情

動調節が苦手な人の多くは，生活のなかの1つの領域における不快感情を，生活の他の多くの側面に侵害あるいは侵透させてしまう。我々はこの侵害に制限を加えることを「健全な区分化」の1つの形としてカップルに説明する。すなわち，パートナーの一方が2人の関係のある側面に腹を立てている場合，その人がそのイライラ感をその問題だけに抑え込んで，その関係のなかに他の肯定的で快適な側面があれば，それを楽しめるようになることが重要である。

情動調節の不全は連続体上に存在し，カップルの関係の質などいくつかの要因に影響される。多くのカップルにとって前述の戦略は有益でありうるが，否定的情緒の体験と表現を調節することに極度の困難を伴う人の場合は，カップルセラピーだけでは不十分なことが多い。そのような場合には通常，情動調節のためのスキルを発達させるように援助する弁証法的行動療法など，何らかの個人精神療法に紹介する。その人が否定的情動をより効果的に調節できるようになるにつれ，カップルセラピーでその関係の混乱を招く側面に対応しやすくなる。

最後に，パートナーが感情を伝え合い，支援を引き出す別の方法を探索するのも有益でありうる。これはおそらく，自分のパートナー以外の人に求めるとよいだろう。よって，何か心配事を表出するのに他の友人に頼ったり，情緒を表現するために日記をつけたり，緊張や強烈な情緒を解き放つための別の方法を利用したりすることは，その人にとって生産的となりうる。このアプローチは，パートナーに関する懸念に対応するための方法としてではなく，情緒をパートナーに向けて表現する頻度と強度を加減する方法として用いられる。

行動的，認知的，情緒的な介入を統合する

短期療法でカップルと取り組む際には，治療者が，カップルにとって最も中心となる問題に焦点を当てることが必須である。本章において

我々は，夫婦関係の機能に寄与しうる様々な要因について述べてきた。それらには，パートナー間の正常な個人的相違，一方ないし双方の個人の精神病理，カップルの相互作用の過程，社会的および物理的環境へのカップルの関わり方などが含まれる。これらの領域をひとつひとつ考慮するにあたり，治療者は行動的，認知的，および情緒的な介入が利用できる。短期療法の形でこれらの要因すべてに対応しようと試みることは不可能であり，治療者とカップルの双方を圧倒してしまうだろう。そのうえ，カップルにとってこれらすべての要因が中心的な重要性を持つことは稀である。そうではなく，カップルと協力的に取り組む治療者は，カップルセラピーで対応するために最も顕著な要因を同定する。したがって，あるカップルでは，治療で焦点が当てられるのは，子育ての問題，経済的困難，年老いた親の病気など，カップルが直面しているただならぬ数の外的環境のストレス要因に対して，どうしたら最も効果的に適応できるかということになるかもしれない。また，別のカップルでは，満足のために必要となる親密さの度合いが異なるということについてかもしれない。あるいは，情緒表現の能力が欠如しているために，疎遠な関係を体験するカップルもいるかもしれない。こうした最も中心的となる要因を同定し，それらに焦点を当てることによって，カップルセラピーの治療者は短期の形で多くのカップルと取り組み，十分な進展をもたらすことが可能となる。

以下のケースでは，40代半ばのC夫妻の治療において，治療者は最も中心的な要因に焦点を当てている。

まとめの症例：C夫妻

C夫妻は大学卒業後すぐに結婚し，共に人生を歩き始めることに胸をはずませていた。彼らは，大学時代の大部分の期間付き合っていて，初期の関係を素晴らしかったと表現した。卒業後，彼らは仕事を始めたが，

自分たちの関係において夫のキャリアを優先させることに決めていた。彼らはどちらも子どもを望んでおり，子どもが生まれたら妻が家で子育てをすることをどちらも望んでいた。彼らは，素晴らしい家族で育ったと体験しており，幼い頃に母親と過ごしたことがその重要な部分を占めていた。

　24年間の結婚生活の後，彼らは，妻が夫婦関係に不満で，いくらか抑うつ気味であることを主な理由としてカップルセラピーを求めてきた。彼女によると，彼らの関係において彼女の居場所はなく，彼女は，自分の成長は20年前に止まったかのようで，息が詰まりそうに感じているというのだった。彼女は良き母親であり，良き妻であったが，彼女個人のためのものはほとんどなかった。彼女は自分自身のために何かをしたことがほとんどなく，憤慨していた。彼女は絶望的な状況に陥っていると感じていた。彼女は，夫と2人の子どもを愛していたが，この結婚生活をこれ以上続ければ自分が情緒的に「死んでしまう」だろうと感じていた。彼女は女性の友人たちと夕食や映画に出かけるようになり，夫や子どもたちに行き先や帰宅時間を告げるのを拒否した。彼らが夕食を食べたければ，彼女が帰るまで待つか，あるいは自分たちで準備するかであった。Cさんは夫と距離をおいていた。彼らの性的な，そして愛情のこもった生活は消えてしまっていた。彼女はそれを「今や，個人としての私が生き残るか，あるいは私たちの関係が生き残るかのどちらかなんです。私は大人になってからの人生すべてを私たちの結婚に捧げてきました。今度は私の番です」と表現した。

　夫は完全に混乱してセラピーにやって来た。彼は次のように述べた。「見知らぬ人と一緒に暮らしているみたいに感じます。私の妻に似てはいますが，まるで彼女は脳移植を受けたかのようです。何が起きているのか私には理解できません。私はすべてがうまくいっていると思っていました。私たちには素晴らしい2人の子どもたちもいますし，皆が健康で，十分なお金もあり，良い友人や家族もいます。それなのに，彼女は結婚を続ければ死んでしまうというようなことを言っています。私には

どうしていいかわかりません。私たちは一緒に人生の道のりを歩んできましたが，突然彼女はそれを変えたいと言っているようです。彼女は友人と週末でもないのに夕食やら映画やら何やらに夜な夜な出かけ，どうなっているのか私たちに告げることも，説明することもありません。子どもたちは混乱し，まるで母親を失ったかのように感じています。私たちにはあなたの助けが必要なのです」

　その夫婦のアセスメントを行った後，治療者は彼らが困難を体験しているのは，彼らが自分たちの関係を次のように歪めてしまったためだと結論した。それは，夫と，彼女自身の完全なる同意との結託のもとに，彼女がやりがいのある仕事を持った1人の女性から，専業的な妻と母のみに変わってしまったことであった。それにあたり，彼女は家庭全体の幸せのために多大な自己犠牲を払った。家族の目からすれば，その取り決めは極めてうまく機能した。家庭では物事が難なく運び，子どもたちは様々な計画やスポーツイベントに予定通りに参加でき，彼らの学校の課題はクラスのなかでも常にトップのほうで，夫は仕事で活躍した。しかしながら，こうした家族への利益は，Cさん個人にとっては相当な代価になっていた。彼女は家族以外の個人的な人間関係をなおざりにし，自分自身のために何かをすること，例えば，何かの講習に通ったり，運動をしたり，友人と付き合ったりすることにはほとんど時間を費やさなかった。すべての夫婦は，個人，家族，そして夫婦の幸福の釣り合いをとる必要がある。この夫婦は，意図してではなかったが，夫婦の関係をCさん個人の幸福より優先させてしまっていた。そして，今や彼女は苦悩し絶望的になっていた。彼女が極端な2つのアプローチの間を揺れ動いていたのは，その夫婦が，彼女個人の幸福と，家族の幸福という2つの焦点を統合する方法を学んでいなかったためであった。

　この夫婦の治療計画を構築するうえで，治療者は個人と夫婦の幸福のバランスに焦点を当てた。治療の中心的問題は，Cさんが家族のなかで個人的成長を体験できるかどうかということになった。夫もCさんも結婚中に共に築き上げたものに大きな価値を置いており，それを失いたく

はなかった。夫と子どもたちが彼女個人のニーズに合わせられるかどうか，Cさんはいくらか懐疑的であったものの，夫もCさんもそれを試してみることに意欲的であった。

　まず治療者は，夫婦が，自分たちが直面している状況についての考えと感情を分かち合うのを援助することに焦点を当てた。彼らが治療を始めたとき，どちらのパートナーも相手がどう感じているかを本当に知らなかった。Cさんは自分の感情を自分自身の内に留め，家族の幸福に集中することが身についていた。Cさんが自分の心配事，失望，そして息苦しさの体験を表現し始めるにつれ，彼女は，夫が彼女に耳を傾け，彼女を理解したがっているのを見て，解放感を感じることに気がついた。夫は，Cさんの心配事に耳を傾けるのが，自分にとって怖いことだと気がついた。なぜなら，自分がそうした心配事に対する認識が全くなかったからであった。彼は，彼女に離婚されるのではないかとかなり心配したが，治療者に安心させられながら，こうした感情に耳を傾けることが，Cさんにとって充実した関係を築き上げられる可能性を最も高くすることに気づくようになった。

　多くの時間を費やしてこうした心配事を話し合い，自分たちが夫婦関係の新たな発達段階にあり，Cさんがもう幼い子どものニーズに対応する必要がないことに気づくと，Cさんと夫は，個人と夫婦の成長と幸福の間で，相対的な重点のバランスをいかに取り戻すかということにエネルギーを注いだ。次に夫婦は，それらの事柄に関する問題解決と意思決定に多くの時間を費やした。それらの会話にはいくつか異なりつつも関連する焦点があった。まず，夫婦は，結婚生活のなかで個人として充足感を得るためにそれぞれが何を必要としているかについて話すことに時間を費やした。治療者はこのことについて2つのレベルで話し合うことを勧めた。1つは，日々彼らが何を必要としているかということで，もう1つは，個人としての彼らの長期的な目標，計画，そして夢は何かということであった。こうした問題を彼らが話し合うにつれ，Cさんは，平日に個人としての時間が自分自身のために必要であることを，自分自

身に対しても夫に対しても明確にすることができた。彼女は，スポーツジムに入会し，20年間ぶりに定期的に運動することにした。長年なおざりにしてきたため難しいことではあったが，彼女は消滅してしまった女性の友人関係を復活させることも望んでいた。また，彼女は夫ぬきで自分の地元の教会の事業に関わることにした。彼女には個人として地域に貢献しているという感覚が必要であった。長期的な視点では，Cさんは動物保護団体で本格的にボランティア活動をしたいと思っていた。それらの様々な要望を妻から聞いて，夫はそれらを生活に組み込むことに寛容であった。彼は彼女に個人的な充実感を持ってもらいたかったが，それまでは何を彼女が必要としているのかがわからないでいただけであった。彼は，自分たちが家族の生活を築き上げてきたのとは違うやり方だったので，それが困難になるであろうことを認めていたが，こうした変化を起こすことに力を尽くした。彼らは一緒になって子どもたちに話をし，健全で適応的な理由から起こそうとしている家庭内の変化のいくつかを説明することにした。

　夫婦は，夫の日常的なニーズと長期的な目標について話し合ったが，彼は自分個人のためにはほとんど変化を望んでいなかった。彼らは自分たちが長い間，夫の当面の，そして長期的なニーズに合わせる形で夫婦関係を築いてきたことに同意した。夫がこのことを認識するにつれて，彼は，夫婦関係がそれほど偏ってしまったことにいくらか罪悪感を感じた。彼がこうした気持ちをCさんに打ち明けると，彼女は彼を支持しており，自分も今の形の夫婦関係を築き上げようと進んでしていたのだと話した。彼らは単にうっかり度を超してしまっただけであった。こうしたことを話し合うなかで，治療者は，夫婦と家族の機能と比較した個人の幸せの相対的重要性についての自分たちの基準に取り組むように求めた。彼らが治療者と共に同意したのは，いくらかのバランスは不可欠であり，そこに注目していなかったことによって，Cさんの個人的なニーズを無視するような偏った方向へ家族生活が流されていってしまったということであった。

Cさんが自分の成長と幸福に重点を置くには，夫からいくらか距離を置く必要があったが，彼はそれをつらく感じた。夫婦がこうした問題に治療で取り組むにつれ，彼は，自分が時々拒否されたり，価値下げされたりしているように感じていることをCさんに伝えることができた。彼女は，自分が自分自身のニーズを家族のために諦めてしまう傾向があるため，自分自身に集中するにはいくらか距離をとらなければならないことを彼に説明することができた。そのため，治療セッションで夫とCさん，および治療者は，夫婦関係のなかでCさんが健全な自律感を発達させるのを助けつつも，夫婦が親近感や親密感を維持する方法について話し合った。その結果，彼らは定期的に一緒に外出する予定を立て，平日には夫婦としての会話を持ち続け，また，性的な関係を復活させる方法を探求した。

　およそ6カ月間にわたった治療は極めて効果的であった。治療者は，2人が個人の幸福と夫婦の機能の間のバランスに対応するのを助けるために様々な認知的，情緒的，および行動的な介入を用いた。この夫婦がうまくいったのは，部分的には，双方が自分たちの関係に責任を持ち，お互いに対してとても思いやりのある，比較的社会適応の良い人たちだったからであった。そのため，Cさん個人の幸福に重きを置かないできた家族のパターンを変化させるのは難しかったものの，彼らは自分たちの問題の根本をひとたび理解すると，かなり短時間で変化を起こすことができた。

まとめ

　もしこの症例において，パートナーの一方あるいは双方に，より長期間の怒り，憤り，引きこもり，あるいは不安が存在していたなら，治療にはより長期間を要したかもしれないし，あるいは妥協した結果になったかもしれない。短期カップルセラピーはすべてのカップルで功を奏するわけではないが，多くのカップルに有効であることは実証的文献によ

って明確に示されている。カップルセラピーの初期段階では，そのカップルが短期間で変化を起こせるか否かを予測できないことが多い。そのため，治療者は，治療の進行に合わせて治療計画を変化させながら，そのカップルが迅速に変化できるような，そしてそれを促進するような介入を組み立てるよう努めるべきである。

短期カップルセラピーは，そのカップルにとって重要な中心的問題に焦点を当てた介入が用いられ，そしてそのカップルがセッション外の日常生活において治療戦略に取り組んだ場合に活きてくる治療様式なのである。

第 II 部

特定のトピックス

第8章

奏功する精神療法のための必須要素
―― 共通要因の作用 ――

Roger P. Greenberg, Ph.D.

　数年前，精神療法のスーパービジョンのミーティングに律儀に毎回録音したテープを持ってくる精神科レジデントがいた。我々はその精神療法のセッションのひとつひとつをレビューしたのだが，どれも数分間の苦痛な沈黙で始まっており，患者はその沈黙のプロセスに明らかに居心地の悪い思いをさせられていた。数週間そのパターンを観察した後，ついに私はその研修医に尋ねた。「君はあいさつをして患者を迎えたことがないのかな？　こんにちはと言ったり，調子はどうかと尋ねたり？」
　その研修医は答えた，「そんなことをするなんて教えてくれなかったじゃないですか！」
　この場面は，新米の精神療法家が，精神療法のやり方の先入観にとらわれてやみくもに従いながら，対人感受性や人間の対話の基本的なルールを無視した極端な例を示している。精神療法のセッションの目標や目的が標準的な友人関係と異なるのは確かである。しかし，人が脅威的な思考や感情に意識を向けたり，その相互作用に触れて援助するための能力は，一定量の安全，安心，そして他人の苦痛に対する敬意を構築する

プロセスに根差している。したがって，精神療法は，治療者が適切な常識判断と強固な対人スキルを持ち合わせているときには，いかなる方式においても強化される。当然ながら，効果的な精神療法とは，単に特定の精神療法モデルを選び，ロボットのようにその技術に従うだけではないことを研究は明確に裏づけている。治療マニュアル（特定の技法を適用するための詳細な計画を提供する）で精神療法のやり方を学ぶのが有益であることを示唆する研究もあるが，マニュアルを遵守しすぎるとかえって問題が生じる可能性があることも研究によって示されている。マニュアルの指示に忠実に従った結果，治療者の受容性，柔軟性，思いやり，そして治療同盟の構築など，治療結果に対して肯定的な効果を持つとして知られる要因を犠牲にしてしまうこともあるのである。

精神療法の効果研究の文献レビューによれば，精神療法は有効であるが，異なる種類の精神療法に明確な差異を検出するのは困難であることが一貫して指摘されている。『不思議の国のアリス』(Carroll 1865/1962)でのドードー鳥の判決，「みんなが勝ったのだから，みんなが賞品を貰わなければ」は，いくつかの精神療法の古典的な出版物の副題として使われてきた[10, 14]。この引用句が示唆するように，精神療法の肯定的な結果は，精神療法のある1つのアプローチに特有の特定の技法によってもたらされるというよりも，多くの形式の治療に共通した様々な要因から生じることが多いようである。

奏功する精神療法に共通点が存在するという見解は，長年にわたって研究によって裏づけられてきた。その共通性は，自身が複数の種類の精神療法を用いていると考えている治療者にとっても極めて重要である。ベテランの治療者は精神療法のスキルを磨くにつれてそのことを学び，自然に似通った行動をとるようになるようである。例えば，50年以上も前に発表された著名な研究は，様々な理論的信念を持つ経験を積んだ治療者による理想的な治療関係についての解説に，極めて多くの共通点が存在することを示唆している[3, 4]。実際に，1つの理論的アプローチ

への忠誠を叫ぶ治療者よりも，異なる姿勢を取り入れている熟練した臨床家のほうが，理想的な治療関係の概念において多くの共通点を持ち合わせていた。

共通因子

　奏功する治療に最も必要な因子を特定する試みにより，個々の精神療法に特有の技法は，最も重要ないくつかの共通因子ほど重要ではないということがわかった。例えば，精神療法の文献に対する系統的レビューでは，特定の精神療法のモデルと関係している系統的脱感作や転移解釈などの技法が，精神療法で達成された改善に寄与する割合はおよそ15％でしかないと結論づけている[1, 9]。それよりも，他の3つの要因，つまり①患者側の要因と治療外の出来事，②治療関係の要因，そして③プラセボ・希望・期待の効果，のほうが重要であると判断された。

患者側の要因

　患者（クライエント）側の要因と個人の生活状況が，精神療法の治療効果に重要な役割を占めると考えられていることに驚く人もいるであろう。しかし，ある文献レビューでは，精神療法による改善の約40％がそれらの要因によるものであると結論されている。最も顕著に挙げられているのは，患者が人間関係を持てる能力，心理学的心性（psychological-mindedness）の程度，症状の重篤性と数，治療意欲，中心的問題を指摘する能力である。仕事の安定度，社会的支援，地域社会資源の量など生活環境も重要である。患者側の要因への対応として，精神療法を受ける患者に，患者自身の役割と責任について教育することが必要となることもある。これには，患者が，精神療法は治療者と患者の協力的な取り組みによって成り立つものであり，患者が積極的で重要

な役割を担うものであると考えられるようになるための援助が必要となる。その教育には，患者が自分の個人的な強みや対人支援を認識するように促すことも含まれる。おそらく最も重要なのは，変化は患者自身の努力によって生じる，ということを教えることである。奏功する治療においては，患者は，自分の行いが状況の展開に対して肯定的，あるいは否定的に作用することがわかるようになる。自分自身の行動の影響に気づくことによって，患者は有益な結果をもたらした行動を繰り返したり，自己破壊的な結果となった行動を避けたりするようになる。患者は，他者の思考や判断についての自分の思い込みや期待のいくつかが不正確であることも学習する。

　患者側の要因の評価で次に際立つ重要点は，精神療法のセッションにおける直面化とサポートのバランスをとるための取り組みである。精神療法が，患者が生活のなかで誤った方向に向かっている部分や，患者の欠陥ばかり一方的に追及してしまうことは多い。これは，患者のやる気をなくさせ，すでに誇張されている否定的な自己認識を助長してしまう可能性がある。患者が自分で見落としている可能性のある長所や個人的な強みの領域に目を向けるような方向づけが必要であることを覚えておくべきである。治療者は，治療初期のセッションにおいて，そのような肯定的な情報を常に列挙して心に留めておくようにし，患者がそれについて考える準備が整ったときに，自分自身の長所についてバランスをとって認識できるよう話し合えるようにしておく。

　精神療法においてタイミングが極めて重要なのは明らかである。介入が奏功するかどうかは，患者が自身の材料を表面に出せるよう手助けするための治療者の経験と技術の調和によるところが大きい。驚くことに，患者についての肯定的な情報も，それが親などの重要人物との過去の経験によって作り上げられた否定的自己像と対立する場合には脅威的に映る可能性がある。その場合，治療者は直ちに信頼を失う可能性もある。また，過剰に支援的になったり，自信をつけさせようとすることが，か

えって患者を遠ざけてしまうこともある。肯定的な情報が批判的な親からの宣告に対する忠誠と衝突するのはよくあることであり，治療者は配慮と忍耐をもって対応しなければならない。このことが短期精神療法において特に重要なのは，治療者が迅速な介入を目指すあまり，安心させたり，支援的になることによって，かえって患者を遠ざけてしまうことがあるためである。

　駆け出しの治療者は，自分に変化を起こすためのコミットメント（関心と尽力）を，すべての患者が同じように持って治療を受け始めるわけではないことを認識していないことが多い。患者は，配偶者，親，雇用者，また裁判所によって治療を受けることを強制されていることもしばしばである。そのため，行動と感情を改善させるための積極的な技法を勧めることが，治療抵抗や治療脱落につながってしまう可能性もある。変化には段階があり，治療者の技法は，行動変化のプロセスに取り組む患者の準備状況と一致させる必要があるということを覚えておくとよい。James Prochaska らによる変化のステージモデル[11,12]によると，変化のステージは時間とともに展開し，①前熟考期（precontemplation），②熟考期（contemplation），③準備期（preparation），④実行期（involvement），⑤維持期（maintenance），⑥終了期（termination），の6段階を進む。

　ここでは，それぞれの段階について詳細に触れることはしないが，患者が自分の問題を変えるための行動に取り組む準備ができてから治療に訪れるわけではないことを覚えておくのは大切である。Prochaska のグループによると，精神療法を始めるときに，それに取り掛かる準備ができている患者は，約10％から15％でしかないと推測されている。結果として，治療者の仕事は，患者が自身の問題に対する認識に欠けているところから（前熟考期），自分が問題を抱えていることを受け入れ（熟考期），変化を起こすことを考え（準備期），状況を改善するために積極的な試みをし（実行期），ついには，将来のストレス要因に備える（維持期）方向へと援助することとなる。治療者は，患者が変化に抵抗する

理由を内省するよう手助けしたり，患者が今後治療をさぼる可能性があることも予期したりしながら，治療当初は養育的な親の役割をとる必要があることもある。患者が変化を起こすことを熟考し始めるにつれ，治療者はソクラテス的な教師の役割をとり，患者の自己認識と洞察の拡張を促すことが適切になってくることが多い。患者が行動を計画し始めたら，治療者は経験を積んだコーチの役をとり，患者と歩調を合わせ，変化のための試合運びの手伝いをする。短期療法における実行段階では精神療法家は積極的な変化のためのエージェントやコンサルタントのように振る舞い，患者が新たな行動に取り組み，変化のために努力してあれやこれや奮闘する間，支援とアドバイスを提供する。これらの段階において，患者の行動は，一様に一直線に進展するわけではなく，治療者は患者の準備状態に合わせて自分の活動を調整できるようにならなくてはならない。

治療関係の要因

　文献上最も研究されている治療の共通因子は，おそらく，治療結果を左右する治療関係の役割であろう。研究者らは，よい治療関係の重要性を繰り返し主張してきた。治療の初期においても，治療関係の性質（治療者と患者の間に成立した結束）は，治療の今後の進展に大きな影響を与える。少なくとも患者の改善の30％は，治療関係の要因によるものと推測されている[9]。

　治療関係においてどの要素が最も重要であるかを究明することは，多くの思索と研究のテーマとなっている。フロイトは，現在の関係を，重要な意味を持つ過去のよくない関係の反復と誤解する患者の傾向を重視したが，一方で，患者が治療者を対人愛着を発達させうる親切で寛大な人物とみなす必要があることも認識していた。この愛着の結びつきは**治療同盟**と称され，患者が恐ろしく受け入れがたい思考や感情に直面する

のを援助するうえで必要とされる力を治療者に与えると考えられている。治療同盟を構築するうえで中心を成すのは，相互の信頼と容認だけでなく，治療の目標と課題に対して相互の合意が存在する協力的な雰囲気の確立である。エビデンスが示唆するところによれば，治療者は，高度の共感的理解，思いやり，無条件の敬意（Carl Rogers[13]の影響力のある論文で強調されている要因である）を示すことによって，そのような雰囲気を促進できる。興味深いことに，強固な治療同盟の設立は，精神療法が肯定的な結果を得るための重要要素であるのと同等に，精神科薬物療法においても重要なようである[8]。例えば，抗うつ薬による肯定的な治療結果が得られる可能性は，処方する医師が共感的で，思いやりがあり，オープンで，誠実であると知覚された場合に高くなることがわかっている。

　治療関係に関連したその他の知見によれば，治療効果は（精神分析学者が予測しうるように）患者の洞察力の発達から生じるというよりは，患者が「修正情動体験（corrective emotional experience）」を持つことによって生じることが多いと示唆されている。この治療促進的な要因は，患者が，過去の重要な権威的人物と比べて，治療者をより建設的で支援的に自分を扱ってくれる人物として知覚することによるものであるといわれている。そのような，よりポジティブな関係が提供する過去との対比は，患者が過去の問題に対して新たな解決を試みるうえでより多くの安心感と自信を患者に与える。

　変化を誘発するその他の要素は，ほとんどの形式の精神療法に共通している。それには，カタルシス（catharsis：悩まされている問題を打ち明けることによって感情的緊張を解放すること），同一化（identification：患者が治療者を模倣するようになる），達成感の形成（developing the feeling of mastery：患者が自分の問題を理解可能なものにするための何らかの枠組みを学び，それによってコントロール感を得ること）がある。

ちなみに，精神力動的アプローチでは，臨床家と患者の関係の解釈に焦点を当てることで治療効果が生じることが提唱されてきた。そこで述べられる**転移解釈**は，患者が治療者に対して抱く欲動や感情は，しばしば過去の重要な他者に対する感情や思考が治療者に投影された（つまり転移された）結果であることを患者に示すようデザインされている。転移という概念の有益性は証明されているが，転移解釈にはマイナス面もあると考えられている。転移解釈の多用が有益であるとする概念を問題視するだけでなく，転移解釈の使用が，対人的に熟達している患者に対しては有害にもなりうることも指摘されている（文献5のレビューを参照）。治療が転移解釈に依存すればするほど，より否定的な治療結果や，治療者と患者の関係へのより否定的な影響が生じると報告されてきている。そのような介入においては，患者が批判されていると感じ，退いてしまう可能性がある。セッションのなかで，患者は治療者との関係（つまり，転移）を検討する必要があることを過度に強調すると，治療者は患者から，支援的でも，是認的でもなく，それほど治療に積極的に取り組んでもおらず，せっかちであると知覚されがちになる。そのような治療の性質のすべてが，患者に治療が有益であるとは思わせなくしてしまう。一般に，治療関係について話し合われる場合，その話し合いは，タイミングを計り高度の注意を伴って行われなければならず，頻繁に行われすぎてはならない。これらの知見は，転移の相互作用を重視せず，かわりにポジティブな治療関係と明確な治療の焦点を重視する短期療法の治療者の姿勢を支持するものである。

　精神療法をどのように行っては**いけない**かについての，治療関係に関連したヒントは他に，30年以上も前に実験的文献において解説されたpathogenesisの概念に関係するものがある。Pathogenesisとは，治療者が（意図的に，あるいは無意識に）自分自身の要求を満たすために，自分に依存している他者がどのような犠牲を払おうとも彼らを利用する，その程度のことをいう。極めて苦痛が強い患者を対象とした一連の研究

では，治療者の pathogenesis のレベルと否定的な治療結果の強い相関が示唆された。このことは特に経験の浅い治療者の間で目立って観察された。このことから，治療者は，経験を積むにつれ自分の人格のそのような側面をコントロールすることを学習するか，治療者の pathogenesis レベルが低下するかのどちらかであると推測された。このような知見は，患者との関係性を強化する特性を有していない治療者は，患者にとってはかえって有害である可能性を示唆する他の意見と一致する。そのような治療者は，psychonoxious と呼ばれる。

プラセボ・希望・期待の効果

精神療法において（すべての医学分野において言えることだが）プラセボや治療に対する期待の効力は広く認められてきた。それらの効果は，少なくとも個々の精神療法に特有の技法と同等に有力で，患者が経験する改善のかなりの部分を占めると推定されている。プラセボという用語は，既知の特定の有効要素を含まない治療を指して用いられるが，患者に「治療体験」を提供することは，それがいかなる形で行われようとも，何もしないことと同じではないことを認識することが大切である。実際に，研究者らはしばしば，有効性がないと考えられている治療過程の後に観察される改善に驚くことがある。日常生活とは離れた空間でのケア提供者との面接は，治療のタイプに関係なく，それだけでも有益なようである。これらの効果は，非特異的な心理学的要因**のみ**によるものであるとコメントされてしまうことがあるが，それらの効果の一貫性と程度は無視できない。ケアの提供者との接触によるその普遍的な効果はいかに説明がつくのだろうか？　このテーマに関するいくつかの重要な見解は，Jerome Frank による古典的著作に述べられている[6,7]。

Frank は，多くの人が変化に対して無力に感じ，うろたえた状態で治療を始めると述べた。そのような人は自分の対処能力に自信がなく，

直面している問題を自分では解決できないと感じている。Frankは，すべての精神療法的アプローチが，そのような士気喪失感を拡散させ，患者が動き出すのを援助するための，4つの要因を備えていると論じた。

1. 治療者が患者に「変化は起きる」という希望を植え付けることができる，熱意のある治療関係。
2. 他の人たちもその治療者によってよくなったという期待を強める治療設定。
3. 患者の問題に対して説得力がある説明ができ，患者の信念体系に合った治療的論拠（あるいは「神話」）。
4. 治療者がその方法の名人であるという患者の認知を通して，患者の信念を強める特定の一連の手順，あるいは儀式。

治療に対する患者の希望を触発するこれらの要因を備え持っていると，患者が治療に取り組み，変化を起こすよう動機づけられる可能性が高まる。

精神療法の統合

経験を積んだ治療者の間では，（本書で概説されているような）主要な精神療法のアプローチを1つ以上習得することが有益であるということで意見が一致しているが，一方で，様々な治療アプローチを統合することを目的とした動きも高まってきている。多くの治療アプローチが患者に有益な結果をもたらしながらも，すべての患者やすべての問題に対して一貫して他よりも優れている治療法がこれまで存在していないためである。そのため，治療モデルはますます増えていっているものの，治療の利益をもたらすうえでは共通性が重要な役割を担っているという認識のもとで，異なる学派の理論と技法を融合する方向に向かい始めてい

るのである。どの組み合わせがどのタイプの問題に最善の結果をもたらすかという可能性を判断することが狙いである。その結果として生じる，症例の概念化と技法の適用における柔軟性を重視した方が，1つの治療体系に固執した場合と比較して，治療成績がよい。また，いくつかの調査の結果によると，治療者は自分の好む精神療法を特定するように求められると，**統合的治療者**（integrationist）や**折衷的治療者**（eclectic）という言い方を選ぶことが最も多いということである。当然ながら，統合的治療者として熟練するためには，複数の形式の精神療法の専門能力を身につけなければならない。我々は，本書が，広く受け入れられているいくつかの精神療法の基礎的戦略を習得するうえでの手引きとなることを期待する。

　統合への道を阻む障害の1つに，治療システムがそれぞれ優越を競い合う必要があるという概念があるが，必ずしもそうとは限らない。おそらく，それぞれの治療の多様性をむしろ強みとし，異なる方向性がお互いを補足し合うと考えるのが有用であろう。その結果，博識な臨床家は，より広範にわたる手段で問題にアプローチしたり，問題となっている症状を概念化したりすることが可能になるかもしれない。その点で，精神力動的精神療法と行動療法の長所を相補的に合成することが提案されてきた。例えば，Paul Wachtel [15, 16] は，洞察が自分自身を行動に向けて導くために利用される場合に改善につながると提案している。そのため，精神力動的アプローチは，特定の思考，感情，行動に対して，患者がいかに，そしてなぜ，不必要に自分自身を防衛しているかを患者に知らせるうえで有用になりうる。そのような洞察によって，行動の修正や歪曲した自己認識の改善を狙いとする行動技法の適用が可能になるかもしれない。同様に，治療の最初に行動技法を用いることによって，ある程度最初の症状緩和を提供し，患者が経験している混乱の精神力動的理由の探求の機会を与えるきっかけにできる，と提案する人もいる。

　変化の段階モデル（前述の文献 11, 12）も，異なる治療理論がいかに相補

する形で用いられうるかという例である。前熟考期にある人は，自分の問題に，全くないし十分に気づいていないため，精神力動的アプローチが治療初期に特別な効果をもたらす可能性がある。なぜなら，精神力動的アプローチは，患者が抵抗を克服し，不快感の根源についての認識を高めるうえで，治療者がいかに援助できるかについての提案を与えるからである。熟考期に達した患者は，問題を認識してはいても行動へのコミットメントができていないため，認知療法が患者の認識を自分の進歩の可能性に集中させるうえで有益かもしれない。患者に行動の準備ができると，具体的な目標のための行動的戦略が用いられることがある。それぞれのモデルを患者の変化の準備状態のレベルと適切に一致させることによって，その組み合わせは，1つのアプローチを単独で用いたときに得られるものに比べ，患者により高度の利益をもたらす可能性を持っている。

まとめ

本書の目的は，いくつかの主要な精神療法のモデルにおいて，それぞれどのように治療を行うかに関しての入門を提示することであり，様々な治療の技法と理論を解説している。本章の狙いは，ほぼすべての治療のアプローチに共通する，治療効果に大きく関わる要因を要約することであった。それらの要因は，それぞれ単独では，期待する結果を得るのに十分ではないかもしれないが，肯定的な結果を得るための必須要素のようである。共通因子を強調するにあたっては，患者側の要因，治療関係，そしてプラセボ・希望・期待の効果の役割に焦点をあてた。治療結果は，治療者が協力的な雰囲気，信頼，そして将来の好転への期待を確立できるときに最大となることを研究結果は示唆している。特筆すべきこととして，精神療法を有効にするための最終的な目標は，患者が自身の改善に対して積極的な役割を担うための自信と枠組みを提供すること

であるという点がある。もし治療効果を長続きさせようと思ったら，得られた治療成果を，患者が自分自身の努力によるものと考えられるよう仕向けることが大切である。

　研究によって明らかになった意外な知見の1つは，精神療法が，患者を良くも悪くもしうるということである。すなわち，治療は有益となることもあれば，かえって患者を悪化させてしまう力も持っているということである。治療が有害となる（あるいは，有効となる）可能性の大部分は，治療者がセッションに持ち込む資質にある。治療者が話をよく聴かず，非共感的で，批判的な場合には治療結果が悪くなることが，研究によって示唆されている。また，先述のように，悪化の可能性が高まるのは，治療者の要求が患者の要求を上回ったり，治療者-患者関係についての分析（転移）を重視しすぎてしまったりするときである。その一方で，文献によれば，問題に対して理路整然としたアプローチを提示し，話しやすく，治療の有効性に楽観的であるケア提供者と面接するだけでも，患者は改善するということが指摘されており，これは希望を与えてくれる知見である。明らかなことは，治療に対するどのアプローチも治療の有効因を独占してはいない。特定の技法が患者の問題と変化への準備状態に適合するとき，共通因子を踏まえておくことは，治療者が治療効果を最大化するうえで極めて有用なはずである。

第9章

多文化的背景における短期精神療法

Rubén J. Echemendía, Ph.D.
Joël Núñez, Ph.D.

　米国の顔は急速に変化している。米国で増加の一途をたどる文化的,および民族的多様性を考えると,今日,福祉サービスを提供する分野における多文化的な認識と能力の必要性はかつてないほど高くなっている。精神療法のモデルは,歴史的に主としてヨーロッパ中心の世界観から生じた[13,21]。精神療法の効果と有効性の向上に関する研究には,これまで多大な尽力がなされてきたが,現在の精神療法アプローチにおいて,文化的・民族的な差異の役割に重点を置いた研究は比較的少ない。批判的に自己分析をして,「現代の精神療法は,文化的に異なる人たちに対して効果的だろうか？」という基本的な質問をしてみることが適切と思われる。

　米国の主流である上流・中流階級とは文化的に異なる多くのグループにおいて,メンタルヘルスサービスの利用が著しく不十分であることが研究データによって示されている。取り残されているように見えるこれらのグループは,人種的・民族的なマイノリティーだけでなく,様々な

宗教団体，性的嗜好，社会経済的地位の人々から成っているようである。また，多くの博士レベルの精神療法の治療者が，自分は文化的に異なるクライエントの治療に関する十分な訓練を受けていないと認識していることもデータが示唆している[1,7]。そのため，メンタルヘルスサービスの提供者とそれらのサービスを利用しようとしている多くの人々の間には文化的なギャップが存在するようである。本章では，文化的に異なる人に対する精神療法，特に短期精神療法において，見落とされることの多い問題や，民族的マイノリティーの人々によるメンタルヘルスサービスの利用不足や早期脱落に寄与する要因について簡潔な入門的概観を提供し，そのギャップの橋渡しを試みる。また，精神療法の治療者がそういった人を治療する際の訓練不足や，そのために異なる文化の人々に対応するうえで必然的に生じる不安についても考察する。紙面の制約上，本章は，多文化的なカウンセリングで考慮されるべき多くの事柄について，綿密に述べるのではなく，単に出発点となることを意図するものである。関心のある読者には，文献 5, 6, 10, 18, 21 などの総合的なテキストをお奨めする。

　本章では次のトピックスについて簡潔に触れる。①各文化に特化した精神療法の検討，②クライエントの世界観を認識し，症例の概念化と治療計画に統合することの必要性，③治療者が自分自身の世界観に気づき，治療者の世界観とクライエントの世界観の関係に気づくことの重要性，④多文化的臨床能力は，完全に習得できるというものではなく，継続的なプロセスとして身につけるものであるということ。

精神療法の文化的背景

　多文化的な臨床的能力の核心にある根本的な問題として，精神療法そのものが世界共通の現象ではないことや，米国で用いられている一般的な理念，技法，期待がすべての人に理解され，受け入れられているわけ

ではないということがある．この点は，ほとんどの臨床家にとって当たり前のように見えるかもしれないが，注目に値する論点である．

　多くの学者は，伝統的な精神療法は，中流から上流階級の異性愛者のヨーロッパ人男性とヨーロッパ系アメリカ人男性の信念，観察，認知によって「正常」が決められていた状況を背景に開発されたと指摘している[15,21]．それ以降，正常性の構成要素の基準や評価方法は，文化的背景のなかで定められてきている．それらの特徴や行為の規範からの大幅な逸脱（文化的なものを含めた）は，当然のことながら異常，あるいは病的と見なされる．例えば，同性愛は，DSM-Ⅱ[2]では精神障害に分類されていたが，それは米国文化が同性愛行為を異常と定義していたことによるところが大きい．その後DSM-Ⅲ[3]においてその診断が除去されたことは，診断の社会文化的な側面を示している．その他の顕著な例としては，逃亡したアフリカ系アメリカ人の行動を，医学界の多くの人々が精神障害とした19世紀の分類がある[22]．その延長線で考えて，ラテン系の人が宗教的な「幻視」を報告するのは稀ではない．そのような幻視は，病的な幻覚であろうか，それとも宗教的信念の文化特有の表現なのだろうか？

　こういった単純な例（他にも，もっと多くの例が存在するなかで）から，臨床家は，精神療法が作用する構造を考え，精神療法の基礎を形成するパラダイム，モデル，方法，期待が，多くの人にとっては，新奇的で，文化的に不調和で，あるいは異質と考えられていることもあると考えるようになるだろう．実際に，学者や研究者のなかには，治療的な背景そのものが，知らないうちに社会の文化的な権力の配置を反映しているという人もいる[18]．例えば，精神療法を始めるとき，アメリカ人は，専門家ではあるが見知らぬ人である相手に自分自身の極めて個人的な情報を打ち明けても，相手がその人自身についての個人的な情報を打ち明けてくることがないことを予期している．このアプローチは，アジア系アメリカ人，ネイティブアメリカン，あるいは東ヨーロッパからの最近

の移民など，その他の多くの集団における文化的信念と矛盾すると考えられている。彼らは，治療者が個人的な対応をしないことを侮辱的，あるいは非人間的だと考えるかもしれない。また，その逆も真である。対人関係において形式を重視する文化もあり，社交的で自己開示的な治療者が専門家としてふさわしくないと見なされることもありうる。したがって，クライエントと文化的に異なる臨床家は，クライエントが治療やそれに対する期待について同じ前提を持っていない可能性を認識しておくことが重要である。この基本的なレベルでの臨床的な認識が持てていないと，初回面接から，症例の概念化，アセスメント，診断までのあらゆるレベルの治療的接触において，誤解や治療中断，誤診にさえつながりかねない[9, 14]。

　次の例が，これらの問題を浮き彫りにするかもしれない。本章の著者の1人はキューバで生まれたのだが，研修期間中，スペイン語を話すクライエントとの精神療法を始めた。そのクライエントはプエルトリコ出身であった。キューバとプエルトリコの文化は多くの点で似ている。その文化の類似点の1つは，**simpatico**（個人間の温かい対人関係の奨励）である。初回面接の間，その男性患者は，治療者の個人的背景に強い関心を持っていた。彼は，ともすれば個人的とされ，また，従来の精神分析的／精神力動的視点では答えるべきでないと考えられている質問をした。その治療者のスーパーバイザー（米国生まれの，米国で研修を受けた極めて有能な心理学者）は，それらの個人的な質問は，転移関係の問題につながるため，避けるべきであると指摘した。それらの質問に答えたいというその治療者の願望は，「逆転移の問題」と見なされた。しかしながら，それに対してその治療者は，それらの質問に答えなければクライエントから失礼と見なされ，ラテン文化の基本である温かな関係の構築を怠ることになると述べた。それらの質問への応答を拒否すれば，治療関係の破綻を引き起こし，治療中断につながる可能性が高くなるであろう。治療者はそれらの質問に答え，セラピーはうまく進行し，クラ

イエントは,治療を求めるもとになった問題の有意な緩和を経験した。その治療者にとっても,またスーパーバイザーにとってもその経験は有益であった。

クライエントの文化的期待は,短期療法の根底にある基礎的前提と対立する可能性もある。例えば,精神療法を焦点を絞った機能的なプロセスであるとする概念は,女性的な役割よりも伝統的な男性的な役割に一致している。なぜなら,伝統的には女性は表現や関係性に価値を置いているからである[19]。また,短期であることを追求するがゆえに,治療者は,自分自身が社会の中心から孤立していると考える,文化的に自分と異なるクライエントに対して,継続的に社会的支援を提供することができない可能性もある。時間は節約されるべき乏しい消耗品であるとする概念だけをとっても,西洋文化に特有のものであり[21],クライエントの支援的な人物との継続的な結びつきへの期待と衝突する可能性がある。

クライエントの世界観を認識すること

BaruthとManning[6]は,**世界観**を,個人の経験の総計,ならびに,社会的・宗教的・政治的な信念や態度,その人が準拠する集団における他のメンバーとの共通姿勢,と定義した。準拠する集団は,家族や地域グループ,人種ないし民族,社会経済的集団,あるいは国家で構成されている可能性がある。BaruthとManningは,クライエントの世界観をクライエントの臨床的概念化と治療に組み込むことが必要不可欠であると考えた。彼らは次のように述べている。

クライエントの世界観は,クライエントが参照する最も重要な認知的枠組みであり,認知と価値感のほとんどに影響を与える。ある人がある状況にどのように反応するかを理解し,コミュニケーションが断絶するのを避けるためは,カウンセラーは,クライエントの世界観に照らしあ

わせてその反応の意味を学ぶ必要がある（文献6のp.9）。

　クライエントの姿勢，価値観，ライフスタイル，背景について，治療者が理解していないことが，人種・民族的マイノリティー集団，レズビアン，ゲイ，バイセクシュアル，トランスジェンダー，非主流派の宗教集団など，多文化的集団に対して不的確なメンタルヘルス・サービスを提供することにつながる要因の1つであると指摘されてきた[6,17]。

　クライエントの世界観を理解できない危険性はどの精神療法にも存在するが，短期療法においてはそれが増幅される。多くの短期療法の治療者は，最初のセッションでクライエントの悩みを評価し，介入の焦点を定めようと試みるため，提示された問題に対して「何にでも合う」治療を適用する危険を冒すことになる。もちろん，治療における短いアセスメント期間に，治療者が患者特有の文化的な経歴や経験を入念に把握できるとは想像しがたい。短期療法が文化に対して繊細であろうとするなら，提示されている問題についての文化的背景のアセスメントを治療計画の正式な一部として確保する必要がある[20]。

　幸い，米国の精神療法の領域においても，クライエントの世界観と社会文化的環境が行動に影響するという認識はより受け入れられるようになってきている[10]。しかしながら，このように精神療法家やカウンセラーがこの問題を認めることが増えてきた結果，いくつかの新たな問題が生じてきている。第一に，クライエントの文化的世界観について知り，それに敬意を払うからといって，配偶者による虐待や児童ネグレクトなど，普遍的に病的とされる行動を，文化的に認められた慣習という名目のもとに容認してはならない[11,16]。場合によっては，文化的に異なるクライエントの治療における重要な側面として，クライエントの世界観を再調整して，米国における社会的，政治的，文化的現実を取り入れさせることが必要となることもある。例えば，ラテン系アメリカ人の家族は，病気の老人の世話をすることが子どもにとっての第一の責務であるといって，3週間学校を欠席させていると報告するかもしれない。臨床家は，

若い家族メンバーが高齢者の世話をすることを奨励するラテン系アメリカ人の文化的伝統を承認しつつも，米国ではそのような理由で未成年者に学校を休ませることは認められないことをその家族に知らせるべきである。その子どもを登校させ，午後にその老人の世話を手伝えるようにするという妥協案に達する可能性もある。このように，クライエントの世界観を尊重したり，調整したとしても，それはその子どもの福祉を犠牲にしたり，その土地の法律に反するものであってはならない。

　また，治療においてクライエントの世界観の重要性について認識するということは，セッション中にクライエントの文化的背景に対して健全な好奇心を持つ以上のものを意味する。それには，セッションのとき以外にも，治療を提供しようとしている人たちの文化的集団について学ぼうと，臨床家が本格的に取り組むことが必要である[4, 21]。治療者に自分の文化的背景について，長々とした教育的説明を提供することはクライエントの義務ではなく，治療者が自ら学ぶべきことである[15]。

　それと同時に，短期の治療を心掛ける治療者は，クライエントが属する集団の文化的特徴について，治療者が習得した情報を一般化してあてはめすぎるあまり，その集団における個々人の多様性を無視し，クライエントに対して固定観念を持ってしまう危険性にも注意すべきである。文化的文脈を考えすぎるあまり，当該のクライエントの特徴や特異性が文化的ステレオタイプや過剰な一般化に隠れてしまう危険性がある。一般的には，1つの文化的集団のなかには，異なる文化的集団の間に存在するのと同等の多様性（同等以上ではないにしても）が存在すると考えるのが安全である。各クライエントを，彼らが所属するより大きな集団の一部と見ることと，そのクライエントがその所属集団についての最も一般的な知識とは一致しない感じ方，考え方，行動の仕方をする個人と見ることとの間で，常に微妙なバランスを保たねばならない。そのバランスをとることは一見難しそうであるが，文化的な問題にたえうるメンタルヘルスサービスを提供するうえでは不可欠な要素である。短期療法

において，治療者とクライエントが文化的ギャップの反対方向から働きかけるようなことにならないために，協力的関係の維持に特別に注意を払うことが不可欠である。

治療者の世界観：治療関係における相違を認めること

　おそらく最も重要でありながら，最も無視されている治療関係の要素の1つは，治療者自身の世界観，そしてそれがクライエントの世界観と異なる（場合によっては，対立する）可能性があることについての治療者側の認識の欠如であろう。この相違は，クライエントと治療者が極めて異なる文化の出身であるとき（中流階級のアングロサクソン系の米国人治療者と，最近移住してきたばかりのメキシコ人移民のクライエント，など）にも，クライエントと治療者が似通った文化の出身であると想定されるとき（キューバ人の治療者とプエルトリコ人のクライエント，など）にも生じる可能性がある。いずれの場合でも，治療者が社会的，文化的，政治的，宗教的な枠組みにはめ込まれた個人であるという事実を無視すると，治療のなりゆきにひどく否定的な影響を与えかねない[9]。治療者が，自分自身に対して十分に客観的になることができて，他者についての自分自身の長年の認識，偏見，先入観，経験，姿勢を治療の妨げにならないよう取り払って治療に臨むことができると考えるのは楽観的すぎである[12,21]。

　前述のように，精神療法のスーパーバイザーが自分の世界観を認識していることが大切であるのと同様，治療者が自分の世界観を認識していることは重要である。このことについての興味深い例がある。それは米国中西部で我々著者のうちの1人（Echemendía）が研修中に起きた。精神療法のスーパーバイザーと治療者チームは，中高年のユダヤ人の母親の精神療法をマジックミラーで観察していた。その研修生治療者はニューヨークの出身で，患者はニューヨーク州のロングアイランドの出身

であった。そのスーパーバイザーは，中西部で生まれ，そこで暮らし，研修を受けていた。スーパーバイザーはそれまでユダヤ人とはさほど接触がなく，ユダヤ文化についてもほとんど知識がなかった。スーパーバイザーは，個人としても家族においても自立心に価値を置く世界観を持っていた。

　その患者は，成人した子どもたちとの自分の関係を治療者に説明していた。彼女は，子どもたちについての心配，子どもたちのキャリアについての心配，そして子どもたちがその子どもたちを「適切に」育てる手伝いをしたいという願望について述べていた。彼女は子どもたちについて心配になることがよくあった。著者も含め，観察していた治療チームのメンバーたちは，患者が，ユダヤ人家族における家族関係や母親の役割について伝統的なユダヤ人的信念を表現していると感じた。他方，スーパーバイザーは，患者が「過度に押し付けがましく」，自分の家族を「コントロール」しようとする彼女の願望を病的であると感じた。患者の子どもたちがその母親の役割に異議を持っていないことが明らかになると，スーパーバイザーは，その状況が「問題な状況で」あり病的であると解説した。そのスーパーバイザーの治療アプローチでは，患者が「自立」し，自分の子どもたちからはっきりと離れた生活をすることが必要であった。ユダヤ文化に精通している者たちは，そのような姿勢が文化的に不適切な行動につながり，不安を高め，治療の早期脱落の可能性につながることになると論じた。賢明にも，そのスーパーバイザーは，自分が患者の世界観についてほとんど知識がないためにその状況を十分理解できない可能性があることを認めた。

　この例は，いくつかの重要な点を浮き彫りにしている。まず，文化と世界観の問題は伝統的な「民族的マイノリティー」に限定されたものではない。文化的な相違は米国における比較的主流の集団においても存在する。次に，治療者や治療者のトレーニングにあたる者は，自分の世界観を認識し，それが患者のアセスメントや治療をいかに妨げる可能性が

あるかについて検討しなければならない。治療者として，我々は，相違がはっきりしているときにはそれを認識するのに慣れているが（例：スペイン語を話す黒人治療者と南部バプテストの白人クライエント，など），クライエントと治療者が一見似ているときに，世界観の差異に注意を払うことは稀である。ここでまた別の例が役に立つかもしれない。本章でも先に，キューバとプエルトリコの文化が比較的似ていることを述べた。しかし，特にそれらの文化内での社会文化的地位や人種的相違を検討すると多くの点で違いもある。キューバ人とプエルトリコ人はどちらもスペイン語を話すが，言語，植民地化の歴史，「スペインをルーツとする」ことへのアイデンティティー，移住のパターン，教育の重要性，などに重要な違いが見られる。カストロの革命の間に米国に移住してきた白人のキューバ人治療者は，家族の経済状況を改善するために米国にやってきた浅黒い肌のプエルトリコ人とは大きく異なる世界観を持っている可能性がある。同様に，プエルトリコで比較的裕福な家庭に生まれ，米国で教育を受けたプエルトリコ人治療者は，難民船で米国に到着した混血の先祖を持つキューバ難民とは極めて異なる世界観を持っているだろう。

　文化のカプセル化の概念や自民族中心主義に関する研究によれば，自分自身の文化的価値観や信念に浸り，それをひいきにすることは人格形成での正常な段階であり，それが自然になくなることはないと報告されている[6, 8, 12]。多くの人々は，他人が自分たちと違うことに寛容である能力を持って生まれていても，自分自身の文化的価値観や信念を，他のそれよりも望ましい，ないし優れていると考える傾向にある。したがって，異なる文化や世界観の人々を尊重するためには，そのような自分自身の傾向を積極的に発見し，取り組んでいかねばならない[5, 6, 18]。それがされない限り，文化的に異なるクライエントの精神障害は，その人が文化的に不適応な在り方を捨てて治療者の文化に従わなければ治癒されないと意識的ないし無意識に考えてしまう大きな危険が存在することに

なる[15]。例えば，故郷を離れなくてはならないものの報酬の多い仕事を引き受けるかどうかについて葛藤しているアフリカ系アメリカ人の女性クライエントと，白人の男性治療者について考えてみよう。治療者は，クライエントが自分の文化的価値観に基づいた家族主義や集団主義を無視して，治療者の文化に典型的な個人主義的な視点を支持すれば，その葛藤が解消されると考えるかもしれない。

　こういった治療者とクライエントの価値観や世界観の衝突は，短期療法ではより増強される可能性がある。なぜなら，短期療法では，治療者が治療の短期性を気にかけるあまり，文化的に異なるクライエントにとってより重要な目標よりも，症状を緩和することを優先しようとしてしまうことがあるからである。例えば，短期療法の治療者は，精神障害の診断や治療についての文化的な意味合いを顧みず，早急にうつ病と診断し，抗うつ薬を勧めるかもしれない。例えば，海外からのクライエントが，生活に関する疑問にアドバイスを提供してくれることのできる賢い医者として治療者を敬うことは珍しくない。精神科的診断がついた場合にのみ，感情を探ったり治療を行ったりすることは，治療者の世界観では極めて基本的なことであっても，そうすることは，そういったクライエントの正当な要求を満たさない可能性もある。

　それと同時に，文化的に認められたある信念が，精神療法における治療の基礎的前提とは矛盾することも認識しておくべきである。虐待を容認したり，独自の思考や感情を伴う個人のアイデンティティーを捨てることを強要したりすることなどである。精神療法においても無条件に受け入れられる行動や基準には限界がある。比較的おおらかなものではあっても，精神療法そのものが１つの文化的要素や世界観を持つことを認めることは重要である。その世界観は，人間の辛苦や不幸のもとになる状態に関した一連の信念を広く含むものである。そのような信念が研究によって裏づけられてはいても，特定の文化の常識とは対立することもある。結局のところ，臨床家は，文化的な慣習に敏感であることと，基

本的人権の支持を提供することとの間で，どこに境界線を設けるかを個々のケースごとに決定する必要がある。

　治療者とクライエントの世界観の違いは，ついつい見て見ぬふりをしてしまいたくなるものであるが，むしろそれは貴重な治療ツールとして用いることが可能である。そのツールは，ジェンダー，人種，民族，社会経済的地位，宗教，性的嗜好などがクライエントの幸福に影響を及ぼすため，その影響と関係している可能性のある有益な転移や逆転移を引き起こし，その後にそれらを処理するために用いることができる[10,21]。例えば，自己受容の問題と，自分のセクシュアリティーに対して他者が生涯を通じて批判的であると認識している問題を抱える同性愛者の男性クライエントには，同性愛に対する社会の差別についての代弁者となることができる異性愛者の男性治療者と，臨床でやりとりをすることが有益かもしれない。しかしながら，その治療者が自分自身のアイデンティティーや同性愛についての信念や偏見について自分自身に深く植え付けられている考え方を探求しようとせず，そのクライエントが「他のクライエントと同じように単に1人の人でしかない」ことを強く主張する場合はそうではなくなってしまう可能性がある。当然ながら，このやりとりにおいては二重の問題が存在する。第一に，クライエントの姿勢や行動に対する重要な決定要因となりうる，クライエントにとって重要なアイデンティティーを無視してしまう危険性がある。第二に，クライエントのそれとは異なる，ないし対立する可能性のある，治療者自身のアイデンティティーや経験を把握できていない治療者は，結果として，治療において，微妙な故意でない形の性差別や，無神経なコメントや行動をしてしまう可能性がある[18,21]。こういった状況があると，治療関係の破綻につながったり，臨床的改善を妨げたりすることになる。

大学院レベルと専門家レベルの多文化的臨床能力

　文化的要因の重要性を認識し，多文化的見解を臨床的実践に統合することができていない直接の原因は，主に少数民族の多くの学者，研究者，専門的機関による忠告にもかかわらず，大学院での研修や生涯教育のプログラムがそれらの問題に注意を払っていないことにある可能性がある[4,13,15]。大学院と専門家レベルにおいて，精神療法の治療者の多文化的臨床能力の開発を提唱する人々もいる。研修プログラムのなかには，カリキュラムの一環として多文化的研修を含めるなど大幅な前進をしたものもあるが，たいていのプログラムはあまり修正されていない。そのうえ，文化の問題が重要な課題として話し合われるようになるずっと前に訓練を受けたメンタルヘルスの専門家たちも多く存在するのである[6,7,15]。

　多くの精神療法の治療者は，その多くが大学院と卒後教育で何らかの多文化的研修を受けているにもかかわらず，自分が文化的に異なるクライエントと取り組むのに十分な能力を持ち合わせているとは考えていない[1]。多文化的観点は，大学院のカリキュラムのなかでもしばしば選択科目に追いやられてしまったり，大学院ゼミで1回だけのセッション（多くの場合，学期の終わりに）で取り扱われるだけであったりして，学生がそこで提示される題材を精神病理学，アセスメント，実践など他の必修課題と統合するのは難しい。多くの学者や研究者は，大学院の研修プログラムにおいて，文化的に多様な教職員が不足していることが，マイノリティーに関する科目が不足していたり，文化的に多様な研究がわずかしか行われていなかったり，入学した学生に文化的に多様な学生の数が多くないことに関係していると指摘している[7,13]。

　治療者が期間限定されていない精神療法における多文化的な能力を欠いている場合，文化的情報に通じたアセスメントや介入を短期療法に統

合させることができるとは期待しがたい。多くの短期療法がマニュアル化される際に，多文化的能力については，もしあったとしてもごくわずかしか注意が払われておらず，文化的要因は援助のプロセスの中心ではないという印象を強めている。もちろん，マニュアル化するという発想そのものが，精神療法がクライエントの様々な要求，価値観，世界観に合わせて調整されるべきであるとする概念に反するものではあるが。

　最終的には，多様な人と取り組むうえでの，自分に適したレベルと能力を自己認識し評価するのは治療者自身の責任である。正確に自己評価すると，我々が基本的に自分と文化的に異なる個人に十分なサービスを提供する準備ができていないという結論に至ることが多い。そのように認識したからといって，それは我々が「だめな治療者である」ということを意味するものではない。我々が自分の限界を認識しており，取り組むべき課題があるということを意味しているだけである。場合によっては，最も責任感のある対応法は，その患者を他の専門家に紹介することとなることもある。言語の問題があるときは特にそうである。その他の場合には，ワークショップやセミナーに出席したり，特定の文化により精通している他の専門家に相談したりするなど，自己学習の形でさらなるトレーニングをする必要があることを意味している。おそらく最も望ましいタイプのトレーニングは，この領域の専門として認定されている大学のスーパービジョンを求めることであろう。そのような研修は，主流文化の出身者だけでなく，すべての臨床家に勧められている。マイノリティー文化出身の治療者は，自分自身が過小代表集団の出身であるためにマイノリティーの人と取り組む能力があると思い込んでいることがある。マイノリティーとしての立場は，それだけでは多文化的能力を示すものではない。

まとめ

　我々が暮らしている社会はますます多様になりつつあり，それを構成するすべての人に対して適切なメンタルヘルスサービスを提供することが求められている。多文化的観点を，精神療法（とアセスメント）にもりこむことは，困難で，圧倒されるように思えることがある。短期療法においては特にそうである。誰もが，自分の能力を疑問視したり，治療の仕方を修正するよりも現状を維持するほうが容易であることはわかっている。しかしながら，我々は，本書において前章で解説されたそれぞれの精神療法のアプローチに文化的観点を統合することで，文化的に異なるクライエントに対するそれらのアプローチの有効性が高まることになると信じている。最近の研究が，精神療法において臨床的改善を促す共通因子の同定に焦点を当てているように，精神療法の訓練と実践に多文化的能力を統合させることは，文化的に異なるクライエントにとって，メンタルヘルスサービスをより有効にする可能性がある。その統合が達成されないことには，精神療法と米国の多文化的人口の間にはさらに大きな隔たりができ，我々にケアを委ねてくれる人々に損害を与えてしまうことが予期されるばかりである。

第10章

短期精神療法と薬物療法の併用

Mantosh J. Dewan, M.D.

　様々な精神障害の患者にとって，短期精神療法は単独でも極めて有益である。しかし，短期療法に加えて薬剤を上手に使うことによって改善が可能になったり，あるいは改善が速まったりする患者もいる。さらに，精神療法のみ，また薬物療法のみの場合と，精神療法と薬物療法を組み合わせた場合とを比較したいくつかの優れた研究は，2つの重要な知見を報告している。①併用療法は単独療法よりも優れている，②心理的，および対人的障害には精神療法がより効果的であるのに対して，生物学的症状（睡眠障害，焦燥，など）には一般に薬物療法が効果的である[2,4,6]。したがって，精神療法治療者は自分の患者への生物・心理・社会的理解を常にアップデートし，患者にとって最善なのが，精神療法なのか，薬物療法なのか，もしくは併用療法なのかを繰り返し評価する必要がある。

　本章では，薬物療法使用のためのガイドラインを提示し，短期療法に薬物療法を加えることによって生じる治療者と患者の心理的影響についても解説する。精神療法はそれだけでも，的確に実践するためには大変

なスキルを要し，有効性と有害性の両方の可能性を持つ．別の治療法（薬物療法）や別のパートナー（処方医）が加わることによって，臨床家にはさらなる感性とスキルが必要となる．ここでは，効果的で強力な改善のための治療の三角関係（患者，治療者，処方医）における有効な協力を促進するステップを提言する．

薬物療法の必要性に対する評価

　初期の評価の時点から，短期療法の治療者は，薬物療法が有益な可能性があると判断をすることがある．重篤な症状（パニック発作，など）は，患者が自発的に短期行動療法に積極的に取り組もうとするのを妨げる可能性があるが，薬物療法は，患者を機能不全にさせているそれらの症状を素早く緩和し，精神療法の進展を可能にしうる．同様に，何日にもわたって睡眠がとれていなかったり，食事をしていなかったり，あるいは急性のトラウマと常に苦闘することで消耗し，疲れ果てている患者には，短期療法に積極的に参加できるようになるまで，睡眠を改善するための数日間の薬物療法が有益なことがある．

　精神療法の過程では，患者のトラウマや恐怖への直接的な対応が，患者の症状を悪化させ，精神療法や生活における機能不全を引き起こしてしまうこともある．そのような患者には，短期の標的をしぼった薬物療法が有益になりうる．例えば，患者の機能を損なっている不安に対するベンゾジアゼピン系抗不安薬や，境界性パーソナリティー障害の小さな精神病性エピソードに対する少量の抗精神病薬などが良い例である．薬剤は，患者の症状が，その時点で精神療法に積極的に取り組むことを妨げている場合にのみ投与する．薬物療法（例：急性の悲嘆反応を伴う患者に対する睡眠薬や，パニック発作を経験している患者に対するベンゾジアゼピン系抗不安薬など）によって症状がより扱いやすくなれば，患者は短期療法に積極的に集中するようになることが多い．

短期精神療法の終了時に，短期精神療法で効果がなかった患者，および多くの残存症状がある患者に薬物療法を試みることが有益なことがある。これについては，認知療法で効果が見られなかったものの，抗うつ薬で効果が見られたうつ病患者を対象にした小規模の研究が裏づけている。その逆も証明されており，抗うつ薬を試し，効果がないとわかった後の残存症状や無反応患者への対処として短期療法が有益である。また，薬物療法が有効であった場合でも，抑うつの患者には認知行動療法，また強迫性障害には暴露・反応妨害法など，特定の短期療法を付加することで再発が防げることもある[4]。

薬物療法は患者が希望する場合にも考慮されるべきである。ただし，患者には治療の選択肢について教育し，短期療法が多くの状態に対してそれだけで薬物療法と同等に有効であり，一般的に副作用が少なく，より短期に治療が可能（うつ病のための1年間に及ぶ抗うつ薬による薬物療法に対して，10セッションの対人関係療法，など）であることを指摘することが適切である。再発防止に対しては，短期療法が薬物療法よりも有効な場合がある（強迫性障害に対して行動療法を行った場合は，セロトニン再取り込み阻害薬などの有効な薬剤で治療し，服薬を中止した場合と比べて治療終了後の再発が有意に少ない）。

薬物療法の心理学的意義

薬効成分だけが薬ではない。患者も治療者も，ひとりひとり薬物療法に対して独自の考えを持っている。そのため，治療者は，自分が薬物療法をよしと考える理由を注意深く評価し，患者の反応（表面に表れているものとそうでないものの両方）や個々の患者に対して薬物療法が持つ心理的な意味を探らなくてはならない。

患者のなかには，薬を与えられることを，依存的欲求を満たす，あるいは苦痛が本物であることを認証する，思いやりのある養育的な行為と

捉え，心理的な効果を得る者もいる。一方で，薬の処方を，外的なコントロールの強制，あるいは患者を自分自身で問題を解決するだけの強さを持たないと治療者が考えている現れと捉える患者もいる。そういった感情は，薬物療法と精神療法どちらにおいても治療アドヒアランス低下の原因となる可能性がある。患者が自分の症状や機能不全の重篤性を必死に否定していることもある。彼らに薬物療法を提供するということは，彼らが，想像する最悪の恐怖に直面し，自分が「極めて病気である」ことや，精神病的でさえあることも認めなければならないことを意味する[3]。

　薬物療法を提供しないことについても，患者は様々に解釈するものである。薬物療法を提供しない治療者のことを「私の症状だけではなく，私に人として興味を持っている証拠だ」と信じたり，治療者が自分のことを「自分自身でやれる能力を持っている」と思っていると信じたりして，それをポジティブに捉える人もいる。しかし，怒っている患者や，依存的な患者は，治療者が支援を差し控えている，あるいは苦痛を長引かせていると信じ，それをネガティブに捉えることもある。それは，友人が服用して効果があったという理由から特定の薬（治療と関連のない薬である場合もある）を頻繁に催促してくる患者の場合には特にそうである。我々の文化は，薬によってすべてが修正可能であるという誤った考えを積極的に推奨しているのである。薬が処方されないと，自分のことが真剣に受け止められていないとか，具合が悪いと思われていない，あるいは自分が症状をでっち上げていると思われているなどと感じる患者もいる。

　なかには，薬を過大評価し，処方箋をそのまま幸運のお守りや移行対象（訳者注：母親からの分離の時期に，幼児が母親の代替として肌身離さず持つ物のこと）などのように気休めとして持ち歩く患者もいるが，これがしばしば有効なのである！

　精神病的な患者は，特に薬というものから特異的なことを連想するこ

とがある。私の患者の1人は，ステラジン（Stelazine：一般名 trifluoperazine）の服用に対して，「それは絶対に嫌です！　私の妹のステラを思い出させるのです」と猛反対したが，それと同等の薬メラリル（Mellaril：一般名 thioridazine）の服用については，快く同意した[3]。

　患者と同様に，治療者も薬剤の使用に対する強い偏見や反応を持っている。治療者のなかには，特定の薬剤群（最も一般的なのはベンゾジアゼピン）が中毒性を持つと信じているため絶対的に反対で，それらが有益で，安全に処方されうる場合でさえ患者に与えない人もいる。治療者自身が気づいていない特定の患者に対する逆転移感情——恐れ，嫌悪，性的魅力など——が，患者と距離を置いたり，コントロールしたり，懲らしめさえする手段として，薬物療法を追加することにつながっている可能性もある。

　短期療法においては，こういった薬物療法に関する歪曲した考えについてあからさまに話し合われることはないが，そのせいで，治療者と患者で合意した治療の焦点から治療がそれてしまうことがあるため，治療者はその可能性について知っていなければならない。

患者，医師以外の精神療法家，処方医の三者関係における連携の促進

段階を設定する

　精神科医は，自分自身で精神療法と薬物療法のどちらをも提供することができるが，米国ではほとんどの短期療法は医師以外の治療者によって行われている。薬物療法は精神療法と併用されることが多いため，共同治療が一般的である。専門領域間の連携は，患者にとっても治療協力者らにとっても多くの利点を持つ。患者はより多くの時間と専門知識を受け取ることになるが，それによって患者が服薬を遵守し，短期療法にもより積極的に参加するようになる可能性がある。連携は，特に患者が

危機にある場合には，継続的に専門的な支援と感情的な支援が相互に与えられるまたとない機会となる。

　精神療法家と精神科医が，相互に信頼し，尊重し合う関係を築くことが必須であるが，そこでは，それぞれのスキルの特殊な部分・異なる部分をはっきりと認識することが重要である[1]。さらに，精神療法家と精神科医は，臨床的志向，治療分担，業務時間外でのお互いの連絡方法，休暇中の補助（精神療法治療者と精神科医はお互いの代わりをすべきではない。それぞれが自分の分野の人に代わりをしてもらうべきである），緊急事態における対処方法，守秘義務など，治療の重要な要素について明確にしなければならない。

　患者は，すべての情報が，連携している治療者間で共有されることを知っておく必要があり，はじめに適切な免責同意書に署名すべきである。「隠しごと」をする場所はどこにもないということである。例えば，患者は精神療法家に「あの先生には言わないでほしいのですが，彼の処方したひどい薬の服用をやめました。あの先生にはまだ服用していると言っていますけど」と言ったり，あるいは精神科医に対して「私の精神療法の先生が私の話を聴いてくれているようには思えません。だから私が自傷していることは先生には言わないでください」などと言ったりする。患者が「ここだけの話」をしてきたら，治療者は警鐘を発するべきである[7]。このようなシナリオを想定すると，精神療法家と精神科医がお互いの経歴と治療について知り，お互いを尊重し，また，相互に紹介し合うのは，一般的なことであるだけでなく，望ましいことでもある。

紹介における注意点

　精神療法家は，患者とともに，適切に薬物療法のコンサルテーションの紹介のための準備をすることが重要である。精神療法家は，薬物療法のターゲットとなる難しい臨床症状，薬物療法が有益である可能性が高

いとする研究データ，薬物療法がより良い結果のための付加資源であるという事実について患者に説明することで，薬物療法の必要性を要約して話すべきである。私は，患者が精神病的でない限り，薬物療法のコンサルテーションは，より重要な取り組み，すなわち短期療法の実施のための有益な補助療法として提示する（訳者注：精神病性障害の患者には，薬物療法が補助療法でなく中心的となる）。コンサルテーションによって薬剤が処方されることもあれば，処方されないこともあることは，患者にはっきりと伝える必要がある。

　医師への紹介は，特定の薬剤のためではなく，全般的なコンサルテーションのためであることが大切である。「あなたはプロザック（Prozac：一般名 fuluoxetine）を服用すべきだと思います。D 医師を紹介しましょう」よりも，「さしつかえなければ，この時点であなたにとって薬物療法が有益かどうかについて D 医師に相談にのってもらうことにしましょう」という言い方が適切である。その患者に抗うつ薬が必要だとする精神療法家の意見は実際に正しい可能性もあり，またその精神療法家は特定の薬剤を強く好むかもしれないが，それを患者に伝えることは不適切であり，必ずといっていいほど処方医の反感を買う。しかし，その提案自体は医師に直接伝えることもできる。

　コンサルテーションは，精神療法家が，治療に行き詰まり「どうにもならない」と感じたときや，患者が自殺，ないし他殺をする危険が高いことに気づき「その危険を見送り」たいと感じたときよりも，その前から積極的に行った場合に最善の効果がある。米国では，保険会社は，患者が迅速に改善していないと判断すれば，精神療法家に薬物療法のコンサルテーションを受けるように圧力をかけてくることがある。精神科医が精神療法家に同意して，薬物療法を勧めるときには，再度患者にその理由を説明し，利用可能な選択肢について話し合うことが大切である。患者が薬物療法に対してそれぞれ異なる反応をすることを考慮し，具体的に薬剤を決定する際は，服用が遵守されるよう患者と共同作業で選択

することが最も望ましい。服用の仕方，期待される改善，起こりうる副作用については明確に説明し，患者と精神療法家の両者が共有できるよう紙に書いておくのもよい。フォローアップの予約についても明確に具体的なスケジュールを立てておく[5)]。

　最初の診察か2回目の診察の後に，精神科医と精神療法家は直接コミュニケーションをとり，自分の感想を伝え，治療計画に合意する。精神科医は，心理社会的な治療計画を支持し，それに関して変更することを患者に提案する（「解決志向療法のほうが今受けている行動療法よりも効果的だと思います」など）ことは控えることが期待される。精神科医は，変更が必要であると考える場合には，それを精神療法家に伝えるだけにする。さらに，コンサルテーションを行う精神科医は，精神療法的な事柄について患者と話し合ってしまうことがないようにしなければならない。同様に，精神療法家も，投薬計画を完全に支持し，服用遵守を促すうえでの同盟者となることが期待される。精神療法家が，処方医が処方した薬剤に反対であったり，変更を望む場合には，患者を通して間接的にではなく，医師と直接話し合うべきである。患者からの薬物療法についての特定の質問については，患者自身に処方医に問い合わせてもらうようにするべきである[5)]。

　臨床的三者関係における「共通の理解」を維持するには大変な努力が必要である。それぞれの分野間における緊張，臨床的アプローチの相違，定期的に連絡をとる時間の不足など，すべてが，精神療法治療者と精神科医の関係を圧迫する。対立的傾向にある患者は，その状況をいっそう悪化させる可能性がある。三者の関係は，2つの平行した二者関係に陥ってしまうことが多い。精神療法家と精神科医が継続的に良い関係の維持に努めようと心がけるだけでなく，初期の薬物療法の評価を三者で（すなわち，精神療法家も参加して）行うことによって，全員が症状を評価し，治療計画に合意し，また，率直にそれぞれの役割を担うことができるようになり，治療の歪曲が最小限に抑えられ，治療目標に焦点を

当て続けることが可能となる。

まとめ

　長期間の精神療法を提供する精神療法の治療者は，併用療法を受けている患者を必然的に何人か持つことになる。短期療法を主に行っている精神療法家でも，投薬中の患者を受け持つことであろう。多くの患者は，最初から併用療法を受けることになる（精神病性うつ病の患者が，抗精神病薬や抗うつ薬の服用に加えて，短期認知療法，あるいは対人関係療法を受ける，など）。また，初めは短期療法だけであった患者が，治療中，あるいは治療終了時に，残存症状のために薬物療法が必要になる場合もある（パニック発作を抑制するため，短期療法にベンゾジアゼピンが追加される，など）。また，薬物療法の後に短期療法を行うほうが有益な患者もいる。例えば，強迫神経症の患者のなかには，一般に用いられる暴露・反応妨害法に最初からは耐えられない人もいる。症状緩和のために薬物療法を用いてから暴露・反応妨害法を受けるほうが，治療脱落率が低いのが普通である。患者の症状を軽減するために利用可能な短期療法や薬物療法が複数存在することは心強いことである。精神療法家と精神科医が，古い観念に固執するのではなく，有効な臨床研究のエビデンスに沿って，自分の患者の生物・心理・社会的側面を熟知し，利用可能な治療の選択肢を認識し，患者の必要に合わせて治療を調整すること（単独療法で，併用療法で，同時に，あるいは別々に）が必要不可欠である。

　短期療法と薬物療法を組み合わせるとき，精神療法家は，精神療法のみの場合の単純な二者関係（精神療法家と患者）が，2つの複雑な，重複した三者関係（精神療法家-患者-薬剤，および，精神療法家-患者-処方医）に移行し，それぞれが強力な心理学的に力動的な意義を持つことを認識していなければならない。全員がパートナーとして思慮深く，精

力的に従事することも，起こりうる多くの障害を避け，薬物療法と協力的なケアの恩恵を受けるためには必要である．

第11章

短期療法における能力評価

John Manring, M.D.
Bernard Beitman, M.D.
Mantosh J. Dewan, M.D.

　研修生が本書を読み，専門家の技術の理論と実際を観察し，数人の患者にそれぞれ6つの特定の短期療法を用い，注意深いスーパービジョンを受ける。すると，その研修生は短期療法において確実に能力があるといえるのだろうか？
　医学界においては，治療効果やエビデンスに基づいた治療を用いるようにしていこうという，大きな動向が見られるが，その一環として，研修生が，研修プログラムが教えていると主張していることを実際に習得できているのかどうかを証明せよという，市民（政府を介して），健康保険会社，認証機関からの圧力が強まっている。しかし，精神療法のように複雑で多岐にわたるものに関する能力をどうしたら確実に検証できるだろうか？　精神療法が有効であるために不可欠な側面，患者に治療的改善を促すのに十分な側面，およびそれ以上の効果をもたらす側面などについては未だにあまりわかっていない。結果として，我々が望ましいアウトカムを得るために最低限**行わなければならない**ことについて定

義することは不可能である。よって，何を，どのようにして測定すればよいかという2つの問題が存在する。本章では，これらの2つの領域において，各研修プログラムにおいて，能力アセスメントを構成するのに用いることができるかもしれない基礎的要素を提起する。

何を測定すべきか：精神療法の能力に必要なスキル

　研究データとコンセンサスの不足から，この分野では有効な短期療法に重要であるとされるスキルを定義するために専門家の助力を求めた（精神科レジデント研修責任者協会精神療法部門〔the American Association of Directors of Psychiatric Residency Training[AADPRT] Psychotherapy Task Force〕，心理学研修施設長協会能力評価ワークグループ〔the Association of Directors of Psychology Training Clinics [ADPTC] Practicum Competencies Workgroup〕，など）。第12章では（表12-1から12-3を参照），Steenbargerらがすべての学派の短期療法に共通すると考えられるスキルのリストを提示し，それらを治療の3段階に合致させている。別の一連の**全般的**精神療法スキルとして，AADPRTグループ[1]およびBeitmanとYue[2]の研究をもとにしたものがあり，これには，治療者とクライエントの境界の管理，治療同盟の構築，傾聴，感情への対処，理解者となること，スーパービジョンの活用，治療における障壁への対応，治療的な介入，のための能力が含まれる。これらのスキルは必要ではあるがこれだけで十分**ではない**と考えられている。

　これらのスキルを具体的にすればするほど（例：セッションを時間通りに始め，終わらせる能力を「境界の管理」という全般的スキルにおけ

---

[1] AADPRT Psychotherapy Task Force 構成メンバー：David Goldberg, Ron Reider, Ron Krasner, Lisa Mellman, Carol Bernstein, New York University faculty, Hinda Dubin, University of Maryland faculty

る特定課題とする，など），精神療法がより有効に教育でき，また習得されやすくなると考えている人もいる．この理由により，いくつかのグループは精神療法の全般的なスキルを最小限の特定可能な単位に凝集し，これを習得することが精神療法の有能なパフォーマンスにつながるとした[3]．以下の3つがその例である．

- **境界**…次のことを行うための能力：①治療の枠組みを確立し維持する（スケジュールを立て，時間を厳守し，外的機関や治療関係に対処するなど），②プロフェッショナルな関係を確立し維持する，③患者のプライバシーと守秘義務を保護する，④患者との金銭的な取り決めに適切に対処する．
- **治療同盟**…次のことを行うための能力：①患者と，信頼関係と治療同盟を構築する，②患者を積極的に治療に参加させる，③その同盟における障害を認識し修復する，④治療の焦点を確立する．
- **介入技法**…次のことを行うための能力：①治療の焦点を維持する，②患者の発言，情動，行動を明確化して患者に示し，患者の反応を評価する，③治療終了に対する準備状態を評価し，それに対処する．

有効な短期療法一般において**必要な**先述のスキルを，**十分な**スキルに変換するため，一連の追加スキルを提唱している学派もある．1つはSteenbargerらによって第12章（表12-1から12-3まで）にて提示されているが，もう1つ，BeitmanとYue[2]によって必要であるとされたスキルを以下に示す．

- **言語的介入**…多岐にわたる言語的介入を用いて，患者に希望，安心，情報とガイダンス，内省の促し，解釈，直面化を提供し，患者を集中させ，患者の感情，思考，行動パターンの同定を促し，変化を奨励し強化する能力．

- **パターンの同定**…帰納的推理を用いて，個々の情報を，患者にあてはまる，患者・治療者ともに変化が必要であると考えるパターンとして一般化する能力，変化が起きた後には希望する結果につなげられる能力。
- **変化のための戦略**…次のことを行うための能力：①非機能的パターンを改め，機能的なパターンを開始し，それを維持するという3段階の変化を認識する，②患者が今までとは違うことをし，パターンを修正し新たな状況に一般化できるようにするのを援助し，治療者の援助がなくてもパターンを修正できるように教育するという3つの修正順序を明らかにする，③患者の機能の5つの領域（感情，認知，行動，対人，システム）を同定する，④それぞれの領域で患者の変化を援助するための十分に幅広い技法を用いる。

特定の短期療法にはさらなるスキルが要求される。例えば，AADPRT グループ (L. Mellman and E. Beresin, co-chairs, AADPRT Psychotherapy Task Force [AADPRT-list@aadprt.org]；July 3, 2000) は，短期認知行動療法のためには，次の能力が必要であると提案している。

1. 認知モデルを説明できる。
2. 患者をその認知モデルになじんでもらう。
3. 認知モデルに基づいた構造化された活動（気分チェック，前セッションとの橋渡し，アジェンダの設定，ホームワークのふりかえり，こまめなまとめ，患者へ／からのフィードバック）を用いることができる。
4. 自動思考を同定し，引き出すことができる。
5. うつ病の認知の三徴の知識を説明でき，治療に応用できる。
6. 非機能的思考記録を治療ツールとして用いることができる。
7. 思考における一般的な認知の誤りを同定することができる。

8．活動スケジュールを治療ツールとして用いることができる。
9．行動技法を治療ツールとして用いることができる。
10. 治療を終了するときに，患者とともにブースター・セッション，フォローアップ・セッション，セルフヘルプ・セッションを適切に計画することができる。

　有効な短期療法を行うために十分な具体的なスキルをリストアップすることが，これらのスキル習得に向けた重要なスタートになるだろう。能力を認定するには，我々はまだ，必要不可欠なスキルはどれか，すべてのスキルが必要かどうか，あるいは能力に不可欠なスキルのうち決定的に重要な部分，ないし割合というものがあるのかどうかを判断しなければならない。残念ながら，依然としてこれらの問いについて実証研究による答えは出されていない。

いかに能力を測定すべきか：能力評価ツール

　有能（competent）とは，「適している（suitable），十分な（sufficient），もしくは適切な（adequate）」（Webster's 20th Century Unabridged Dictionary, 2nd Edition）と定義される。Dreyfussのスキル習得モデル（図11-1）で示されるように，能力を，スキル向上の連続線上で考えるとわかりやすいかもしれない。

　有能であるということは，初心者と専門家の**中間**レベルのスキルを持つということである。したがって，研修生は精神療法のすべてのスキルをマスターしなくても有能であるとみなされる可能性があるということである。

　精神療法において有能であることに必要なスキルのリストに合意がとれたら，次に，それぞれのスキルにおける適正ないし能力はどのように評価したらよいのであろうか？　卒後医学教育認可評議会

	駆け出し	→ 初心者	→ 有能	→ 熟練者	→ 専門家
学習課題	個別の事実，若干の選択	若干の統合，自己コントロール	自立，アイデンティティー	専門的基準，患者中心	内在化
学習方法	講義，研究室，学部での講義	セミナー，研究室，スーパービジョン下での治療	現場での治療設定	専門的訓練，社会化	自己管理
評価方法	テスト	シミュレーション	実際の治療の評価，ポートフォリオ	治療に関連した指標	自己アセスメント，内在化された標準

図11-1 Dreyfussのスキル習得モデルで解説されるスキル向上の連続線上での能力

(Accreditation Council for Graduate Medical Education：ACGME；すべての医学的専門領域の認証機関の母体) は，医学教育のすべての側面における能力評価のための13の「ベストメソッド」の「ツールボックス（道具箱）」を構成した[1]。以下に，短期療法の能力評価に最適な7つのメソッドを挙げる。

筆記試験

おなじみの，紙に印刷された多肢選択問題や，コンピューターベースの多肢選択問題の試験は，覚えるべき事実や知識を試すだけではなく，そのテーマに対する受験者の理解を評価するように設計されている。コンピューターベースの試験では，受験者の能力を迅速に測定するように統計的なルールがコンピューターにプログラムされているため，試験の質問数を多くする必要はなく，受験者が自分の能力を証明できたところで試験終了となる。研修中のテストスコアを全国標準と比較することで，それぞれの研修生の強みと弱みが同定され，彼らの向上を助ける。毎年

のプログラムにおける研修生の総合試験結果を比較することは，改善が必要なトレーニングプログラムを同定するのに有用となることもある。多肢選択試験は，研修中の試験や初期の認定に広く用いられている。多肢選択試験は知識をテストするには有用であるが，微妙なやりとりを評価したりすることは不可能で，それだけで精神療法における能力を評価することはできない。

カルテに基づいた口答試験

　カルテに基づいた口答試験は，研修生のケース記録，「プロセス・ノート（患者との面接のやり取りを記録したノート）」，あるいは録音・録画テープを，提供されたケアの標準口頭試験の基礎として用い，診断，臨床所見の解釈，治療計画の理由を尋ねるものである。試験官は，確立された手順と採点方法で研修生を評価する。信頼性は0.65から0.88の範囲である。例えば，治療のいくつかの段階での研修生のビデオテープ（初回面接，焦点の選択，修正戦略の利用，治療の終結，など）は，研修生のスキルと決断についての正確な記録を提供しうる。訓練された試験官は，標準の手順に従って，1つのケース，ないしその研修生の作業の「ポートフォリオ」（本章の「ポートフォリオ」の節で後述）を口頭で検証する。設備の費用がかかることや患者から録画・録音の同意書を得なければならないこと，様々な学派の治療の十分な段階を十分に検討しなければならない点が，この方法の欠点である。カルテに基づいた口答試験と精神療法との関連についてのデータはないが，評価と指導のための有望な方法であり，現在，マクマスター大学（カナダ，オンタリオ州ハミルトン）で実施されている。

チェックリスト評価

　チェックリスト評価は，より複雑なスキルを構成する，必須ないし望ましい具体的な行動，活動，段階のリストである。訓練された評価者が直接観察によって評価すると，患者ケアのスキル（病歴聴取など），対人スキル，およびコミュニケーションスキルを実用性かつ信頼性（0.7〜0.8）をもって評価できることが，研究により裏づけられている。チェックリストは，専門家の合意によって開発されている。パフォーマンスの評価基準は，記述的な「アンカーポイント」を利用している。本章と第12章に，短期療法に必須と考えられるスキルのいくつかのリストを提示した。いくつかの単純な課題に対してはチェックリストが有用であるが，多くの課題（信頼関係や治療同盟を構築するための能力，など）は，複雑な能力であり，個別のスキルに分解するのは不可能であるため，チェックリストによる評価が妥当でない可能性がある。我々は，能力を正確に定義することはできないが，「目につけばわかる」という中途半端な立場に置かれているのである。注意深く構成され，妥当性と信頼性が検証されれば，チェックリストは，研修生の実際の治療セッションや，録画されたセッションの評価のための有効なツールとなりうる（「ポートフォリオ」の項を参照）。

実際のパフォーマンスや録画されたパフォーマンスの全般的評価

　全般的な評価表は，その他の評価表と次の点で区別される。①評価者は，特定のスキルや課題や行動ではなく，おおざっぱなカテゴリーごとの能力を判断する（対人スキルとコミュニケーションスキル，など），②評価は，長期にわたって情報収集（臨床ローテーションの終了時に，など）し，複数の情報源（直接的な観察ややりとり，他の教職員や他の研修生や患者から提供されたもの，著作物や文書，など）から得て，全

体的な印象をもとに後方視的に行う。評価のスケールは数字だが，この数字は質的な指標（優＝1，良＝2，可＝3，不可＝4）を表している。評価者はコメントを書くことによって自分の評価を説明できる。訓練された評価者が，面接を直接観察しながら行う全般的評価は，アメリカ精神・神経専門医（American Board of Psychiatry and Neurology）の認定のための口頭試験や，その他多くの研修プログラムにおいて用いられている。

全般的評価は，訓練されていない評価者の場合，スコアが極めて主観的で，偏った見方になりうる。しかし，全般的評価表は簡単に作成することができ，すぐに記入できる。基準を設定し，スケール上のそれぞれの点の「アンカー・ポイント」（行動や姿勢の例）を提示すると信頼性と妥当性が向上する。

ポートフォリオ

ポートフォリオは，訓練生が学習と訓練目標に関する成果の証拠を提供するために準備する実績のコレクションである。文書（面接記録や面接の内容の記述など）が一般的であるが，ビデオや音声録音などもありうる。また，それまでに学んだことやその応用，今後の学習の必要性やそれがいかに達成されうるかについての記述を含めることもある。大学院の精神療法の訓練では，ポートフォリオに，治療した症例の診断名の記録，使用した治療法の記録，治療法を選択するときに検討した研究文献の概要，能力向上のために取り組んだ事柄，倫理上直面したジレンマと，それにどう対処したかについての説明，患者とのやりとりの録音，ないし面接の記述，などが含まれるだろう。ポートフォリオの目的は，研修生がそれぞれの目標に関した学習の進歩を証明することであるため，その内容が標準化される必要はない。ポートフォリオは，教育を，精神療法の本質であるケアの継続性の問題のアセスメントと組み合わせるた

めの最善のツールの1つでもある。ポートフォリオの評価のためのプロトコルを開発することは，そのような評価の信頼性にとって極めて重要である。

360度評価法

　360度評価法は，研修生の影響圏における多くの人々（スーパーバイザー，同輩，後輩，患者，家族，など）が記入する質問票である。この方法は，ビジネス，軍隊，教育の場で用いられ，信頼性の高い，主要アウトカムデータを収集するための魅力的な方法である。しかし，研修生の短期療法スキルを適切に評価するために，スーパーバイザー，研修生仲間，外来スタッフ，患者，家族に共通する質問表を1つだけ考案するというのは難しいことである。なぜなら，彼らはそれぞれ研修生に求めるものが異なり，言葉の用い方や理解の仕方も異なる可能性が高いからである。また，質問票の配布と収集や，結果を有意義に数値化することに伴う管理上の複雑さは気が遠くなるほどだが，十分な資源があれば，360度の評価法は有力なツールとなる可能性がある。

シミュレーションとモデル

　臨床能力のアセスメントに，幅広い種類のシミュレーションを用いることによって，現実を真似て，受験者が臨床的問題について判断を下し，実際の患者に危害を加えることなく致命的な過ちを犯し，誤りをその場で正せるように即座のフィードバックを受けることができる。シミュレーションは，他の状況では効果的に評価するのが難しい臨床的問題に関する能力を評価するのに用いられることもある。シミュレーションの形式は，筆記版の患者管理の問題，臨床例シミュレーションと呼ばれるコンピューター版の患者管理の問題，ロールプレイ（模擬患者など），臨

床チームシミュレーション，そしてこれらすべてを組み合わせたもの，が開発されてきた。専門家らが採点のルールを決めている。

　臨床の専門家らは，シミュレーションを構築するために，特定のスキルに焦点を当て現実の患者のケースからシナリオを作り上げる。技術的な専門家は，標準化した患者の脚本，あるいはコンピューター版のシミュレーションを作成したり，さらに可能であれば自動化した採点ルールを作成したりする。シミュレーションは作成に高額な費用がかかる。現在，精神療法の微妙なニュアンスを査定できるプログラムは存在しない。しかしながら，精神療法的な現象の認識と対処を評価するためのシンプルな臨床場面は，多肢選択問題である，コロンビア大学精神力動的精神療法スキルテスト（Columbia Psychodynamic Psychotherapy Skills Test）に組み込まれている。シミュレーションとゲームについての豊富な文献が[4,5]，今後，治療のより微妙な側面についての精緻で有用なコンピューターシミュレーションの開発に役立つことを期待する。

現在の短期療法における能力評価

　短期療法は，数週間から1年に及ぶ2回から20回のセッションで展開する対人関係スキルと治療的技法の複雑な相互作用である。継続的関係の技術と科学を適切に評価するための明白な方法は存在しない。それでは我々はどうしたら，能力を認定するうえで，卒後医学教育認可評議会（ACGME）のツールボックスや専門家が開発したスキルのリストを最も有効に利用することができるだろうか？

　既存のいくつかのモデルをレビューすると役に立つかもしれない。カナダのマクマスター大学では，治療の均一性を高めるために，マニュアルを使って7つの短期療法（精神力動療法を除く）を教えている。録音または録画されたセッションを，毎週のスーパービジョンで評価する。支持的療法，認知行動療法，対人関係療法，家族療法に関しては，研修

生がそれぞれの療法の初期，および後期のセッションの録音（録画）を提示し，治療関係や治療者の技術的な能力を，それぞれ，作業同盟尺度（Working Alliance Inventory）や Truax 共感尺度（Truax Empathy Scale），認知療法尺度（Cognitive Therapy Scale）や対人関係療法のための治療者評価フォーム（Therapist Strategy Rating Form for interpersonal therapy）[6,7] などの標準化されたスケールで採点している。

　Beitman と Yue[2] は，ミズーリ大学でこれとは極めて異なるアプローチをとっている。彼らは，定型的な精神療法に重要と考えられるスキルについての彼らの詳細なリストから，ポートフォリオを構成するために必須なものを選び出した（下記参照）。すべてのスキルがテストされるわけではないが，ポートフォリオの要件を十分に満たしている訓練生は，少なくとも短期療法において有能であり，必然的にそのプロセスのなかで多くを学んだ可能性が高い。

- **定期試験**をモジュールの終わりごと，年4回，あるいは年1回行う。知識を，多肢選択試験と臨床場面（コロンビア大学精神療法能力テスト（Columbia Psychodynamic Competency Psychotherapy Test〔旧 Columbia Psychodynamic Psychotherapy Skills Test〕）など）によってテストする。臨床スキルは，テープ，患者の実際の面接，あるいはシミュレーションをもとにした口答試験で横断的にテストされ，症例の概念化と治療計画の背後にある根拠を質問される。訓練された評価者が標準化されたプロトコルに従って採点する。
- **毎週のスーパービジョン**は，継続的なプロセスであるため，精神療法の指導と評価の有効な手段となる。スーパーバイザーは，「アンカーポイント」が明確な，全般的評価を用いて定期的に知識と臨床スキルを評価することによって，自分の評価の妥当性を高めることができる。研修生は，すべての精神療法に共通する主要なスキルと，各治療法特有のスキル（行動療法，解決志向療法，など）のリスト

の両方において評価を受ける。
- **ポートフォリオ**は，認定要件を満たしているかどうか（たとえば，少なくとも2つの特定の短期療法で3人の患者を治療したという「臨床で最低限期待される要件」など）の永久に残る記録であり，また，特定のスキルの客観的な実証（テープによって，など）となる。研修を通じて継続的に作成される，ミズーリ大学で用いられるポートフォリオの例には以下のものが含まれる。

1. カウンセリング自己推定尺度（Counseling Self-Estimate Inventory）。37項目からなる，研修生の姿勢とスキルについてのリカートスケールの質問票で，3カ月おきに行われる。
2. 作業同盟尺度（Working Alliance Inventory）の研修生版と患者版の両バージョンの実施。治療同盟の状態を評価する12項目の評価尺度から成る。
3. 2回の精神療法のセッションの分析。訓練生がそれぞれの介入を自分の意図だけでなく患者の反応に沿って分析する。これらの分析は，用いられた様々な介入に関してその後のセッションと比較される。
4. 特定のケースについて，Exploitation Index（逸脱指標：訳者仮訳）に基づいて5つの治療者-患者境界の違反を説明する。境界線違反につながりうる32の思考，感情，行動について，それぞれリカートスケールで評価する。
5. ストレス要因がいかに短期療法の焦点となったかについて，研修生が受け持ったケースの説明を行い，そのケースに見られる認知行動的パターンと精神力動的パターンを説明する。
6. 研修生が体験した治療における転移，抵抗，逆転移の例。
7. 研修生が受け持った患者の思考記録表を2つと，2つの認知の歪みを示し，認知療法を用いたことを証明する。

8. 患者の過去の経験と現在の問題の関係について2つの事例を説明し，精神力動的理解を証明する。
9. 短期療法で治療の焦点を探索した2事例を示す。
10. 3カ月ないし6カ月ごとの，スーパーバイザーによる研修生の変化の全般的評価（Global Evaluation of Trainee Change）（「極めて劣る」から「優れている」までの1項目評価）。
11. 支持的精神療法の能力を評価するための2つの事例の描写。スーパーバイザーが面接テープや面接記述を止め，研修生はその部分の患者の発言について共感的な要約を示す。

　ポートフォリオは，2つの360度評価（または，少なくとも，患者の治療効果に関する主観的ないし客観的評価）を加えることでさらに強化される。これは，研修生の能力が患者の治療効果と比例することを指摘するのに有用なことがある。ポートフォリオの各側面での評価基準の適用について評価者を訓練すると，複数のポートフォリオに対する評価の一貫性が強まり，ポートフォリオの信頼性が向上する。
　最後に，比較対照試験が，どの精神療法がどの問題と行動に有効かについての知見を与えてくれるにつれて，また，それらの精神療法に特定される技法についての情報を提供してくれるにつれて，有能な研修生に求められるものがよりはっきりとしてくるであろう。また，我々は，そういった必要不可欠なスキルが必要とされる精神療法的状況についての，洗練されたコンピューターモデルができるだろうと楽観している。それまでは，多肢選択試験，継続的なスーパービジョンによって全般的評価を行うこと，特定の技術的スキルを証明する記録媒体（患者の治療結果の裏づけがあるときには特に有用）など，広範にわたるポートフォリオを用いて評価し，また，本来この専門的職業とは切り離すことのできない曖昧さを容認すること（もう少しの間だけだと期待するが）が，最善の策であると思われる。幸いにも，我々の注意をそらす多くの「雑音」

にもかかわらず，短期療法は，たとえ研修生によって提供された場合でも患者にとって有益であることが，研究によって一貫して証明されている。

第 III 部

概観と統合

第12章

治療を短期に行うこと
―― 概観と統合 ――

Brett N. Steenbarger, Ph.D.
Roger P. Greenberg, Ph.D.
Mantosh J. Dewan, M.D.

　本書のこれまでの章で，メンタルヘルスの専門家のトレーニングにうまく組み込まれてきた6つのモデルの短期療法を紹介してきた。認知療法，行動療法，解決志向短期療法，短期対人関係療法，期間限定力動的精神療法，そして認知行動的カップルセラピーのなかに，短期介入の幅広い技術と科学を見出すことができる。第1章と第8章で示したように，これらのモデルには多くの重複が見られる。短期療法は，期間限定のない長期的な精神療法と根本的に異なるわけではなく，その独自性は，注意深い患者の選択，明確な治療的焦点の維持，そして治療者と患者の積極的な関与と活動を通して変化のプロセスを促進しようとする努力から生じるものである。

　この結びの章では，先述の6つのモデルから，短期療法実践の基礎となる一連の必須能力を抽出しようと思う。これによって，メンタルヘルスの専門家が，本書第11章で述べられているように，治療者のスキルとトレーニングの効果の両方を評価しようといかに努力しているかをお

伝えできると期待している。短期療法に共通する必須能力は，各短期療法のそれぞれのモデルごとに，異なる使われ方をしているのはもちろんであるが，次に示す3つのスキル・セットこそが，有能な短期療法家にとっての共通のバックボーンになっていると本章では提案したい。

スキルセット1：治療関係スキル

　Greenbergが第8章で強調したように，治療者と患者の治療同盟は，どの精神療法においても，有効な精神療法の特徴である。**短期療法の治療者は，すべての形のカウンセリングと精神療法に不可欠の中核的な対人関係スキルを持っていなければならないが，治療期間が制限されていることを考えると，ポジティブな作業同盟を構築し維持することに特に積極的でなければならない。**

　本書の多くの章の著者が，アプローチのカギが，治療者とクライエントの望ましい作業同盟の形成にかかっていると述べている。第5章のStuartや第6章のLevensonが指摘したように，同盟構築の準備となる対人関係の経験や愛着スタイルが患者に欠けているときには，短期療法は，不可能ではないにしろ極めて困難になる。多くの著者は協力（collaborative）という言葉を用いている。短期療法の治療者は，治療の計画や実践のすべての段階に患者を積極的に関与させる。例えば，第7章でBaucomらは，治療者とクライエントがカップルの生活の全面に対処することは大変なことであると指摘した。治療者は，カップルと協力してカップルの提示する問題の最も中心となる面を同定し，それらを変化のための標的として確立する。それを達成すれば，ストレスが低減され，問題の対処方法が学習されるにつれ，焦点となる変化が個人やカップルの生活の他の領域にも波及しうる。

　認知療法と行動療法においては，治療同盟が心理教育（問題の起源，治療の理論的背景，使用する方法について患者を教育すること）によっ

て促進される。短期療法の治療者を，Stuartは「思いやりのある専門家」と評したが，これは短期療法において治療者が支援と変化の促進という2つの役割を持つことを捉えている。解決志向短期療法では，目標設定は極めて相互的かつ協力的に行われるため，機械的に治療目標を設定している際にも，治療同盟を足固めするうえで役立つ。

　この積極的な同盟構築には，すべての有効な援助的介入に共通して見られる思いやり，誠実さ，共感などの中心的治療要素が含まれる。しかし，それらの要素以上に，治療を短期に行うことこそが，クライエントに積極的に治療に関わってもらう感覚，援助のプロセスにおけるすべての段階でチームワーク感覚を持ってもらううえで役に立つ。有効な短期療法は，患者に対して行うものではなく，患者と共に行うものである。それは，認知療法で共同主義的経験主義（collaborative empiricism）といわれるものであり，患者と治療者の両方が，自分の思考，感情，行動のパターンを検討・修正する責任を共有するということである。それを達成するために，短期療法の治療者は，そのような試みを促進する環境を作ることができなくてはならない。Bauconら（第7章）が短期カップルセラピーのセッションで示したように，短期療法の治療者は，難しい問題を追求できる安心感を作り出せる進行役でなければならない。

　メンタルヘルスの研修生は，時間が治療計画において明白な要素ではない形で技術を学ぶことが多い。このことには利点もあり欠点もある。肯定的な面としては，時間のプレッシャーのない状況で精神療法を学ぶことで，基礎的な治療関係スキルを培うことが可能になる。要するに，歩いたり走ったりする前にハイハイする時間があるということである。否定的な面としては，時間の制約がないと治療者から急ぐ要素がなくなりがちとなり，治療者が，積極的に協力的な姿勢を追求するよりも，温かな思いやりで満足してしまう。表12-1に，短期療法に共通する協力的行動の構成要素の指標をいくつか提示する。これは，期間限定でない状況で行うトレーニングにおいても，モデルにしたり，評価に利用した

表12-1 短期療法の治療者に共通する治療関係スキルの指標

治療契約の段階
- 治療者は，経歴的な情報を引き出すプロセスで，クライエントに対して思いやり，誠実さ，共感を示す。
- 治療者は，問題のパターンがどのように形成されているか，またそれらを精神療法のなかでどのように取り扱うかについて説明する教育的な介入に，クライエントを積極的にかかわらせるようにする。その際，クライエントの質問や懸念には支持的に対応する。
- 治療者は，クライエントに積極的に教えを求めて，クライエントの経験が，個々のクライエントのどのような教育的，社会経済的，文化的，人種的，および性的な背景から形成されているかを理解するよう努める。
- 治療者は，治療の手段と目的を構築するうえで積極的にクライエントの関与を求め，両者の間で必ず責任と期待について共通の理解が得られるようにする。

相違の段階
- 治療者は，精神療法の過程で積極的にフィードバックを伝えたり，求めたりし，変化に向けた取り組みがそれぞれのクライエントに見合った速度で行われるようにする。
- 治療者は，複雑で陰性の転移反応や抵抗に焦点を当てるのではなく，むしろそれらを避けるようにする。

強化の段階
- 治療者は，治療終了時にも協力的な姿勢を維持し，必要に応じて，また，本人の希望に応じて，断続的な治療や継続的な援助の機会を与える。

りすることができる。この表と表12-2，表12-3は，第1章で概説した短期療法の変化の段階ごとにそれらの指標をまとめたものである。これらは，特に読者の自己評価に有用で，短期療法において「何をすべきか」の課題を示している。

第9章で，EchemendíaとNúñezは，クライエントが精神療法に持ち込む多様な期待について触れ，クライエントの文化的背景を認識することを短期療法の重要な側面として取り上げた。英語がクライエントの第二言語であったり，クライエントが，性別，人種，国籍の違う治療者を信頼できるか大きく心配しながら精神療法にやって来るときには，異なった形の協力が必要となる。再度繰り返すが，短期療法における積極

的・協力的な姿勢とは，人種や文化に対する固定観念を捨てたり，広く
「敬意を示す」以上のものである。むしろ，患者を，彼ら独特の価値観，
伝統，信念を治療者に教えてくれる情報提供者として扱うべきである。
例えば，年長者に従うという文化的背景を持つクライエントに対して，
盲目的に認知行動モデルの自己主張トレーニングを適用することは望ま
しくない結果を招くだけである。有能な短期療法の治療者は，クライ
エントの家庭での衝突に気づいたら，それがクライエントの文化的背景の
なかでうまく解決できるように教育されていなければならない。クライ
エントに，治療の方法と目的に対して，治療者と共同して貢献してもら
うことは，クライエントと治療者の文化的調和を維持するうえで重要で
ある。

　本書で取り上げられた6つの短期療法をレビューすると，概して短期
療法はパーソナリティーのすべての問題やすべての側面を取り扱うもの
ではないという考えが受け入れられているのがわかる。短期介入は，変
化のプロセスを開始しはするが，必ずしもそれを完了させるのではなく，
精神療法の目標は「治癒」ではないことが一般に認められている。短期
療法の特徴である協力は，治療者が「終了」の概念を断続的な診察に置
き換えることを意味している。例えば，Stuart（第5章）と Levenson
（第6章）は，短期療法と一般医療の類似性を挙げ，短期対人関係療法
と期間限定力動的精神療法における断続的な精神療法の価値を指摘して
いる。第3章で Hembree らが述べているが，目標は，患者を自身の治
療の専門家にすることである。それについては，第2章では，Beck と
Bieling が，治療の目標は患者が自分自身の治療者になるように教育す
ることであると解説した。Baucom らは，第7章で，治療者の主要課題
はカップルが自分のパートナーのより良い観察者と評価者になるのを援
助することであるとしている。定期的に予定された面接が終わった後も，
治療者がブースター・セッションを行えるようにしておくことで，短期
治療は協力的姿勢を維持できる。この点において，精神療法を急性期と

維持期の2つの段階に分け，将来の必要性に対応するために維持段階を無期限に延長するというStuartの概念は理にかなっている。

協力の概念は，短期療法の治療者が**行わない**ことについても浮き彫りにする。長期療法の治療者は，抵抗と転移反応を分析することに長々とした時間をかけることがあるのに対して，短期療法の治療者は，そのような攻略を非生産的と考える傾向にある。例えば，第4章でSteenbargerが指摘したように，解決志向短期療法の治療者は，課題と演習にクライエントを参加させるため，目標をわかりやすく定義することに時間をかける。同様に，第5章では，Stuartが，短期対人関係療法の治療者が，治療の主要な焦点をそらす転移反応の発生をひたすら避けるさまを描写している。転移が積極的に用いられる期間限定力動的精神療法においてでさえ，重視されるのは転移分析ではなく，転移を今現在の新しい関係による体験を提供する題材として取り扱う。第6章で，Levensonが，転移解釈を特色とする精神療法の治療結果が他の精神療法と比較して劣っていたことを発見したStruppらの研究を引用した。そのように転移解釈に重点を置くことは，無意識のうちに治療者とクライエントの分裂につながり，望ましい短期療法に不可欠なチームワークを引き裂いてしまう恐れがある。第8章で，Greenbergは，転移解釈を過度に強調することによる影響が有害であるという，研究で裏づけられた概念に同調した。

スキルセット2：手段的スキル

短期療法が積極的に治療目標を目指すことは，各章の著者らが述べているように，各短期療法に共通するテーマである。**短期療法では，課題に焦点を当て，短期作業の適性を判断し，適切な治療的焦点を選択し，それを維持するための情報を積極的に収集しなければならない。**

第1章で述べたように，短期療法はすべてのクライエント，提示され

るすべての問題に適しているわけではない。慢性的で深刻な問題，特に人間関係形成能力の障害に伴う問題は，持続的な介入と支援を要する傾向にある。そのような場合，短期治療は有用であることもあるが，Linehan の弁証法的行動療法[4]のように，長期の目的を達成するために連続的に行われる。Levenson は期間限定力動的精神療法についての第6章で，彼女の短期療法の適用の指針となるいくつかの要因を同定している。彼女は，患者が感情的に苦痛な状態にあり，人間関係パターンを検討することに治療者の関与を許すことができなければならず，また意義ある人間関係を形成する能力がなければならないことを強調した。同じような文脈で，Stuart は第5章で，短期対人関係療法が第Ⅱ軸障害の患者に適さないのは，それらの障害が人間関係の形成や維持を困難にさせ，治療同盟を直ちに構築することが必然的に妨害されることが多いためであるとしている。

　Stuart は，短期療法の適応を考えるうえで，クライエントの治療意欲の重要性を挙げている。治療意欲はクライエントの苦悩と密接に結びついている。なぜなら，苦痛な状態にある人は，変化のために積極的に努力し続ける治療意欲を持っている可能性が最も高いためである。行動療法，認知療法，および解決志向短期療法など，これまでの章で考察された短期モデルのいくつかは，援助プロセスの一環としてホームワークや課題を大いに利用している。これにはクライエントの多大な治療意欲が必要となる。Hembree ら（第3章）は，行動療法において，ホームワークをやり遂げるかどうかと治療がうまくいくかどうかが関連しているという研究データを引用している。そのため，クライエントが短期療法に適しているかどうかをアセスメントするためには，治療セッションと治療セッションの間に，クライエント自身が変化に向けた取り組みを実行できるかどうかを患者と率直に話し合うことも必要になる。クライエントが変化することについて両価的な気持ちを抱いていたり，感情的に圧倒されていてホームワークを実行できない状態だったりする場合に

は，治療を短期で行える可能性は低くなる．同様に，クライエントにホームワークや治療の終結を促すサポート・システムが欠如している場合（あるいは，そのような欠如のために，クライエントが，変化に向けて自分自身が取り組もうとするよりも，治療者に継続的な支援を求める場合），治療が短期間で完了する可能性は低い．

表12-2は，短期療法の能力の重要な指標の1つに，短期療法の適応や禁忌についての綿密なアセスメントがあることを提案している．第1章で，そのようなアセスメントの基礎となる6つの要因をDISCUSという頭文字で示した（問題の持続期間〔duration of the presenting problem〕，クライエントの対人関係歴〔interpersonal history of the client〕，問題の重症度〔severity of the presenting problem〕，問題の複雑さ〔complexity of the problem that are presented〕，患者の理解と治療意欲の程度〔degree of understanding and motivation possessed by the client〕，クライエントが持つ社会的支援の程度〔degree of social support enjoyed by the client〕）．もちろん，短期療法の適応と禁忌については他の基準もありうる．大事なのは，より広範囲の介入を必要とするクライエントには，最も有効と思われる形の援助を迅速に提供する必要があるとういうことである．第10章でDewanは，いくつかの問題に対しては，薬物療法と心理社会的介入（精神療法）を併用したほうが治療効果が高いことを示唆する証拠を挙げた．このことは，最近トラウマを体験したクライエントや，パニック障害と関連した急性の苦痛を抱えるクライエントへの支援において有用である．耐えがたい不安をコントロールするために薬物を利用することで，しばしば患者は短期療法の目的に集中できるようになる．薬物療法の適否を判断する際にも，短期療法の禁忌を定めるDISCUSの基準が有益となりうる．

注意深いアセスメントの第二の機能は，治療の焦点を具体的に決めることである．本書の各章の著者らの間で一致するテーマを1つ挙げるとすれば，治療を時間効率的にし続けるために，治療の焦点を確立し維持

表12-2 短期療法の治療者に共通する手段的スキルの指標

治療契約の段階
- 治療者は，短期療法の適応と禁忌に関連する要因の徹底的なアセスメントを行い，短期療法以外の治療がより有益であると思われるクライエントには適切な紹介，および治療計画の決定を行う。
- 治療者は，短期療法の目標構築のため，クライエントの懸案事項に対して焦点を絞った，構造化されたアセスメントを行う。
- 治療者は，治療目標を明確かつ具体的に述べ，治療者とクライエントの両者が，援助のプロセスにおいて治療目標をお互いに理解し合い，支持できるようにする。

相違の段階と強化の段階
- 治療者は，治療目標への方向づけを維持するための活動を各セッションで促進する。これには，セッションが焦点から外れた場合の方向変換，セッションの進展のまとめ，課題や演習の割り当てなどが含まれる。
- 治療者は，クライエントの治療目標から導き出した，治療者とクライエントが相互に理解した柔軟な「ゲームプラン」をもって，各セッションに臨む。治療は必ずそのプラン通りに実行するか，あるいは必要に応じてプランを修正するようにする。

することの重要性である。この焦点は，多くの場合，クライエントの体験に関連するすべての側面を取り扱うことができる構造化された評価を通して構築される。認知療法についての第2章で，BeckとBielingは，クライエントの評価は，自動思考のパターン，その起源，およびその結果をまとめた認知的概念図によって行うと述べている。Levenson（第6章）は，期間限定力動的精神療法の青写真を示す際に，循環的な不適応パターンの定式化について解説している。Stuart（第5章）は，短期対人関係療法において関係の必要性を評価するための対人関係尺度を用いている。Steenbarger（第4章）は，クライエントの目標について初期アセスメントを行うための，初回セッションで行う課題設定（formula first-session tasks）の使い方を説明している。

これらの構造化されたアセスメント方法によって，クライエントの評価の焦点を絞り込むことができる。そのねらいとは，迅速にパターン探

しを行い[3]，治療の活動段階に進むための共通目標の構築を促進することである。こういった方法は標準化されているため，かけだしの治療者でも，具体的にアセスメントのための最も重要な領域を把握することができる。このことは，第11章で Manring らが指摘している，治療者の必須能力に到達するための研修目標に一致する。ここでもまた，一般医学との類似性がいえる。重篤な病気でないかかりつけの患者を診察する場合，家庭医が包括的な病歴聴取や全身の診察を行うことはまれで，むしろ，体の様々な部分に軽く触れはするものの，患者が特に訴えている領域に焦点を当てるであろう。これと似たように，短期療法においても，スクリーニングによってクライエントに短期療法が適切であると判断されると，クライエントが気にかけている特定の領域に重点を置いてアセスメントを行い，これが短期療法の治療指針となる。個々のクライエントに合わせたこのアセスメント方法は，アセスメントから，治療目標の設定，そして介入にいたるまでの効率的な進行を促進する。

　短期療法の治療者の能力の指標は，極めて具体的な言葉で目標を構築できることである。これによってクライエントと治療者が治療目標の理解を共有できるようになる（治療同盟のための重要な要因）だけでなく，課題に集中することで治療の時間効率的な進行を可能にする。実際に，短期療法の多くは，そのような目標指向性を確実にするため極めて構造化されている。第3章で，Hembree らは，行動療法では話し合いがそれほどなく，多くの活動が行われるが，その活動は脱感作のための不安階層表の作成などの方法で構造化されていることを指摘している。Beck と Bieling（第2章）も，認知療法における具体的な目標づけを維持するために段階的に課題を設定することや，治療者によるまとめの利用について述べている。Baucom ら（第7章）は，行動変化誘導やスキル開発を狙いとする介入によって焦点となる関係パターンを標的とすることについて解説した。解決志向短期療法でも，セッションとセッションの間に焦点を維持するための具体的な課題が割り当てられ，目標は，

具体的かつ行動的に提示される。Steenbarger（第4章）は，解決志向療法は極めて構造化されているため，フローチャートで捉えることができるとしている。これは，行動療法，対人関係療法，認知療法など多くのマニュアル化された精神療法に共通する特徴である。短期療法が短期で可能であるのは，少なからず，その制限された焦点と明確な目標指向のおかげである。そのため，期間限定でない治療で見られるような，変化のための努力を弱めかねない長々とした余談，探求，話し合いなどの余地は狭められる。

　この構造化されたアプローチには明白な利点があるが，注意すべき落とし穴もある。その1つは，Prochaskaら[5]の研究で指摘されているが，すべてのクライエントが積極的に変化する準備ができているわけではないことである。比較的曖昧な状態で精神療法を始め，これまでの長期にわたる自分のパターンを変える努力をしたいか，変える必要があるかがわからずにいるクライエントもいる。また，精神療法を始めるときには感情的に圧倒されてしまっていて，治療目標を決定したり，それに取り組んだりするために必要な継続的コミットメントができない可能性もある。その他に注意することは，第9章でEchemendíaとNúñezが述べているが，クライエントは，治療者とは異なるニーズ，特に彼らのジェンダーや文化によって形作られているニーズを持って精神療法にやって来ることもあるという点である。精神療法に支援と理解を求めるクライエントは，極めて手段的な課題や演習からなる治療にフラストレーションを感じることもある。標準化されたアセスメントでは焦点が絞られているため，その人の個性を形作る非常に個人的で社会文化的な要因を評価できない可能性もある。

　つまり，有能な短期療法の治療者は，常に綱渡りをしているということである。一方では，治療者は，同盟の構築と維持に積極的でなければならない。そのため治療者の取り組みは極めて協力的で，クライエントになじみやすい。もう一方で，治療者は，アセスメントにおいても介入

においても，課題に焦点を当てなければならない。このように，クライエントに感情を表出させるニーズと，手段的なニーズの両方を調和させなくてはならないのは短期療法だけはない。一般的な例を挙げると，教師や親は，感情的で協力的な強固な絆を維持しながらも，指示的なガイダンスを与えなければならないことが多い。短期療法は時間の制限があるため，特別な工夫が必要である。有能な短期療法の治療者は，目標指向的なやり方で思いやりを持ち，協力的で，変化するために共同構築した戦略を常に維持しなければならない。

スキルセット3：変化の仲介スキル

　短期療法においては，治療者が積極的な変化の仲介となるという概念が，治療者を blank screen とする理想に取って代わっている（訳者注：精神分析の治療者は白いスクリーン（blank screen）によく例えられる）。**短期療法の治療者は，クライエントの今現在の思考，感情，行動のパターンを喚起する幅広いスキルを持ち，それらのパターンを理解し，再構築する機会をクライエントに提供しなければならない。**

　本書の各章の著者らの共通のテーマは，変化のための努力がセッションの中と外のどちらにおいても積極的な学習体験によって促進され，強化されることである。Levenson（第6章）が，Fromm-Reichmann の引用で，患者に必要なのは経験であって説明ではないと述べているが，これは問題の核心をついている。短期療法はそれぞれ，どれも形は違えど，少なからずクライエントに新しい学習体験を生じさせるための「科学技術」である。短期療法における能力の重要な指標の1つに，表12-3に示すように，問題についてただ話し合うだけではなく，実際に問題を体験し再構築する機会を作ることができる能力がある。

　トラウマ（心的外傷）は，苦痛なものであれば，鮮明な経験が長期にわたって行動や人格的な特徴をも破壊してしまうという，感情的学習の

表 12-3　短期療法の治療者に共通する変化の仲介スキルの指標

治療契約の段階
・治療者は，クライエントの既存の問題パターンとそれに伴う思考，感情，行動などを鋭敏な質問，イメージ，および体験的方法によって引き出す。

相違の段階
・治療者は，セッション中のクライエントの情緒的関わりが低すぎて体験的学習が促進されなかったり，逆に，高すぎてクライエントが圧倒されてしまい，変化のための取り組みが妨げられたりしないよう，積極的に対策を講じる。
・治療者は，問題パターンを喚起したうえでそれを再構築し，達成感を経験させるための1つ以上の治療様式とそこで用いる技法に十分精通している。
・治療者は，自分の治療のレパートリーを柔軟に使い分け，ある方法がクライエントの古いパターンをうまく喚起しなかったり，それを再構築できない場合は，他の方法をすぐに適用できる。

相違の段階と強化の段階
・治療者は，支援と構造を提供するため，またクライエントの自主性を奨励するため，変化の取り組みの速度を調節し，当初は治療者が起こしていた変化への取り組みの中心部分を，クライエントが自ら起こせるよう徐々にシフトさせる。
・治療者は，新たなスキル，洞察，および体験の内在化を促進するため，クライエントのパターンの変化のリハーサルをするために多様な状況を提供する。

わかりやすい一例である。AlexanderとFrench[1]が発見した「修正情動体験」は，ある意味，**ポジティブなトラウマ**であり，通常の批判的な自意識を越えて，比較的直接的に感情の刻み付けを行っていることになる。本書で取り上げたすべての短期療法の主な変化のモードが，経験に基づいていることは特筆すべきことである。対話と洞察を第一に重要視しているものはひとつもない。Hembreeら（第3章）は，短期療法は「**体験する**」アプローチであり，治療期限のない精神療法と比べて，治療者がはるかに積極的で指示的になる必要があると指摘している。

　このような強力な学習体験を提供することは2つの側面を持つ。1つ目は，あらゆる感情を伴う現在のクライエントのパターンを呼び起こす

ことである。例えば，行動療法では，問題となる不安の感覚そのものを喚起するために，実生活内暴露が用いられる。認知療法では，患者が自分の恐れに直面できるようにするために共同して行動実験を行う。期間限定力動的精神療法では，治療者が積極的にクライエントの循環的不適応パターンに入り込み，クライエントと治療者の相互作用の中でクライエントの問題が喚起される。短期対人関係療法と解決志向短期療法で指定される課題は必ず，過去に困難であったとわかっている問題で，現在もまた直面しているものである。認知療法家は，修正すべきスキーマを扱うには，まずそれを活性化させなければならない。このことは，様々な短期療法に共通した自明の理のようである。

　短期療法における，この経験的要素から得られた重要な知見の1つに，短期介入は，一般にクライエントに治癒と解決をもたらす前に，不安と不快感のレベルを上昇させるということがある。実際，Hembree ら（第3章）は，彼らの行動療法において暴露の持続期間は奏功のカギを握る重要な要素であると指摘している。彼らのセッションは，その暴露への集中力を促すために典型的な治療時間をはるかに延長して行われることが多い。Stuart（第5章）は短期対人関係療法について，「患者の精神療法への情緒的関わりが強ければ強いほど，彼らが行動やコミュニケーションのスタイルを修正しようと動機づけられる可能性が高くなる」と述べている。有能な短期療法の治療者はこの情緒的関与を少しずつ高めるように配慮し，精神療法が長期にわたる感情と行動に作用を及ぼすために十分にホットなものでありながらも，患者にトラウマを与えたり，二次的トラウマを与えたりしてしまうほどホットになりすぎないようにしなくてはならない。不快感が高まるその時期においてもポジティブな治療同盟を維持できることは，短期療法のスキルの不可欠な指標であり，クライエントの体験に対して常に敏感でいられるかどうかと，変化の取り組みにおいて適切な速度調節ができているかどうかを反映するものである。

このことは，短期療法を感情的学習と考えれば特にわかりやすい。たいていの学習過程において言えることだが，課題が簡単すぎて難しさが足りなければ，精神療法は停滞してしまう。逆に，学習課題が難しすぎれば，フラストレーション，および落胆や失敗の感覚につながる可能性がある。Bandura[2]は，精神療法は，困難でありながらも可能な範囲の体験を提供することによって，患者に達成感の経験を提供するものであるとした。有効な短期療法の最も貴重な側面は，個人が自分の問題に直面し，それらに対するある程度のコントロール感を持つ機会を提供できることかもしれない。このことは，解決志向療法が成功するかどうかは，コントロール感をクライエントが取り戻せるかどうかに関連するというSteenbargerによって引用された研究に一致するものである。また，これは，Baucomら（第7章）による認知行動的カップルセラピーにおける，誘導による発見の利用を支持するものでもあり，それによって「カップルの一方，ないし双方が自分たちの考え方に疑問を持ち始め，相手や相手との関係に対して異なる観点を発達させることができるようになる経験が創られる」。短期療法の治療者の課題は，コントロール感を経験できるようにクライエントのパターンを十分に活性化させながらも，うっかり無力感を強めてしまうほど活性化してしまわないようにすることである。

　そのようなコントロール感の構築は，強力な学習体験を提供することの第二の側面の例である。このように感情が活性化している期間に新しいことを導入するのである。Levensonが第6章で期間限定力動的精神療法について解説したように，それには，新たな理解と新たな経験を提供することが含まれる。単に古い問題のパターンを活性化させるだけでは十分ではない。それだけではクライエントの生活ですでに起きていることを反復するだけになってしまう。クライエントの古い行動と関連する思考や感情が刺激されたら，短期療法の治療者は，必要なコントロール感を経験させるために，新しい建設的な行動を促さなければならない。

そのためには，表12-3 にあるように，有能な短期療法の治療者は，有効な新体験を生じさせるための方法がたくさん入ったかなり大きな「道具箱」を持っている必要がある。

　認知療法家の道具箱には，課題の段階づけ，活動モニタリング，行動実験，コーピングカードなどが入っている。解決志向療法の場合，治療者は，まずクライエントの行動のレパートリーのなかに例外を探すことでクライアントの新しいパターンを引き出す。それがうまくいかない場合，治療者は，患者が想像を使ったり，他者の観察をするのを奨励することで仮説的解決を引き出す。行動療法の道具箱には，想像暴露だけでなく現実暴露や，セッションとセッションの間の取り組みを補強するホームワークが含まれる。認知行動的カップルセラピーは，行動療法，認知療法，弁証法的行動療法，情動志向療法など，変化のための広範な手段を用いる。対人関係の状況を利用して精神療法の中と外で新しいコミュニケーションパターンのリハーサルをし，問題を解決することは，短期対人関係療法において，患者が悲嘆反応，人間関係における不和，役割の移行，社会的感受性を習得するのを援助するうえでの中心的要素である。古いパターンが活性化されたときに，こういった道具箱を迅速に利用するためには，短期療法の様々な形式に精通している必要がある。これは集中的で熱心なトレーニングを通してしか得られない。

　第8章で Greenberg が述べているが，短期療法の治療者が1つのアプローチを遵守すべきか否かは，治療成果を出すうえでさほど重要ではなく，**いくつか**のアプローチの中で一貫した取り組みをする能力の方が重要である可能性がある。ある特定の短期療法が，広範な患者と障害に対して他の短期療法よりも一貫して有効であったことを示すデータはほとんどない。しかしながら，特定の短期療法についてのガイダンスがなくては，精神療法が損なわれてしまう。短期療法の具体的なやり方があれば，患者の協力や治療同盟へのかかわりを引き出し，よくなりたいという期待や治療の論拠を提供できる。それはまた，治療の焦点を維持し，

クライエントの体験を促進し，古いパターンを新規に再構築する具体的な技法という形で，治療者，特にかけだしの治療者に道具箱をすぐに提供することにつながる。

　1人のクライエントに対して異なる精神療法の技法を組み合わせて用いることが可能であるが，それは治療が支離滅裂になる危険を冒すことにもなる。あるセッションで不安のための行動的な治療を行い，次のセッションで洞察を重視して対人関係のパターンの再構築を行い，その後に非機能的な認知を標的としたりすると，治療は焦点を失い，間違いなく患者を混乱させることだろう。そのような「勘と経験」による治療は，有効な短期療法の特徴である，クライエントの焦点となるパターンの再構築につながるとは想像しがたい。複数の治療を統合するためには，様々な方式を混合するという意味で，一般にそれらそれぞれの学派における経験と専門性を深め，それを組み合わせるための相互的な**理論的根拠**を必要とする。そのような形で折衷された治療ならば，短期療法のよく練られた統合であって，代用品ではない。

　短期療法の実践における重要な要素として，変化が起こり始めた後に変化を全般化させる能力が挙げられる。有能な短期療法の治療者は，新しいパターンを成立させるための様々な状況を作り出し，それらが敏速に内在化されるようにする。その一部は，セッション中に不安階層表や行動実験の反復などの方法を通して構築され，また一部は，セッション外のホームワークとして構築される。例えば，短期対人関係療法と期間限定力動的精神療法において，クライエントは，新しい人間関係の相互作用のパターンを固定させるために，それらを自分の社会的関係の中で試してみることを奨励される。変化への取り組みは面接室で開始されることもあるが，現実生活の状況に対処するためすぐに面接室外へと移行していく。それにより，先述のコントロール感が促進され，初期の変化が本当の意味で患者のレパートリーの一部となることを確実にする。変化を全般化する必要性は，フロイトが徹底操作（working through）の

プロセスとして説明したもの (訳者注：治療者との間で得た新しい関係性を，他の人間関係にも広げること) に似ている。しかし，フロイトがたまたま起きた出来事やクライエントの生活中に自然に見られる反復パターンに頼っていたのに対して，短期療法は，積極的に課題や技法を指示することによってそのプロセスを加速させるのである。

　短期療法の治療者が感情体験の強化を促進する方法の1つは，初期の変化が根づいたところでセッションを断続的な形にすることである。その点で，Stuartが第5章で述べたように，短期療法を急性治療段階と維持段階に分けることは特に注目に値する。本書で解説した短期療法で，「治癒」の概念や，セッションの完全「終了」を強調しているものはない。むしろ，Stuartが指摘するように家庭医のモデルを基準とし，セッションでもたらされる洞察，スキル，および経験を実生活で適用する十分な機会が持てるように，後半のセッションを断続的に行うよう治療予定が立てられる。そのため，変化への取り組みにおける速度調整は，短期療法の治療者にとって重要なスキルである。治療は精神療法の急性治療段階では集中的な治療速度で始まり，維持段階では断続的な面接へとシフトする可能性がある。治療速度の変化には，変化の取り組みの座が治療者からクライエントへと移っていくことが関連する。治療の初期には，治療者は積極的に情報収集，問いかけるべき初期のテーマの構築，セッションとセッションの間の演習の提案を行う。変化が起こり始めるにつれ，クライエントは，精神療法で学んだことを実生活に適用することで，習得したものを一般化する責任を自然に段々と多く担ってゆくようになる。

　BeckとBielingが第2章で指摘したように，治療の目標は，患者が自分自身の治療者となるように指導することである。短期療法の治療者に共通する能力の指標に，治療を管理し，そして放棄する両方の能力があり，患者がコントロール感を経験するために必要な支援と骨組みを提供しながらも患者の自立を奨励する能力がある。治療の指示的・非指示

的な要素と支援的・挑戦的な要素の混合が短期療法の技術の多くを形成している。

まとめ

本書の目標は，様々な短期療法とそれらの基礎となる強みと類似性に触れてもらうことであった。文章を読むだけで専門的知識が得られるとは思えないが，新しい治療アプローチを適用し，それによってさらなる学習を行うというプロセスが開始できる。結局のところは，経験を積んだ専門家の観察と指導に代わるものはない。短期療法の学習は精神療法そのものの経験と同じで，実践こそが最善の学習である。ワークショップ，テープ，および直接的なスーパービジョンを通して，読者は自分自身の治療実践パターンを分析し，他者を援助する新たな方法を取得できる。

本章では，短期療法の巧みな実践に関連した具体的な要素をいくつか概説してきた。治療者の能力に関しては本章で触れた以外の定式化も可能であり，実際に提案されている（文献3などを参照のこと）。我々は，読者と研究者がこれらの基準を洗練し，検証することによって，治療者がいかに有効かつ効率よい変化への仲介者になれるかについての理解を深めることに役立つことを願っている。それにより，大学院や研修医プログラムが定着し，治療者のスキルを伝達・発達させる最善の方法についての理解が促進されると期待される。我々が短期療法の技術と科学を完全に解明するということはできそうにないが，最高の治療者，最高の精神療法，最高の教師を真似ることができる程度までには，理解を深めることができ，そしてそれは患者と治療者の両方の人生を豊かにすることだろう。

文 献

第 1 章

1) Barlow DH: Clinical Handbook of Psychological Disorders: A Step-by-Step Treatment Manual, 3rd Edition. New York, Guilford, 2001
2) Baxter LR, Schwartz JM, Bergman KS, et al: Caudate glucose metabolic rate changes with both drug and behavior therapy for obsessive-compulsive disorder. Arch Gen Psychiatry 49:681–689, 1992
3) Brody AL, Saxena S, Stoessel P, et al: Regional brain metabolic changes in patients with major depression treated with either paroxetine or interpersonal therapy: preliminary findings. Arch Gen Psychiatry 58:631–640, 2001
4) Budman SH: Treating Time Effectively. New York, Guilford, 1994
5) Budman SH, Gurman AS: Theory and Practice of Brief Therapy. New York, Guilford, 1988
6) Dewan MJ, Pies RW (eds): The Difficult-to-Treat Psychiatric Patient. Washington, DC, American Psychiatric Press, 2001
7) Greenberg LS, Rice LN, Elliott R: Facilitating Emotional Change: The Moment-by-Moment Process. New York, Guilford, 1993
8) Koss MP, Shiang J: Research on brief psychotherapy, in Handbook of Psychotherapy and Behavior Change, 4th Edition. Edited by Bergin AE, Garfield SL. New York, Wiley, 1994, pp 664–700
9) Levenson H: Time-Limited Dynamic Psychotherapy: A Guide to Clinical Practice. New York, Basic Books, 1995
10) Linehan MM, Cochran BN, Kehrer CA: Dialectical behavior therapy for borderline personality disorder, in Clinical Handbook of Psychological Disorders, 3rd Edition. Edited by Barlow DH. New York, Guilford, 2001, pp 470–522
11) Prochaska JO, Norcross JC, DiClemente CC: Changing for Good. New York, Avon, 1994
12) Steenbarger BN: Toward science-practice integration in brief counseling and therapy. The Counseling Psychologist 20:403–450, 1992
13) Steenbarger BN: Duration and outcome in psychotherapy: an integrative review. Prof Psychol Res Pr 25:111–119, 1994
14) Steenbarger BN: Brief therapy, in Encyclopedia of Psychotherapy. Edited by Hersen M, Sledge W. New York, Elsevier, 2002, pp 349–358
15) Steenbarger BN, Budman SH: Principles of brief and time-effective therapies, in Psychologists' Desk Reference. Edited by Koocher GP, Norcross JC, Hill SS.

New York, Oxford University Press, 1998, pp 283–287

第2章

1) Antony MM, Swinson RP: Phobic Disorders and Panic in Adults: A Guide to Assessment and Treatment. Washington, DC, American Psychological Association, 2000
2) Baucom D, Sayers S, Sher T: Supplementary behavioral marital therapy with cognitive restructuring and emotional expressiveness training: an outcome investigation. J Consult Clin Psychol 58:636–645, 1990
3) Beck AT: Thinking and depression: idiosyncratic content and cognitive distortions. Arch Gen Psychiatry 9:324–333, 1963
4) Beck AT: Thinking and depression: theory and therapy. Arch Gen Psychiatry 10:561–571, 1964
5) Beck AT: Depression: Clinical, Experimental, and Theoretical Aspects. New York, Harper & Row, 1967
6) Beck AT: Beyond belief: a theory of modes, personality, and psychopathology, in Frontiers of Cognitive Therapy. Edited by Salkovskis P. New York, Guilford, 1996, pp 1–25
7) Beck AT, Emery G: Anxiety Disorders and Phobias: A Cognitive Perspective. New York, Basic Books, 1985
8) Beck AT, Rector NA: Cognitive therapy of schizophrenia: a new therapy for the new millennium. Am J Psychother 54:291–300, 2000
9) Beck AT, Steer RA: Manual for the Beck Hopelessness Scale. San Antonio, TX, Psychological Corporation, 1989
10) Beck AT, Steer RA: Beck Anxiety Inventory Manual. San Antonio, TX, Psychological Corporation, 1990
11) Beck AT, Weishaar ME: Cognitive therapy, in Current Psychotherapies, 6th Edition. Edited by Corsini RJ, Wedding D. Itasca, IL, Peacock, 2000, pp 241–272
12) Beck AT, Rush AJ, Shaw BF, et al: Cognitive Therapy of Depression. New York, Guilford, 1979
13) Beck AT, Freeman A, and Associates: Cognitive Therapy of Personality Disorders. New York, Guilford, 1990
14) Beck AT, Steer RA, Brown GK: Beck Depression Inventory—Second Edition Manual. San Antonio, TX, Psychological Corporation, 1996
15) Beck JS: Cognitive Therapy: Basics and Beyond. New York, Guilford, 1995
16) Beck JS: Cognitive approaches to personality disorders, in American Psychiatric Press Review of Psychiatry, Vol 16. Edited by Dickstein L, Riba MB, Oldham JM. Washington, DC, American Psychiatric Press, 1997, pp I-73–I-106

17) Beck JS: Complex cognitive therapy treatment for personality disorder patients. Bull Menninger Clin 62:170-194, 1998
18) Beck JS, Beck AT: Beck Youth Inventories Manual. San Antonio, TX, Psychological Corporation, 2001
19) Butler AC, Beck JS: Cognitive therapy outcomes: a review of meta-analyses. Tidsskrift for Norsk Psykologforening [Journal of the Norwegian Psychological Association] 37:1-9, 2000
20) Clark DA, Beck AT, Alford B: Scientific Foundations of Cognitive Theory and Therapy of Depression. New York, Wiley, 1999
21) Craske MG, Mohlman J, Yi J, et al: Treatment of claustrophobias and snake/spider phobias: fear of arousal and fear of context. Behav Res Ther 33:197-203, 1995
22) DeRubeis RJ, Crits-Christoph P: Empirically supported individual and group psychological treatments for adult mental disorders. J Consult Clin Psychol 66:37-52, 1998
23) DeRubeis RJ, Gelfand LA, Tang TZ, et al: Medications versus cognitive behavior therapy for severely depressed outpatients: mega-analysis of four randomized comparisons. Am J Psychiatry 156:1007-1013, 1999
24) Emmelkamp PMG, Visser S, Hoekstra RJ: Cognitive therapy vs exposure in vivo in the treatment of obsessive-compulsives. Cognitive Therapy and Research 12:103-114, 1988
25) Fairburn CC, Jones R, Peveler RC, et al: Three psychological treatments for bulimia nervosa: a comparative trial. Arch Gen Psychiatry 48:463-469, 1991
26) Strunk DR, DeRubeis RJ: Cognitive therapy for depression: a review of its efficacy. Journal of Cognitive Psychotherapy: An International Quarterly 15:289-297, 2001
27) Tarrier N, Pilgrim H, Sommerfield C, et al: A randomized trial of cognitive therapy and imaginal exposure in the treatment of chronic posttraumatic stress disorder. J Consult Clin Psychol 67:13-18, 1999
28) Taylor S: Meta-analysis of cognitive behavioral treatment for social phobia. J Behav Ther Exp Psychiatry 27:1-9, 1996
29) White JR, Freeman AS (eds): Cognitive-Behavioral Group Therapy for Specific Problems and Populations. Washington, DC, American Psychological Association, 2000
30) Woody GE, Luborsky L, McLellan AT, et al: Psychotherapy for opiate addicts. Does it help? Arch Gen Psychiatry 40:639-645, 1983

第3章

1) Antony MM, Swinson RP: Phobic Disorders and Panic in Adults: A Guide to As-

sessment and Treatment. Washington, DC, American Psychological Association, 2000
2) Antony MM, Orsillo SM, Roemer L (eds): Practitioner's Guide to Empirically Based Measures of Anxiety. New York, Kluwer Academic/Plenum, 2001
3) Brown TA, DiNardo PA, Barlow DH: Anxiety Disorders Interview Schedule for DSM-IV, Lifetime Version. San Antonio, TX, Psychological Corporation, 1994
4) Clark DM: A cognitive model of panic attacks, in Panic: Psychological Perspectives. Edited by Rachman S, Maser JD. Hillsdale, NJ, Lawrence Erlbaum, 1988, pp 71–89
5) De Araujo LA, Ito LM, Marks IM: Early compliance and other factors predicting outcome of exposure for obsessive-compulsive disorder. Br J Psychiatry 169:747–752, 1996
6) First MB, Spitzer RL, Gibbon M, et al: Structured Clinical Interview for DSM-IV Axis I Disorders, Clinician Version (SCID-CV). Washington, DC, American Psychiatric Association, 1997
7) Foa EB, Kozak MJ: Emotional processing of fear: exposure to corrective information. Psychol Bull 99:20–35, 1986
8) Foa EB, Riggs DS, Dancu CV, et al: Reliability and validity of a brief instrument for assessing post-traumatic stress disorder. J Trauma Stress 6:459–473, 1993
9) Goodman WK, Price LH, Rasmussen SA, et al: The Yale-Brown Obsessive Compulsive Scale (Y-BOCS): past development, use, and reliability. Arch Gen Psychiatry 46:1006–1016, 1989
10) Kozak MJ, Foa EB: Mastery of Obsessive-Compulsive Disorder: A Cognitive-Behavioral Approach. San Antonio, TX, Psychological Corporation, 1997
11) Leung AW, Heimberg RG: Homework compliance, perceptions of control, and outcome of cognitive-behavioral treatment of social phobia. Behav Res Ther 34:423–432, 1996
12) Mavissakalian MR, Prien RF (eds): Long-Term Treatments of Anxiety Disorders. Washington, DC, American Psychiatric Press, 1996
13) Meichenbaum D: Stress Inoculation Training. New York, Pergamon, 1984
14) Rachman S: Emotional processing. Behav Res Ther 18:51–60, 1980
15) Riggs DS, Foa EB: Obsessive-compulsive disorder, in Clinical Handbook of Psychological Disorders: A Step-by-Step Treatment Manual, 2nd Edition. Edited by Barlow DH. New York, Guilford, 1993, pp 189–239
16) Veronen LJ, Kilpatrick DG: Stress management for rape victims, in Stress Reduction and Prevention. Edited by Meichenbaum D, Jaremko ME. New York, Plenum, 1983, pp 341–374

第4章

1) Beyebach M, Morejon AR, Palenzuela DL, et al: Research on the process of solution-focused therapy, in Handbook of Solution-Focused Brief Therapy. Edited by Miller SD, Hubble MA, Duncan BL. San Francisco, CA, Jossey-Bass, 1996, pp 299-334
2) DeJong P, Hopwood LE: Outcome research on treatment conducted at the Brief Family Therapy Center, in Handbook of Solution-Focused Brief Therapy. Edited by Miller SD, Hubble MA, Duncan BL. San Francisco, CA, Jossey-Bass, 1996, pp 272-298
3) de Shazer S: Keys to Solution in Brief Therapy. New York, WW Norton, 1985
4) de Shazer S: Clues: Investigating Solutions in Brief Therapy. New York, WW Norton, 1988
5) Gingerich WJ, Eisengart S: Solution-focused brief therapy: a review of the outcome research. Fam Process 39:477-498, 2000
6) Held BS: Solution-focused therapy and the postmodern: a critical analysis, in Handbook of Solution-Focused Brief Therapy. Edited by Miller SD, Hubble MA, Duncan BL. San Francisco, CA, Jossey-Bass, 1996, pp 27-43
7) McKeel AJ: A clinician's guide to research on solution-focused brief therapy, in Handbook of Solution-Focused Brief Therapy. Edited by Miller SD, Hubble MA, Duncan BL. San Francisco, CA, Jossey-Bass, 1996, pp 251-271
8) Metcalf L, Thomas FN, Duncan BL, et al: What works in solution-focused brief therapy: a qualitative analysis of client and therapist perceptions, in Handbook of Solution-Focused Brief Therapy. Edited by Miller SD, Hubble MA, Duncan BL. San Francisco, CA, Jossey-Bass, 1996, pp 335-350
9) O'Hanlon W, Weiner-Davis M: In Search of Solutions: A New Direction in Psychotherapy. New York, WW Norton, 1989
10) Prochaska JO, DiClemente CC: The transtheoretical approach, in Handbook of Eclectic Psychotherapy. Edited by Norcross JC. New York, Brunner/Mazel, 1986, pp 163-200
11) Simon D: Crafting consciousness through form: solution-focused therapy as a spiritual path, in Handbook of Solution-Focused Brief Therapy. Edited by Miller SD, Hubble MA, Duncan BL. San Francisco, CA, Jossey-Bass, 1996, pp 44-64
12) Steenbarger BN: Toward science-practice integration in brief counseling and therapy. Couns Psychol 20:403-450, 1992
13) Steenbarger BN: Duration and outcome in psychotherapy: an integrative review. Prof Psychol Res Pr 25:111-119, 1994
14) Walter JL, Peller JE: Becoming Solution-Focused in Brief Therapy. New York, Brunner/Mazel, 1992
15) Walter JL, Peller JE: Rethinking our assumptions: assuming anew in a postmodern world, in Handbook of Solution-Focused Brief Therapy. Edited by Miller

SD, Hubble MA, Duncan BL. San Francisco, CA, Jossey-Bass, 1996, pp 9–26

第5章

1) American Psychiatric Association: Diagnostic and Statistical Manual of Mental Disorders, 4th Edition, Text Revision. Washington, DC, American Psychiatric Association, 2000
2) Beck AT, Rush AJ, Shaw BF, et al: Cognitive Therapy of Depression. New York, Guilford, 1979
3) Bowlby J: Developmental psychiatry comes of age. Am J Psychiatry 145:1–10, 1988
4) Elkin I, Shea MT, Watkins JT, et al: National Institute of Mental Health Treatment of Depression Collaborative Research Program: general effectiveness of treatments. Arch Gen Psychiatry 46:971–982, 1989
5) Frank E, Spanier C: Interpersonal psychotherapy for depression: overview, clinical efficacy, and future directions. Clinical Psychology: Science and Practice 2:349–369, 1995
6) Frank E, Kupfer DJ, Perel JM: Three-year outcomes for maintenance therapies in recurrent depression. Arch Gen Psychiatry 47:1093–1099, 1990
7) Frank J: Therapeutic factors in psychotherapy. Am J Psychother 25:350–361, 1971
8) Kiesler DJ, Watkins LM: Interpersonal complementarity and the therapeutic alliance: a study of the relationship in psychotherapy. Psychotherapy 26:183–194, 1989
9) Klerman GL, Weissman MM, Rounsaville BJ, et al: Interpersonal Psychotherapy of Depression. New York, Basic Books, 1984
10) Kupfer DJ, Frank E, Perel JM: Five year outcomes for maintenance therapies in recurrent depression. Arch Gen Psychiatry 49:769–773, 1992
11) O'Hara MW, Stuart S, Gorman L, et al: Efficacy of interpersonal psychotherapy for postpartum depression. Arch Gen Psychiatry 57:1039–1045, 2000
12) Rogers CR: The necessary and sufficient conditions of therapeutic personality change. J Consult Psychol 21:95–103, 1957
13) Stuart S, Noyes R: Attachment and interpersonal communication in somatization disorder. Psychosomatics 40:34–43, 1999
14) Stuart S, Robertson M: Interpersonal Psychotherapy: A Clinician's Guide. London, Edward Arnold, 2003
15) Weissman MM, Prusoff BA, Dimascio A, et al: The efficacy of drugs and psychotherapy in the treatment of acute depressive episodes. Am J Psychiatry 136: 555–558, 1979
16) Weissman MM, Markowitz JW, Klerman GL: Comprehensive Guide to Interper-

sonal Psychotherapy. New York, Basic Books, 2000

第 6 章

1) Alexander F, French TM: Psychoanalytic Therapy: Principles and Applications. New York, Ronald Press, 1946
2) Bein E, Levenson H, Overstreet D: Outcome and follow-up data from the VAST Project. Paper presented at the annual international meeting of the Society for Psychotherapy Research, York, England, June 1994
3) Binder JL, Strupp HH: The Vanderbilt approach to time-limited dynamic psychotherapy, in Handbook of Short-Term Dynamic Psychotherapy. Edited by Crits-Christoph P, Barber JP. New York, Basic Books, 1991, pp 137–165
4) Bowlby J: Attachment and Loss, Vol 2: Separation, Anxiety, and Anger. New York, Basic Books, 1973
5) Fisher S, Greenberg RP: Freud Scientifically Reappraised: Testing the Theories and Therapy. New York, Wiley, 1997
6) Glickhauf-Hughes C, Reviere SL, Clance PR, et al: An integration of object relations theory with gestalt techniques to promote structuralization of the self. Journal of Psychotherapy Integration 6:39–59, 1996
7) Harrist RS, Quintana SM, Strupp HH, et al: Internalization of interpersonal process in time-limited dynamic psychotherapy. Psychotherapy 31:49–57, 1994
8) Hartmann K, Levenson H: Case formulation in TLDP. Presentation at the annual international meeting of the Society for Psychotherapy Research, Vancouver, BC, Canada, June 1995
9) Henry WP, Strupp HH, Gaston L: Psychodynamic approaches, in Handbook of Psychotherapy and Behavior Change. Edited by Bergin AE, Garfield SL. New York, Wiley, 1994, pp 467–508
10) Horowitz M: States of Mind: Analysis of Change in Psychotherapy, 2nd Edition. New York, Plenum, 1987
11) Levenson H: Time-Limited Dynamic Psychotherapy: A Guide to Clinical Practice. New York, Basic Books, 1995
12) Levenson H: Time-Limited Dynamic Psychotherapy: Making Every Session Count: Video and Viewer's Manual. San Francisco, CA, Levenson Institute for Training, 1998
13) Levenson H, Bein E: VA Short-Term Psychotherapy Research Project: outcome. Paper presented at the annual international meeting of the Society for Psychotherapy Research, Pittsburgh, PA, June 1993
14) Levenson H, Strupp HH: Cyclical maladaptive patterns in time-limited dynamic psychotherapy, in Handbook of Psychotherapy Case Formulation. Edited by Eells TD. New York, Guilford, 1997, pp 84–115

15) Levenson H, Strupp HH: Recommendations for the future of training in brief dynamic psychotherapy. J Clin Psychol 55:385–391, 1999
16) Levenson H, Butler SF, Bein E, et al: Brief dynamic individual psychotherapy, in The American Psychiatric Publishing Textbook of Clinical Psychiatry, 4th Edition. Edited by Hales RE, Yudofsky SC. Washington, DC, American Psychiatric Publishing, 2002a, pp 1151–1176
17) Levenson H, Butler SF, Powers T, et al: Concise Guide to Brief Dynamic and Interpersonal Psychotherapy. Washington, DC, American Psychiatric Publishing, 2002b, pp 1151–1176
18) Luborsky L: Principles of Psychoanalytic Psychotherapy: A Manual for Supportive-Expressive Treatment. New York, Basic Books, 1984
19) Messer SB, Warren CS: Models of Brief Psychodynamic Therapy: A Comparative Approach. New York, Guilford, 1995
20) Quintana SM, Meara NM: Internalization of the therapeutic relationship in short term psychotherapy. J Couns Psychol 37:123–130, 1990
21) Safran P, Segal ZV: Interpersonal Process in Cognitive Therapy. New York, Basic Books, 1990
22) Sampson H, Weiss J: Testing hypotheses: the approach of the Mount Zion Psychotherapy Research Group, in The Psychotherapeutic Process: A Research Handbook. Edited by Greenberg LS, Pinsof NM. New York, Guilford, 1986, pp 591–614
23) Schacht TE, Henry WP: Modeling recurrent relationship patterns with structural analysis of social behavior: the SASB-CMP. Psychotherapy Research 4:208–221, 1995
24) Siegel DJ: The Developing Mind: Toward a Neurobiology of Interpersonal Experience. New York, Guilford, 1999
25) Stern D: The Interpersonal World of the Infant. New York, Basic Books, 1985
26) Strupp HH, Binder JL: Psychotherapy in a New Key: A Guide to Time-Limited Dynamic Psychotherapy. New York, Basic Books, 1984
27) Sullivan HS: The Interpersonal Theory of Psychiatry. New York, WW Norton, 1953
28) Travis LA, Binder JL, Bliwise NG, et al: Changes in clients' attachment styles over the course of time-limited dynamic psychotherapy. Psychotherapy 38:149–159, 2001
29) Wachtel PL: Action and Insight. New York, Guilford, 1987
30) Wachtel PL: Psychoanalysis, Behavior Therapy, and the Relational World. Washington, DC, American Psychological Association, 1997
31) Wachtel PL, McKinney MK: Cyclical psychodynamics and integrative psychodynamic therapy, in Handbook of Psychotherapy Integration. Edited by Norcross JC, Goldfried MR. New York, Basic Books, 1992, pp 335–372
32) Weiss J, Sampson H: The Psychoanalytic Process: Theory, Clinical Observation and Empirical Research. New York, Guilford, 1986

第7章

1) Baucom DH, Epstein N: Cognitive-Behavioral Marital Therapy. New York, Brunner/Mazel, 1990
2) Baucom DH, Epstein N, Rankin LA: Cognitive aspects of cognitive-behavioral marital therapy, in Clinical Handbook of Couple Therapy. Edited by Jacobson NS, Gurman AS. New York, Guilford, 1995, pp 65–90
3) Baucom DH, Shoham V, Mueser KT, et al: Empirically supported couple and family interventions for marital distress and adult mental health problems. J Consult Clin Psychol 66:53–88, 1998
4) Baucom DH, Epstein N, Gordon KC: Marital therapy: theory, practice, and empirical status, in Handbook of Psychological Change: Psychotherapy Processes and Practices for the 21st Century. Edited by Snyder CR, Ingram RE. New York, Wiley, 2000, pp 280–308
5) Baucom DH, Hahlweg K, Kuschel A: Are waiting list control groups needed in future marital therapy outcome research? Behavior Therapy 34:179–188, 2003
6) Beck AT, Rush AJ, Shaw BF, et al: Cognitive Therapy of Depression. New York, Guilford, 1979
7) Christensen A, Heavey CL: Gender differences in marital conflict: the demand/withdraw interaction pattern, in Gender Issues in Contemporary Society: Claremont Symposium on Applied Social Psychology, Vol 6. Edited by Oskamp S, Costanzo M. Newbury Park, CA, Sage, 1993, pp 113–141
8) Christensen A, Jacobson NS, Babcock JC: Integrative behavioral couple therapy, in Clinical Handbook of Couple Therapy. Edited by Jacobson NS, Gurman AS. New York, Guilford, 1995, pp 31–64
9) Christensen A, Atkins D, Berns S, et al: Traditional versus integrative behavioral couple therapy for significantly and stably distressed married couples. J Consult Clin Psychol (in press)
10) Epstein N, Baucom DH: Enhanced Cognitive-Behavioral Therapy for Couples: A Contextual Approach. Washington, DC, American Psychological Association, 2002
11) Greenberg LS, Safran JD: Emotion in Psychotherapy: Affect, Cognition, and the Process of Change. New York, Guilford, 1987
12) Halford WK, Sanders MR, Behrens BC: A comparison of the generalization of behavioral marital therapy and enhanced behavioral marital therapy. J Consult Clin Psychol 61:51–60, 1993
13) Halford WK, Sanders MR, Behrens BC: Self-regulation in behavioral couples' therapy. Behav Ther 25:431–452, 1994
14) Iverson A, Baucom DH: Behavioral marital therapy outcomes: alternate interpretations of the data. Behav Ther 21:129–138, 1990

15) Jacobson NS, Margolin G: Marital Therapy: Strategies Based on Social Learning and Behavior Exchange Principles. New York, Brunner/Mazel, 1979
16) Johnson SM: The Practice of Emotionally Focused Marital Therapy. New York, Brunner/Mazel, 1996
17) Johnson SM, Greenberg LS: The emotionally focused approach to problems in adult attachment, in Clinical Handbook of Couple Therapy. Edited by Jacobson NS, Gurman AS. New York, Guilford, 1995, pp 121–141
18) Linehan MM: Cognitive-Behavioral Treatment of Borderline Personality Disorder. New York, Guilford, 1993
19) Snyder DK, Wills RM: Behavioral versus insight-oriented marital therapy: effects on individual and interspousal functioning. J Consult Clin Psychol 57:39–46, 1989
20) Stuart RB: Helping Couples Change: A Social Learning Approach to Marital Therapy. New York, Guilford, 1980
21) Weiss RL, Hops H, Patterson GR: A framework for conceptualizing marital conflict: a technology for altering it, some data evaluating it, in Behavior Change: Methodology, Concepts, and Practice. Edited by Hamerlynck LA, Handy LC, Mash EJ. Champaign, IL, Research Press, 1973, pp 309–342

第 8 章

1) Asay TP, Lambert MJ: The empirical case for the common factors in therapy: qualitative findings, in The Heart and Soul of Change: What Works in Therapy. Edited by Hubble MA, Duncan BL, Miller SD. Washington, DC, American Psychological Association, 1999, pp 33–56
2) Carroll L: Alice's Adventures in Wonderland (1865). Hammondsworth, Middlesex, England, Penguin, 1962
3) Fiedler FE: A comparison of therapeutic relationships in psychoanalytic, nondirective and Adlerian therapy. J Consult Psychol 14:436–445, 1950a
4) Fiedler FE: The concept of an ideal therapeutic relationship. J Consult Psychol 14:239–245, 1950b
5) Fisher S, Greenberg RP: Freud Scientifically Reappraised: Testing the Theories and Therapy. New York, Wiley, 1996
6) Frank JD: Persuasion and Healing: A Comparative Study of Psychotherapy, Revised Edition. Baltimore, MD, Johns Hopkins University Press, 1973
7) Frank JD, Frank JB: Persuasion and Healing: A Comparative Study of Psychotherapy, 3rd Edition. Baltimore, MD, Johns Hopkins University Press, 1991
8) Greenberg RP: Common psychosocial factors in psychiatric drug therapy, in The Heart and Soul of Change: What Works in Therapy. Edited by Hubble MA, Duncan BL, Miller SD. Washington, DC, American Psychological Associa-

tion, 1999, pp 297–328
9) Lambert MJ: Implications of outcome research for psychotherapy integration, in Handbook of Psychotherapy Integration. Edited by Norcross JC, Goldstein MR. New York, Basic Books, 1992, pp 94–129
10) Luborsky L, Singer B, Luborsky E: Comparative studies of psychotherapies: is it true that "Everybody has won and all must have prizes"? Arch Gen Psychiatry 32:995–1008, 1975
11) Prochaska JO, DiClemente CC, Norcross JC: In search of how people change: applications to the addictive behaviors. Am Psychol 47:1102–1114, 1992
12) Prochaska JO, Norcross JC, DiClemente CC: Changing for Good. New York, Avon, 1995
13) Rogers C: The necessary and sufficient conditions of therapeutic personality change. J Consult Psychol 21:95–103, 1957
14) Rosenzweig S: Some implicit common factors in diverse methods of psychotherapy. Am J Orthopsychiatry 6:412–415, 1936
15) Wachtel PL: Psychoanalysis and Behavior Therapy: Toward One Integration. New York, Basic Books, 1977
16) Wachtel PL: Action and Insight. New York, Guilford, 1987

第 9 章

1) Allison KW, Echemendía RJ, Crawford I, et al: Predicting cultural competence: implications for practice and training. Prof Psychol Res Pr 27:386–393, 1996
2) American Psychiatric Association: Diagnostic and Statistical Manual of Mental Disorders, 2nd Edition. Washington, DC, American Psychiatric Association, 1968
3) American Psychiatric Association: Diagnostic and Statistical Manual of Mental Disorders, 3rd Edition. Washington, DC, American Psychiatric Association, 1980
4) American Psychological Association: Guidelines for providers of psychological services to ethnic, linguistic, and culturally diverse populations. Am Psychol 48:45–48, 1993
5) Atkinson DR, Morten G, Sue DW: Counseling American Minorities, 5th Edition. Boston, MA, McGraw-Hill, 1998
6) Baruth LG, Manning ML: Multicultural Counseling and Psychotherapy: A Lifespan Perspective, 2nd Edition. Upper Saddle River, NJ, Merrill, 1999
7) Bernal ME, Castro FG: Are clinical psychologists prepared for service and research with ethnic minorities? Report of a decade of progress. Am Psychol 49:797–805, 1994
8) Cross WE: Shades of Black: Diversity in African-American Identity. Philadelphia, PA, Temple University Press, 1991

9) Cuéllar I: Cross-cultural clinical psychological assessment of Hispanic Americans. J Pers Assess 70:71–86, 1998
10) Cuéllar I, Paniagua FA (eds): Handbook of Multicultural Mental Health. San Diego, CA, Academic Press, 2000
11) Fontes LA: Sexual Abuse in Nine North American Cultures: Treatment and Prevention. Thousand Oaks, CA, Sage, 1995
12) Gopaul-McNichol S, Brice-Baker J: Cross-Cultural Practice: Assessment, Treatment, and Training. New York, Wiley, 1998
13) Hall GCN, Barongan C: Prevention of sexual aggression: sociocultural risk and protective factors. Am Psychol 52:5–14, 1997
14) Harris J, Echemendía R, Ardila A, et al: Cross cultural competencies and neuropsychological assessment, in Handbook of Psychoeducational Assessment. Edited by Andrews J, Janzen H, Saklofske D. San Diego, CA, Academic Press, 2001, pp 391–414
15) Lee RM, Ramirez M: The history, current status, and future of multicultural psychotherapy, in Handbook of Multicultural Mental Health. Edited by Cuéllar I, Paniagua FA. San Diego, CA, Academic Press, 2000, pp 279–309
16) Negy C: Limitations of the multicultural approach to psychotherapy with diverse clients, in Handbook of Multicultural Mental Health. Edited by Cuéllar I, Paniagua FA. San Diego, CA, Academic Press, 2000, pp 439–453
17) Patterson CH: Multicultural counseling: from diversity to universality. J Couns Dev 74:227–231, 1996
18) Ponterotto JG: Handbook of Multicultural Counseling, 2nd Edition. Thousand Oaks, CA, Sage, 2001
19) Spence JT, Helmreich RL: Masculinity and Femininity: Their Psychological Dimensions, Correlates, and Antecedents. Austin, University of Texas Press, 1978
20) Steenbarger BN: A multicontextual model of counseling: bridging brevity and diversity. J Couns Dev 72:8–15, 1993
21) Sue DW, Sue D: Counseling the Culturally Different: Theory and Practice, 3rd Edition. New York, Wiley, 1999
22) Szasz TS, Reiman J, Chambliss WJ: Constructing difference: social deviance, in Sociology: Exploring the Architecture of Everyday Life. Edited by Newman DM. Thousand Oaks, CA, Pine Forge Press/Sage, 1995, pp 121–150

第 10 章

1) Balon R: Positive and negative aspects of split treatment. Psychiatric Annals 31:598–603, 2001
2) Barlow D, Gorman J, Shear K, et al: Cognitive-behavioral therapy, imipramine,

or their combination for panic disorder. JAMA 283:2529–2536, 2000
3) Dewan M: Adding medications to ongoing psychotherapy: indications and pitfalls. Am J Psychother 66:102–110, 1992
4) Dewan MJ, Pies RW (eds): The Difficult-to-Treat Psychiatric Patient. Washington, DC, American Psychiatric Publishing, 2001
5) Himle J: Medication consultation: the nonphysician clinician's perspective. Psychiatric Annals 31:623–628, 2001
6) Keller M, McCullough J, Klein D, et al: A comparison of nefazodone, the cognitive behavioral analysis system of psychotherapy, and their combination for the treatment of chronic depression. N Engl J Med 342:1462–1470, 2000
7) Meyer D, Simon R: Split treatment: clarity between psychiatrists and psychotherapists, part 2. Psychiatric Annals 29:327–332, 1999

第 11 章

1) ACGME Outcomes Project: Toolbox of Assessment Methods, Version 1.1. September 2000
2) Beitman BD, Yue D: Learning Psychotherapy. New York, WW Norton, 1999
3) Bienenfeld D, Klykylo W, Knapp V: Process and product: development of competency-based measures for psychiatry residency. Acad Psychiatry 24:2, 2000
4) Meyers H, Dorsey K, Benz E: DxR Patient Simulation Software. Carbondale, IL, DxR Development Group, Copyright 1992–1999
5) Satish U, Streufert S, Barach P: Assessing and improving medical competency: using strategic management simulations; and improving medical care: the use of simulation technology. Simulation and Gaming 32:156–174, 2001
6) Weerasekera P: Postgraduate psychotherapy training. Acad Psychiatry 21:122–132, 1997
7) Weerasekera P: Competency-based psychotherapy training: can we get there? Annual meeting, American Association of Directors of Psychiatric Residency Training, San Juan, Puerto Rico, March 2003, p 24

第 12 章

1) Alexander F, French TM: Psychoanalytic Therapy: Principles and Applications. New York, Ronald Press, 1946
2) Bandura A: Self-efficacy: toward a unifying theory of behavioral change. Psychol Rev 2:191–215, 1977
3) Beitman BD, Yue D: Learning Psychotherapy. New York, WW Norton, 1999
4) Linehan MM: Skills Training Manual for Treating Borderline Personality Disorder.

New York, Guilford, 1993
5) Prochaska JO, Norcross JC, DiClemente CC: Changing for Good. New York, Avon, 1994

訳者あとがき

　ここ数年，薬物療法・生物学的精神医学の圧倒的台頭から，精神療法への回帰が少しずつ起こり始めているように思える。

　本書の冒頭で述べられている通り，米国では精神科研修に精神療法の習得が必須化された。英国では，2007年から3年間で1.3億ポンド（約350億円）の国家予算を投じて，精神療法へのアクセスへの適正化（Improving Access to Psychological Therapies：IAPT）の施策が施行された。IAPTは，common mental disorder（うつ病と不安障害）に対するエビデンスに基づいた心理社会療法の普及を図るもので，セルフヘルプ，構造化された運動療法，コンピューター認知療法，行動活性化などを含む低強度の介入（low-intensity intervention）と，専門的な研修を受けた専門家によって提供される高強度の介入（high-intensity intervention）（一部，対人関係療法を含むが，実質的にはうつ病と不安障害に対する認知行動療法）の2つのレベルの心理社会療法の充足を制度化している。

　本邦でも，薬物療法の普及とともにその限界や不適切な側面が明らかになり，医療現場における，精神療法，特に，認知行動療法に対するニーズは日増しに高まっているように思える。

　本邦における精神療法の実施状況については，私たちの研究グループが，厚生労働省科学研究事業の一環として，2006年に全国586箇所の医療療関（病院・診療所）の調査を行った。そこでは精神療法の実施が十分であると回答した施設は28％に過ぎず，逆に37％の医療機関が不十分と回答した。提供される精神療法の種類も量も限られており，目の前の患者さんの病態と嗜好に合わせて精神療法を選ぶ，という時代はまだ遠い感がある。本書が，本邦の精神療法の拡充と底上げに少しでも役に立てばと思う。

本書は，自ら精神療法を実践する臨床家にも，自らは実践しない臨床家にも推薦したい。
　自ら精神療法を実践していない臨床家にとっても，本書に採り上げられた主要な精神療法の概要と適応について知っておくことは重要である。患者の病態を見立て，何を目標にどんな精神療法が適切なのかを診立て，患者に伝えることができる立場にあるからである。
　さらに，本書に紹介された精神療法のエッセンスは，短時間の一般外来にも応用できると考えられる。患者さんに何気ない一言をかける時にも，単に治療者の「人生経験」や「臨床経験」に拠ったものではなく，理論的根拠に裏づけられた言葉を選ぶことに役立つだろう。
　すでに何らかの精神療法を実践／修得した精神療法家にとっても，複数の精神療法について知ることは，専攻する精神療法の技術を高めることに役に立つ可能性がある。「熟練した精神療法家は言うことが似てくる」と言われるように，多くの精神療法は共通の因子を有しており，他の精神療法について知ることで，自らの実践を新たな視点で見直す契機となるだろう。「敵を知り，己を知る」ことが，熟練への近道になることもあるかもしれない。
　また，自らの精神療法を実施するだけでなく，複数の治療法（精神療法に限らない）のなかから，目の前の患者に適する治療法を選び，場合によっては自分以外の治療者を紹介することも精神療法家の責務の一部であると考えられる。
　異なる領域の精神療法家が，1人の患者さんについてそれぞれの視点から意見を述べ合えるようになるために，お互いのフレームワークを知っている必要がある。そのための共通のプラットフォームを形成するうえで，本書がその一助になるとよいと思う。

　本書の翻訳にあたり，精神神経科の同期入局で，大学帰室後も机を並

べた嶋田博之先生と共訳できた縁をありがたく思う。嶋田君は精神力動的精神療法，児童思春期精神医学を指向し，認知行動療法と老年精神医学を指向する小生と対極的であり，うまくパートナーシップが築けた。その上で，尊敬すべき鹿島晴雄教授，白波瀬丈一郎先生にご監修いただけたことはこの上なく幸運である。

　本書の企画から出版まで，通常以上の多くの示唆と時間と労力をかけて，辛抱強く付き合っていただいた星和書店の石澤社長，近藤さん，桜岡さんにお礼申し上げる。

　最後に，本書の翻訳に理解と支援をくれた私の家族に深く感謝したい。

藤澤大介

■著者■

Donald H. Baucom, Ph.D.
Professor and Director, Department of Psychology, University of North Carolina, Chapel Hill, North Carolina

Judith S. Beck, Ph.D.
Clinical Associate Professor of Psychology in Psychiatry, University of Pennsylvania; and Director, Beck Institute for Cognitive Therapy and Research, Philadelphia, Pennsylvania

Bernard Beitman, M.D.
Professor and Chair, Department of Psychiatry and Neurology, University of Missouri, Columbia, Missouri

Peter J. Bieling, Ph.D.
Assistant Professor, Department of Psychiatry and Behavioral Neurosciences, McMaster University, Hamilton, Ontario, Canada

Donald A. Bux Jr., Ph.D.
Research Associate, National Center on Addiction and Substance Abuse, Columbia University, New York, New York

Mantosh J. Dewan, M.D.
Professor and Chair, Department of Psychiatry and Behavioral Sciences, State University of New York, Upstate Medical University, Syracuse, New York

Rubén J. Echemendía, Ph.D.
Director, The Psychological Clinic, Department of Psychology, Pennsylvania State University, University Park, Pennsylvania

Norman B. Epstein, Ph.D.
Professor, Department of Family Studies, University of Maryland, College Park, Maryland

Edna B. Foa, Ph.D.
Professor and Director, Center for the Treatment and Study of Anxiety, Department of Psychiatry, University of Pennsylvania, Philadelphia, Pennsylvania

Roger P. Greenberg, Ph.D.
Professor and Head, Psychology Division, Department of Psychiatry and Behavioral Sciences, State University of New York, Upstate Medical University, Syracuse, New York

Elizabeth A. Hembree, Ph.D.
Assistant Professor, Center for the Treatment and Study of Anxiety, Department of Psychiatry, University of Pennsylvania, Philadelphia, Pennsylvania

Hanna Levenson, Ph.D.
Director, Levenson Institute for Training; and Director, Brief Psychotherapy Program, Department of Psychiatry, California Pacific Medical Center, San Francisco, California

John Manring, M.D.
Associate Professor and Director, Residency Training Program, Department of Psychiatry and Behavioral Sciences, State University of New York, Upstate Medical University, Syracuse, New York

Joël Núñez, Ph.D.
Graduate student, Department of Psychology, Pennsylvania State University, University Park, Pennsylvania

Deborah Roth, Ph.D.
Assistant Professor, Center for the Treatment and Study of Anxiety, Department of Psychiatry, University of Pennsylvania, Philadelphia, Pennsylvania

Brett N. Steenbarger, Ph.D.
Associate Professor, Department of Psychiatry and Behavioral Sciences, State University of New York, Upstate Medical University, Syracuse, New York

Scott Stuart, M.D.
Associate Professor and Co-Director, Iowa Depression and Clinical Research Center, Department of Psychiatry, University of Iowa, Iowa City, Iowa

Laura J. Sullivan, M.A.
Graduate student, Department of Psychology, University of North Carolina, Chapel Hill, North Carolina

■監訳者■

鹿島 晴雄（かしま はるお）
1970年慶應義塾大学医学部卒業。1986年ドイツのマックスプランク精神医学研究所へ留学。帰国後，慶應義塾大学医学部精神神経科学教室専任講師，助教授を経て，慶應義塾大学医学部精神神経科学教室教授。高次脳機能障害，特に前頭葉機能障害・記憶障害をテーマに，評価法・リハビリテーションの開発を行っている。また統合失調症の症状形成機構と症状への対処方略についても検討している。
著書：『よくわかるうつ病のすべて―早期発見から治療まで』（共著，永井書店，2009年），『精神保健入門』（共著，八千代出版，2005年）など。

白波瀬 丈一郎（しらはせ じょういちろう）
1986年慶應義塾大学医学部卒業。慶應大学医学部精神神経科学教室へ入局。専攻は精神医学，力動精神医学。慶應義塾大学医学部精神神経科学教室専任講師，同病院医長。
著書：『メンタライゼーションと境界性パーソナリティ障害―MBTが拓く精神分析的精神療法の新たな展開』（共訳，岩崎学術出版社，2008年），『青春期の精神障害』（全日本病院出版会，1993年）など。

■訳者■

藤澤 大介（ふじさわ だいすけ）
1998年慶應義塾大学医学部卒業。桜ヶ丘記念病院，慶應義塾大学医学部精神神経科助手/助教などを経て，現在，国立がん研究センター東病院臨床開発センター精神腫瘍学開発部。日本認知療法学会理事，東京認知行動療法アカデミー理事。厚生労働科学研究班「精神療法の有効性の確立と普及に関する研究」分担研究者。
著訳書：『認知療法実践ガイド・基礎から応用まで：ジュディス・ベックの認知療法テキスト』（共訳，星和書店，2004年），『よくわかるうつ病のすべて―早期発見から治療まで』（共著，永井書店，2009年）など

嶋田 博之（しまだ ひろゆき）
1995年慶應義塾大学医学部卒業。脳神経外科医として勤務した後，1998年に慶應義塾大学医学部精神神経科に入局。その後，山梨県立北病院，埼玉県立精神医療センターを経て，2007年より慶應義塾大学医学部精神神経科助教。専門は精神分析，集団精神療法。
著書：『初回エピソード精神病』（共訳，星和書店，2000年），『メンタライゼーションと境界パーソナリティ障害』（共訳，岩崎学術出版，2008年）など。

短期精神療法の理論と実際
2011年1月15日　初版第1刷発行

編著者　Mantosh J. Dewan, Brett N. Steenbarger, Roger P. Greenberg
監訳者　鹿島晴雄, 白波瀬丈一郎
訳　者　藤澤大介, 嶋田博之
発行者　石澤雄司
発行所　㈱星和書店
　　　　東京都杉並区上高井戸1-2-5　〒168-0074
　　　　電話　03(3329)0031（営業部）／03(3329)0033（編集部）
　　　　FAX　03(5374)7186
　　　　http://www.seiwa-pb.co.jp

Ⓒ 2011　星和書店　　　Printed in Japan　　　ISBN978-4-7911-0757-5

・本書に掲載する著作物の複製権・翻訳権・上映権・譲渡権・公衆送信権（送信可能化権を含む）は
　㈱星和書店が保有します。

・JCOPY 〈(社)出版者著作権管理機構 委託出版物〉
　本書の無断複写は著作権法上での例外を除き禁じられています。複写される場合は，そのつど事前に
　(社)出版者著作権管理機構（電話 03-3513-6969，FAX 03-3513-6979，e-mail：info@jcopy.or.jp）
　の許諾を得てください。

認知療法実践ガイド・基礎から応用まで
ジュディス・ベックの認知療法テキスト

ジュディス・S・ベック 著
伊藤絵美、神村栄一、
藤澤大介 訳

A5判
464p
3,900円

認知療法・認知行動療法治療者用マニュアルガイド
付録：DVD「うつ病に対する認知療法的アプローチ」

大野 裕 著
藤澤、中川、菊地、
佐渡、田島、他協力

A5判
144p
2,500円

自分でできる認知行動療法
うつと不安の克服法

清水栄司 著

A5判
225p
1,900円

初回エピソード精神病

K.J. Aitchison 他著
嶋田博之、藤井康男 訳

四六判
200p
2,600円

ACT（アクセプタンス＆コミットメント・セラピー）をはじめる
セルフヘルプのためのワークブック

S.C.ヘイズ、
S.スミス 著
武藤 崇、原井宏明、
吉岡昌子、岡嶋美代 訳

B5判
344p
2,400円

発行：星和書店　http://www.seiwa-pb.co.jp　価格は本体（税別）です